Diagnóstico por Imagem para
Otorrinolaringologistas

Diagnóstico por Imagem para Otorrinolaringologistas

469 Ilustrações

Erwin A. Dunnebier, MD, PhD
ENT Surgeon, Otology and Skull Base Surgery
Zaans Medical Center
Zaandam, The Netherlands

Colaboradores
Erik Beek, MD, PhD
*Radiologist
University Medical Center Utrecht and
Wilhelmina Children's Hospital
Utrecht, The Netherlands*

Frank Pameijer, MD, PhD
*Radiologist
University Medical Center Utrecht
Utrecht, The Netherlands*

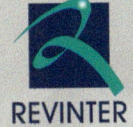

Diagnóstico por Imagem para Otorrinolaringologistas
Copyright © 2012 by Livraria e Editora Revinter Ltda.

ISBN 978-85-372-0449-8

Todos os direitos reservados.
É expressamente proibida a reprodução deste livro, no seu todo ou em parte, por quaisquer meios, sem o consentimento por escrito da Editora.

Tradução:
MÔNICA REGINA BRITO
Tradutora, Médica-Veterinária, SP

Revisão Técnica:
RICARDO R. FIGUEIREDO
Médico-Otorrinolaringologista
Mestrado em Cirurgia Geral-ORL pela
Universidade Federal do Rio de Janeiro
Professor Adjunto e Chefe do Serviço de ORL da
Faculdade de Medicina de Valença, RJ

CIP-BRASIL. CATALOGAÇÃO-NA-FONTE
SINDICATO NACIONAL DOS EDITORES DE LIVROS, RJ

D939d

Dunnebier, Erwin
  Diagnóstico por imagem para otorrinolaringologistas: 469 ilustrações/ Erwin Dunnebier ; colaboradores Erik Beek, Frank Pameijer ; [tradução de Mônica Regina Brito]. - Rio de Janeiro: Revinter, 2012.
  il.
  Tradução de: Imaging for otolaryngologists.
  Inclui bibliografia e índice
  ISBN 978-85-372-0449-8

  1. Otorrinolaringologistas - Radiografia. 2. Cabeça - Imagem. 3. Pescoço - Imagem. 4. Diagnóstico por imagem - Métodos. 5. Radiografia - Qualidade da imagem. I. Beek, Erik. II. Pameijer, Frank. III. Título.
  IV. Quatrocentos e sessenta e nove ilustrações.

  12-0205.   CDD: 617.510754
                      CDU: 616.21-073

Nota: A medicina é uma ciência em constante evolução. À medida que novas pesquisas e experiências ampliam os nossos conhecimentos, são necessárias mudanças no tratamento clínico e medicamentoso. Os autores e o editor fizeram verificações junto a fontes que se acredita sejam confiáveis, em seus esforços para proporcionar informações acuradas e, em geral, de acordo com os padrões aceitos no momento da publicação. No entanto, em vista da possibilidade de erro humano ou mudanças nas ciências médicas, nem os autores e o editor nem qualquer outra parte envolvida na preparação ou publicação deste livro garantem que as instruções aqui contidas são, em todos os aspectos, precisas ou completas, e rejeitam toda a responsabilidade por qualquer erro ou omissão ou pelos resultados obtidos com o uso das prescrições aqui expressas. Incentivamos os leitores a confirmar as nossas indicações com outras fontes. Por exemplo, e em particular, recomendamos que verifiquem as bulas em cada medicamento que planejam administrar para terem a certeza de que as informações contidas nesta obra são precisas e de que não tenham sido feitas mudanças na dose recomendada ou nas contraindicações à administração. Esta recomendação é de particular importância em conjunto com medicações novas ou usadas com pouca frequência.

Título original:
Imaging for Otolaryngologists
Copyright © 2011 Georg Thieme Verlag

Livraria e Editora REVINTER Ltda.
Rua do Matoso, 170 – Tijuca
20270-135 – Rio de Janeiro – RJ
Tel.: (21) 2563-9700 – Fax: (21) 2563-9701
livraria@revinter.com.br – www.revinter.com.br

À minha esposa Joyce e aos meus filhos Laurens e Florian, que sacrificaram tantos momentos em benefício deste livro.

Carpe Momentum

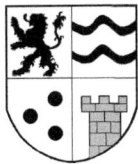

Sumário

Prefácio ... *ix*
Agradecimentos ... *x*

Geral

1 Técnicas de Imagem Radiológica e Interpretação ... *2*
Características Diferenciadoras da TC e RM ... *2*
Características da RM na Patologia de Cabeça e Pescoço ... *6*
Radiologia Intervencionista ... *6*

Osso Temporal

2 Anatomia Radiológica do Osso Temporal ... *12*
Avaliando uma TC do Osso Temporal ... *13*
Cortes Axiais do Osso Temporal em Sentido Craniocaudal ... *14*
Cortes Coronais do Osso Temporal no Sentido Anteroposterior ... *20*

3 Patologia do Osso Temporal ... *23*
Patologia do Conduto Auditivo Externo ... *23*
Patologia da Orelha Média ... *32*
Patologia da Mastoide ... *48*
Patologia do Nervo Facial ... *66*
Patologia da Orelha Interna ... *72*

Base do Crânio

4 Anatomia Radiológica da Base do Crânio ... *96*
Pontos da Avaliação Radiológica da Base do Crânio ... *96*
Avaliação da Base do Crânio em Cortes Axiais de TC em uma Sequência Craniocaudal ... *97*
Avaliação da Base do Crânio em Cortes Coronais de TC em uma Sequência Anteroposterior ... *101*
Avaliação das Fossas Cranianas Média e Posterior em Cortes Axiais de RM em uma Sequência Craniocaudal ... *102*
Planos Variados da Base do Crânio ... *112*

5 Patologia da Base do Crânio ... *116*
Patologia da Porção Média da Base do Crânio ... *116*
Patologia na Base Anterior do Crânio ... *170*
Complicações Intracranianas ... *180*

Nariz

6 Anatomia Radiológica da Cavidade Nasal e Seios Paranasais ... *188*
Pontos de Avaliação para a TC das Cavidades Nasais e Seios Paranasais ... *190*
Anatomia Radiológica nos Cortes Coronais de TC em uma Sequência Anteroposterior ... *191*
Anatomia Radiológica dos Cortes Axiais de TC em uma Sequência Craniocaudal ... *196*
Anatomia Radiológica dos Cortes Sagitais de TC em uma Sequência Lateromedial ... *199*
Variações Normais da Anatomia Nasossinusal ... *201*

7 Patologia da Cavidade Nasal e Seios Paranasais ... *203*
Patologia Não Maligna dos Seios (Para)nasais ... *203*
Déficits Congênitos ... *230*
Envolvimento da Órbita ... *237*
Neoplasias dos Seios (Para)nasais ... *254*

Pescoço

8 Anatomia Radiológica do Pescoço ... *264*
Pontos de Avaliação na TC do Pescoço ... *264*
Avaliação das Estruturas do Pescoço nos Cortes Axiais de TC em uma Sequência Craniocaudal ... *265*
Avaliação das Estruturas do Pescoço nos Cortes Coronais de TC em uma Sequência Anteroposterior ... *271*
Radiografia Convencional dos Distúrbios da Deglutição ... *274*

9 Patologia do Pescoço ... *278*
Patologia da Região Supra-Hióidea do Pescoço ... *278*
Patologia da Região Infra-Hióidea do Pescoço ... *298*
Patologia das Glândulas Salivares ... *307*
Patologia do Esôfago e Cavidade Torácica ... *324*

Índice Remissivo ... *338*

Prefácio

Este livro foi criado para atender a necessidade de uma visão pragmática e completa da anatomia radiológica da cabeça e do pescoço. Embora alguns aspectos da anatomia radiológica sejam descritos em manuais abrangentes de radiologia, um manual passo a passo para ajudar no reconhecimento das estruturas normais de toda a região da cabeça e do pescoço ainda não havia sido publicado.

É um guia ilustrado da anatomia radiológica da cabeça e do pescoço, como visualizado nas modalidades radiológicas mais frequentemente utilizadas, ou seja, radiografia convencional, tomografia computadorizada (TC) e imagem por ressonância magnética (RM). Além disto, os aspectos radiológicos das patologias mais frequentes e características da região da cabeça e do pescoço são demonstrados, com o objetivo de auxiliar no reconhecimento precoce do diagnóstico. O diagnóstico diferencial e os possíveis pontos de interesse também são discutidos. Com relação à RM, o Capítulo 1 fornece uma visão geral da interpretação dos achados.

Para residentes, o conhecimento da anatomia radiológica normal é um primeiro passo no reconhecimento da patologia nesta área, no diagnóstico de doenças e no planejamento dos procedimentos cirúrgicos. Para especialistas, este livro fornece uma oportunidade para atualizar seus conhecimentos e aprimorar as habilidades do diagnóstico radiológico em uma época de rápida evolução das técnicas radiológicas.

A maioria dos livros radiológicos é principalmente ou exclusivamente escrita por radiologistas. Este guia foi criado sob a perspectiva do campo da otorrinolaringologia e será uma ferramenta diagnóstica vital na prática clínica. Ele enfatiza a importância da relação entre os aspectos clínicos e achados radiológicos no estabelecimento do diagnóstico correto.

Erwin A. Dunnebier

O autor agradece sugestões para a melhora do conteúdo deste livro em edições futuras. Caso possua comentários, por favor, envie um *e-mail* para dunnebier@zonnet.nl.

Agradecimentos

Durante meus anos de trabalho na University Medical Center Utrecht e Wilhelmina Children's Hospital, funcionários e residentes do Departamento de Otorrinolaringologia colaboraram com muitas das figuras dos casos especiais apresentados neste livro.

Meus agradecimentos especiais a:

Erik Beek e Frank Pameijer, radiologistas da University Medical Center Utrecht e Wilhelmina Children's Hospital, Holanda. A contribuição deles em corrigir os textos nas versões em holandês e em inglês simboliza a relação simbiótica e complementar entre os radiologistas e otorrinolaringologistas. Suas capacidades educacionais e seus especiais interesses em otologia e na região da cabeça/pescoço enriqueceram a interpretação das figuras e as considerações no diagnóstico diferencial.

Frans Albers, Professor e ex-Chefe do Departamento de Otorrinolaringologia da University Medical Center Utrecht, na Holanda, por suas correções dos Capítulos 2 a 5 da primeira edição em holandês na qualidade de neurologista. Nossos agradecimentos a ele e a suas habilidades altamente motivadoras, as quais, infelizmente, nós perdemos.

Gerrit-Jan Hordijk, Professor Emérito e Chefe do Departamento de Otorrinolaringologia da University Medical Center Utrecht, Holanda, por suas correções dos Capítulos 8 e 9 em sua qualidade de especialista em pescoço e cabeça.

Ranny van Weissenbruch, cirurgião otorrinolaringologista, especializado em rinologia no Wilhelmina Hospital Assen, Holanda, por suas correções dos Capítulos 6 e 7 da edição em inglês.

Ademais:

Joeri Buwalda, por suas correções dos Capítulos 6 e 7 da primeira edição em holandês.

Anne Schilder, não apenas pela contribuição dos casos especiais, como também por sua personalidade motivadora.

Jos van Overbeek, por sua contribuição ativa na radiologia dos distúrbios de deglutição.

Gérard de Kort, radiologista intervencionista, por sua contribuição a esta edição.

Geral

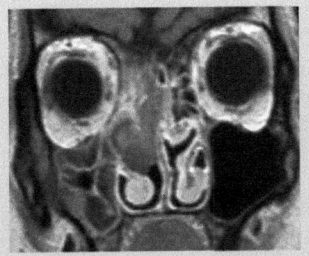

1 Técnicas de Imagem Radiológica e Interpretação ... *2*

1   Técnicas de Imagem Radiológica e Interpretação

A radiografia convencional (imagens simples) ainda é uma ferramenta rápida e frequentemente utilizada para a avaliação da patologia nasossinusal. No entanto, para uma avaliação mais precisa, a tomografia computadorizada (TC) e a imagem por ressonância magnética (RM) foram as modalidades de escolha. Estas modalidades fornecem muito mais informações sobre a localização da patologia, sua relação com as estruturas adjacentes e características expansivas ou infiltrativas – fatores que desempenham um importante papel nas decisões terapêuticas e no planejamento da cirurgia.

Com a TC, as estruturas ósseas podem ser apropriadamente avaliadas, especialmente os contornos ósseos. Diferentes janelas, com ênfase nos ossos ou nos tecidos moles, assim como o uso de agentes de contraste, podem refinar o diagnóstico diferencial. Utilizando a RM e suas diferentes sequências, as características dos tecidos moles, assim como de qualquer extensão para estruturas adjacentes, podem ser adequadamente avaliadas. As diferenças relevantes entre a TC e a RM são resumidas na **Tabela 1.1**. Para uma discussão mais abrangente das características físicas da TC e da RM, assim como de suas diferenças, o leitor é referenciado para outros manuais listados no final deste livro.

Características Diferenciadoras da TC e RM

Para uma avaliação detalhada de estruturas finas na TC, a espessura de corte e as configurações da TC, assim como o uso de contraste intravenoso, são aspectos importantes. A **Fig. 1.1** exibe um abscesso subperiósteo localizado no interior da órbita secundária à etmoidite. O abscesso intraorbital pode não ser detectado na janela óssea da **Fig. 1.1a**, visto que as diferenças entre os tecidos moles são insuficientemente exibidas com contraste, mesmo com o uso de contraste intravenoso como nesta imagem.

Assim como os parâmetros mencionados para a avaliação da TC, como a espessura do corte e o uso de contraste, a diferenciação tecidual na RM pode ser refinada pela escolha de sequências de pulso. Em geral, a interpretação da modalidade mais frequentemente utilizada, a turbo spin-eco demonstrada na **Tabela 1.2**, é de valor prático. Para uma classificação mais específica e outras modalidades da RM, o leitor é referenciado para outros manuais ou aos protocolos de seus departamentos.

A **Fig. 1.2a, b** ilustra a diferenciação tecidual complementar pelas duas modalidades do mesmo corte de tecido em um paciente com um carcinoma nasossinusal T4N0.

Tabela 1.1 Diferenças práticas entre a TC e RM

Tomografia computadorizada	Imagem por ressonância magnética
Utiliza radiação com perigo inerente de potencial oncogênico e possibilidade de lesão ao cristalino e glândula tireoide	Não requer radiação, porém ocasionalmente, há um leve aumento local da temperatura do tecido
Rápida, amplamente disponível	Demorada, não tão amplamente disponível
Cortes axiais com possibilidade de reconstruções coronais e sagitais	Cortes originais em todas as direções
Valores de cinza representam o grau de absorção de radiação	O grau de ressonância é definido pela potência do campo magnético (Tesla)
A escolha de um ponto de referência define a janela (tecido mole ou ósseo) e determina a diferenciação dos tecidos	A imagem final depende dos tempos de relaxamento (T1, T2), densidade dos prótons, fluxo e escolha dos pulsos, resultando na diferenciação tecidual mais precisa
Técnica particularmente boa para a avaliação dos contornos e estruturas ósseas com relação ao ar e aos tecidos moles. Diferenciação entre os tecidos moles é menos precisa	Menos apropriada para avaliação das estruturas ósseas. Avaliação e diferenciação precisa dos tecidos moles, assim como suas características invasivas ou infiltrativas, também na área da base do crânio
Poucos artefatos de movimento, porém fortes artefatos de imagem relacionados com a presença de metais. Os metais não são contraindicados	O alto nível de ruído e a ansiedade do paciente no ambiente fechado da RM podem resultar em artefatos. Implantes magnéticos podem ser uma contraindicação para a RM em razão do risco de deslocamento, resultando em dano tecidual
Risco de alergia aos agentes de contraste iodados	Alergia ao gadolínio é extremamente rara

Tabela 1.2 Sequências de pulso na RM e diferenciação tecidual

Tecido	Ponderada em T1	Ponderada em T2	Ponderada em T1 realçada pelo gadolínio
Água	Hipointensa	Fortemente hiperintensa	Hipointensa
Gordura	Hiperintensa	Hiperintensa	Hiperintensa
Muco aquoso	Hipointensa	Hiperintensa	Hipointensa
Muco rico em proteína	Hiperintensa	Hiperintensa	Hiperintensa
Muco concentrado	Hipointensa	Hipointensa	Hipointensa
Tumor	Média intensidade (como o músculo)	Hiperintensa	Hiperintensa
Ar e osso	Sem sinal	Sem sinal	Sem sinal/Hipointensa

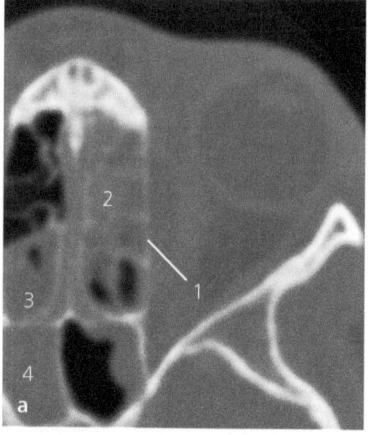
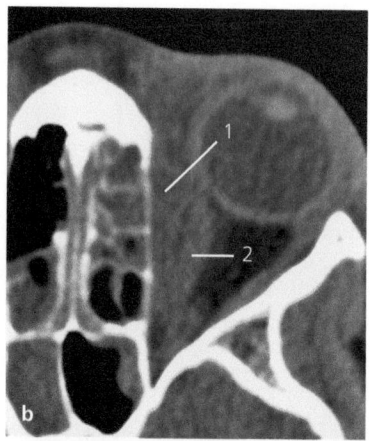
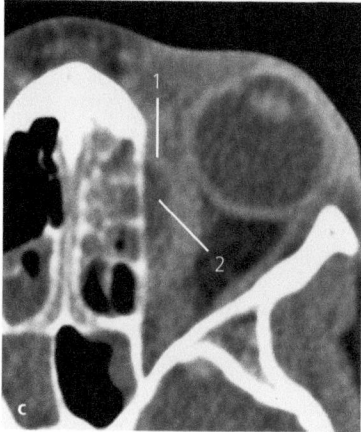

Fig. 1.1a-c Cortes axiais de TC no mesmo nível em diferentes janelas.
a A janela óssea exibe uma lâmina papirácea intacta (1) com opacificação dos seios etmoidal anterior esquerdo (2), etmoidal posterior direito (3) e esfenoidal direito (4).
b TC de tecidos moles sem contraste indica uma patologia intraorbital de natureza indeterminada ao longo da face lateral da lâmina papirácea (1), comprimindo o músculo reto medial (2).
c Administração de contraste intravenoso exibe um abscesso com realce característico da cápsula (1), assim como dos conteúdos do abscesso (2), que são sugestivos de conteúdo aquoso.

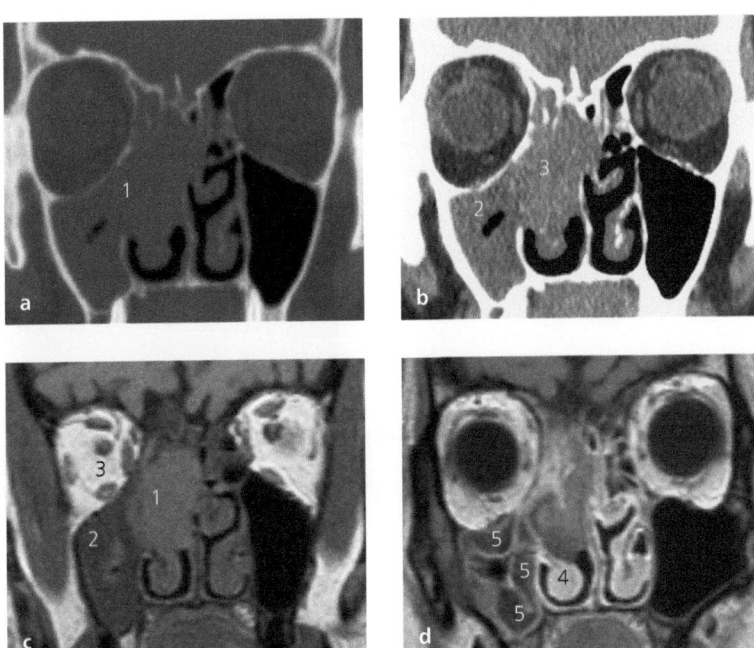

Fig. 1.2a-e Diferenças na diferenciação tecidual por TC e RM.
a TC coronal com janela óssea exibe opacificação do seio maxilar direito e parte superior da fossa nasal (1). A destruição das células etmoidais e da parede maxilar medial é bem visualizada. A lâmina papirácea parece intacta.
b TC com janela para tecidos moles exibe alguma diferenciação entre os conteúdos do seio maxilar (2) e da fossa nasal (3). O contraste intravenoso pode exibir um maior grau de diferenciação, porém na maioria dos casos, este não é um procedimento regular em virtude do alto custo dos agentes de contraste e possíveis complicações.
c Em uma imagem coronal ponderada em T1 sem contraste, esta diferenciação é muito mais evidente, com o tumor confinado às estruturas intranasais e fossa nasal (1). Os conteúdos do seio maxilar são hipointensos (2), consistindo de cistos de retenção ou retenção de muco em razão da obstrução do óstio maxilar. Nenhuma invasão intraorbital é observada, como demonstrado por um sinal hiperintenso da gordura intraorbital não afetada.
d A imagem ponderada em T1 acentuada pelo gadolínio exibe realce heterogêneo do tumor, com uma margem clara com relação ao corneto inferior não afetado (4). O conteúdo maxilar consiste de três estruturas hipointensas (císticas) com realce da borda (5), sugerindo cistos de retenção.

Fig. 1.2e ▷

Fig. 1.2e

e Imagem axial ponderada em T2 no nível da porção cranial do seio maxilar. Esta imagem ponderada em T2 possibilita a diferenciação entre o tumor, exibindo intensidade média (1) e as estruturas císticas, exibindo um sinal hiperintenso (2), confirmando a presença de cistos de retenção com conteúdo aquoso no seio maxilar. O ar no seio maxilar esquerdo é visualizado em preto em todas as imagens.

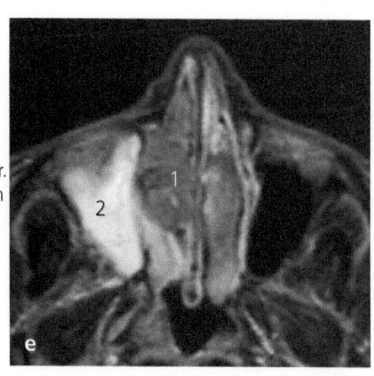

Características da RM na Patologia de Cabeça e Pescoço

A **Tabela 1.3** lista as características de diagnóstico das patologias ORL mais frequentemente observadas em diferentes sequências de RM.

Radiologia Intervencionista

Alguns comentários são fundamentados na crescente importância da radiologia intervencionista no campo da otorrinolaringologia. A radiologia intervencionista pode ser de grande ajuda, tanto nos procedimentos eletivos como nas intervenções de emergência.

Procedimentos eletivos consistem principalmente na realização de procedimentos de cateterismo de vasos estenosados ou parcialmente ocluídos na região cervical, assim como embolização dos vasos nutridores de tumores altamente vascularizados para reduzir o sangramento intraoperatório. Os procedimentos de emergência incluem o tratamento da epistaxe incontrolável ou embolização aguda dos vasos sangrantes no pescoço, que foram erosados pelo crescimento tumoral ou por um abscesso. No entanto, nem todos os vasos são facilmente acessíveis ou podem ser ocluídos com sucesso. Além disso, complicações do próprio procedimento invasivo, efeitos da oclusão na região desvascularizada, ou disseminação não intencional do material trombótico oclusivo para outras regiões do corpo devem ser levados em consideração.

A **Fig. 1.3** demonstra um paciente em quem um grande carcinoma laríngeo e metástases linfonodais foram cirurgicamente removidos. No pós-operatório, problemas de cicatrização e abscessos provavelmente afetaram a origem da artéria carótida externa, que demonstra um falso aneurisma com extravasamento (**Fig. 1.3a**). O controle cirúrgico do sangramento foi difícil de alcançar mas o radiologista intervencionista ocluiu a artéria com sucesso (**Fig. 1.3b**).

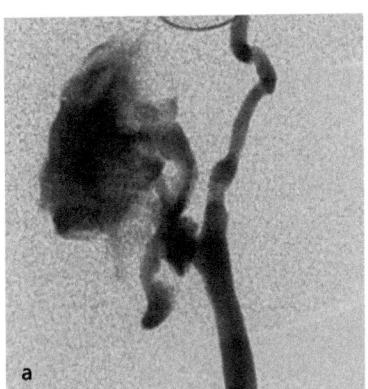 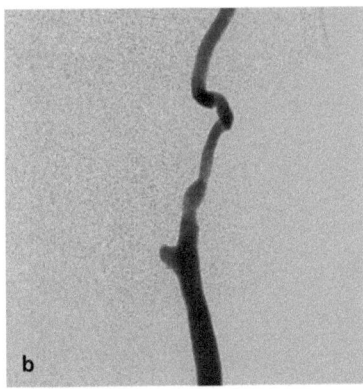

Fig. 1.3a, b Angiografia, vista anterior. Controle do sangramento após remoção de um grande carcinoma laríngeo e metástases linfonodais. Ver texto para detalhes.

Tabela 1.3 Apresentação na RM das patologias comuns de cabeça e pescoço

Diagnóstico (em ordem alfabética)	Sequência ponderada em T1	Sequência ponderada em T2	Sequência ponderada em T1, realçada pelo gadolínio
Abscesso	↓	↑	+ cápsula
Abscesso orbitário	↓	↑ vazio	+ cápsula
Adenoma hipofisário	→ isointenso com relação à substância cinzenta do cérebro	→	+
Adenoma pleomórfico	↓ (↑ hematoma)	↑ (↓ cápsula)	+ moderado
Aneurisma	vazio de fluxo	vazio de fluxo	+ no caso de trombo
Angiofibroma juvenil	→	↑ vazio de fluxo	++
Carcinoma adenoide cístico	→	→↑	+
Carcinoma nasossinusal	↓→	→↑ heterogêneo	+ no caso de crescimento neuronal
Celulite orbitária	↓	↑	+
Cisto Aracnoide	↓	↑, isointenso com relação ao LCR	–
Cisto de fenda branquial	↓, ligeiramente hiperintenso, se infectado	↑	Parede delgada, parede espessada após infecção
Cisto de retenção	↓	↑↑	
Cisto epidermoide	↓→ Colesterol ↑	↑ Isointenso com relação ao LCR	–
Colesteatoma	↓→	→↑	Ocasionalmente, cápsula +
Condrossarcoma	→	↑, vazio de fluxo em razão das calcificações	+ heterogêneo
Cordoma	↓→ heterogêneo	↑	+ heterogêneo
Dermoide	↑→↓	↓→↑	–
Desmielinização	↓→	↑	+ no caso de atividade
Displasia fibrosa	↓→ heterogêneo	↓→↑ heterogêneo	

Tabela 1.3 Apresentação na RM das patologias comuns de cabeça e pescoço *(Cont.)*

Diagnóstico (em ordem alfabética)	Sequência ponderada em T1	Sequência ponderada em T2	Sequência ponderada em T1, realçada pelo gadolínio
Doença de Sjögren	↓ coleções	↑ coleções	
Efusão, estase serosa	↓	↑	+ no caso de granulações
Estesioneuroblastoma	↓ →	→ ↑ heterogêneo	+ heterogêneo
Glioblastoma	↓ → ↑	↑ heterogêneo	+ edema
Granulações	→	↑	+
Granuloma de colesterol	↑	↑ (cápsula ↓)	Ocasionalmente, cápsula +
Hemangioblastoma	→ algumas vezes cístico	→ ↑ vazio de fluxo	+
Hemangioma	↓ isointenso com relação ao músculo	↑ heterogêneo	++
Hemangioma cavernoso	↓ não demarcado nitidamente	↑	+ algumas vezes trombosado
Hemangiopericitoma	→	→ (↑)	++
Hematoma			
• Agudo	↓	↓	±/heterogêneo
• Subagudo	↑	↓ ↑	
• Crônico	↓ ↑		
Infarto cerebral	↓	↑	
Labirintite	↑	Ligeiramente hiperintenso	+
Labirinto, hematoma	↑	↑	+
Linfadenite	↓	↑, ↓ em caso de abscesso	+
Linfangioma, higroma cístico	↓ ↑	↑ ↑, estruturas septais ↓	+ multilobular, cístico
Linfoma cerebral	Isointenso com relação à substância cinzenta	Isointenso com relação à substância cinzenta	+ variável
Lipoma	↑ isointenso com relação à gordura	↓ isointenso com relação à gordura	–
Malformação arteriovenosa dural	vazio de fluxo	vazio de fluxo	+ no caso de trombo ou sangramento

(Continua)

Tabela 1.3 Apresentação na RM das patologias comuns de cabeça e pescoço (Cont.)

Diagnóstico (em ordem alfabética)	Sequência ponderada em T1	Sequência ponderada em T2	Sequência ponderada em T1, realçada pelo gadolínio
Medula óssea	↑	↓	Observação: o osso é preto
Meningioma	→	→(↑)	++
Meningite	↓→	→↑	++ geralmente também subaracnóideo
Metástase	↓→	→↑	+
Mucocele	↓ conteúdo aquoso ou concentrado ↑ proteináceo	↓ concentrado ↑ conteúdo aquoso ou proteináceo	+ cápsula, conteúdo proteináceo
Osteomielite	↓	↑	+ heterogêneo
Paraganglioma	↓→ isointenso com relação à substância cinzenta	→ heterogêneo, vazio de fluxo	++
Parótida, tumor de Warthin	↓	↑	+ partes não císticas
Parotidite crônica	↓	↑	+ crônico, ++ agudo
Petrosite	↓→	↑	+ heterogêneo
Polipose	↓	↑↑	
Rabdomiossarcoma	↓	↑	+ variável
Sarcoidose	↓→	→↑	+ nodular e meníngeo
Schwannoma	↓→	→↑	++
Sialoadenite	↓ fibrose ↑ gordura	↓ fibrose ↑ gordura	
Sinusite	↓ (↑ proteína)	↑ (↓ proteína)	
Sinusite fúngica	↓	↓	vazio no caso de concreções
Tromboflebite	↑	↑	+ parede do vaso
Trombose	↑	↑	– central
Tuberculoma	↓→	↑ centralizado	+ lesão total ou cápsula
Tumor do saco endolinfático	↓→	→↑	+ heterogêneo

↓ = hipointenso
→ = isointenso, algumas vezes com referência a uma estrutura de intensidade similar
↑ = hiperintenso
LCR = líquido cefalorraquidiano

Osso Temporal

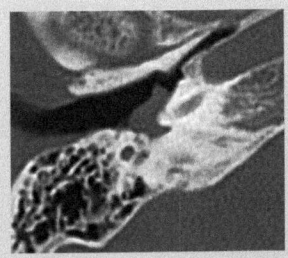

2 Anatomia Radiológica do Osso Temporal ... *12*

3 Patologia do Osso Temporal ... *23*

    Patologia do Conduto Auditivo Externo ... *23*

    Patologia da Orelha Média ... *32*

    Patologia da Mastoide ... *48*

    Patologia do Nervo Facial ... *66*

    Patologia da Orelha Interna ... *72*

2 Anatomia Radiológica do Osso Temporal

Atualmente a tomografia computadorizada (TC) é a ferramenta mais frequentemente utilizada para avaliar o osso temporal. A TC é utilizada não somente para detectar patologias, mas também como uma ferramenta de avaliação no pré-operatório e durante os procedimentos cirúrgicos. No pré-operatório, a TC pode ser útil na tomada de decisões sobre a abordagem cirúrgica mais adequada e pode ajudar a minimizar complicações durante a cirurgia.

A imagem por ressonância magnética (RM) é utilizada para detectar patologia retrococlear e patologia intracraniana, embora possa ter um valor complementar na avaliação da patência e conteúdos líquidos das estruturas de orelha interna. A anatomia radiológica com relação à RM será discutida no Capítulo 4.

Radiografias simples do crânio para avaliar o osso temporal consistem em projeções descritas por Schüller e Stenvers. Estas projeções têm sido utilizadas como uma ferramenta de triagem, porém não são mais consideradas muito úteis. A projeção de Stenvers é útil após a implantação coclear para avaliar a posição do eletrodo no caso de uma inserção difícil (ver **Fig. 2.1**). Em casos de traumatismo, radiografias simples dão uma ideia da integridade do sistema, porém esta integridade é geralmente avaliada com TC.

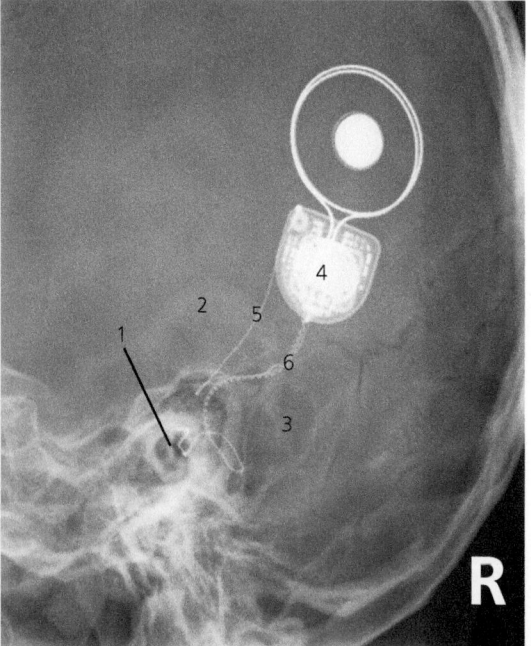

Fig. 2.1 Projeção radiográfica tradicional de Stenvers. Esta projeção é atualmente utilizada na implantação coclear para demonstrar a posição do eletrodo (1). Além disso, a radiografia exibe a cartilagem da orelha externa (2), o grau de pneumatização e aeração da mastoide (3), o processador do implante (4), o eletrodo referência (5) e o eletrodo ativo (6).

Avaliando uma TC do Osso Temporal

Para uma análise sistemática e completa, uma TC do osso temporal deverá ser avaliada de forma padronizada. Uma avaliação axial é mais bem iniciada com cortes cranianos consistindo somente de poucas estruturas que podem ser reconhecidas mais facilmente e, então, cortes mais caudais com uma anatomia um pouco mais complexa. A avaliação coronal é iniciada anteriormente com reconhecimento das estruturas mandibulares seguida pela avaliação dos cortes mais posteriores.

Uma lista abrangente dos pontos de avaliação é fornecida abaixo. Na prática, a documentação dos achados deve ser precisa, mencionando não apenas os achados patológicos como também o estado das estruturas normais essenciais. É claro que nem todos os pontos de avaliação presentes na lista precisam ser anotados no arquivo médico.

Região Mastóidea
- Presença e extensão da pneumatização.
- Conteúdo das células mastóideas.
- Posição do seio sigmoide.
- Aparência das estruturas ósseas trabeculares.
- Aspecto da margem óssea lateral da mastoide.
- Aspecto das margens ósseas da fossa posterior e média.
- Posição e integridade da porção vertical do canal do nervo facial.

Orelha Média
- Conteúdos: perda da aeração.
- Localização e aspecto das massas.
- Cadeia ossicular: deslocamento, destruição, ancilose.
- Aparência dos nichos das janelas redonda e oval.
- Aspecto da porção horizontal do canal do nervo facial.
- Aspecto da região do gânglio geniculado.
- Aspecto da membrana timpânica: espessada, retraída.
- Posição e aspecto da artéria carótida, cobertura óssea.
- Posição e aspecto do bulbo jugular, cobertura óssea.

Orelha Interna e Ápice Petroso
- Cóclea: desmineralização da cápsula óssea, presença do modíolo, aspecto das espirais cocleares e do lúmen coclear, ossificação.
- Aparência das porções vestibulares e ductos semicirculares, bordas intactas, ossificação.
- Aspecto do meato acústico interno: ampliado, destruição óssea irregular, estreitado.
- Trajeto do nervo facial até o gânglio geniculado.

- Aspecto dos aquedutos vestibular e coclear.
- Aspecto do ápice petroso: esponjoso ou pneumatizado, secreções, massas lisas ou irregulares.

Conduto Auditivo Externo
- Estenose, atresia parcial ou total.
- Integridade das porções óssea e cartilaginosa.
- Exostose e acumulação de resíduos.
- Destruição óssea extensa ou irregular.

Cortes Axiais do Osso Temporal em Sentido Craniocaudal

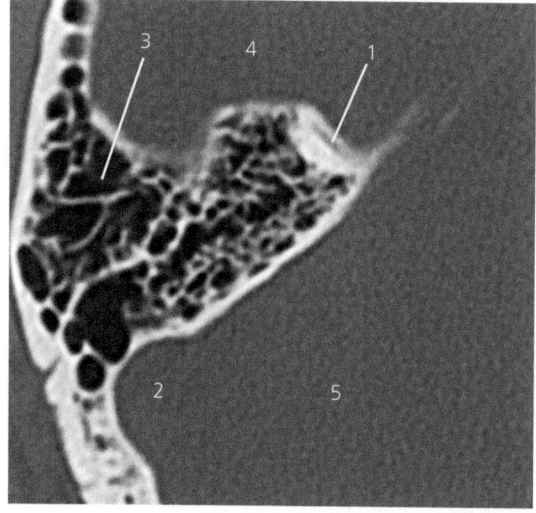

Fig. 2.2 Corte axial do osso temporal.
1 Ducto semicircular anterior
2 Seio sigmoide
3 Mastoide altamente pneumatizada e aerada
4 Fossa craniana média
5 Fossa craniana posterior

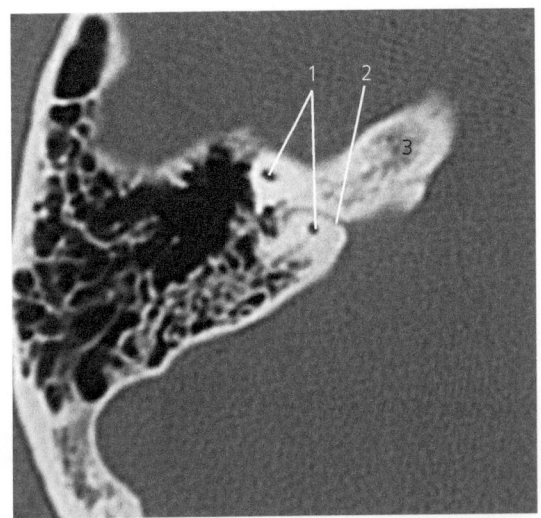

Fig. 2.3 Corte axial do osso temporal.
1 Ducto semicircular anterior
2 Ducto da artéria subarqueada
3 Ápice petroso: osso esponjoso ou medula óssea rica em tecido adiposo

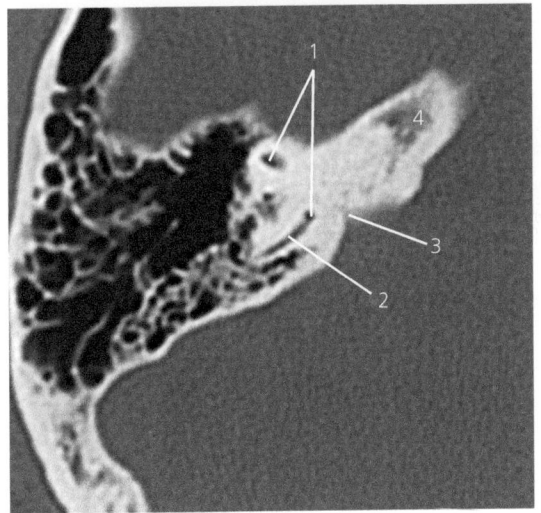

Fig. 2.4 Corte axial do osso temporal.
1 Ducto semicircular anterior
2 Ducto semicircular posterior
3 Face superior do conduto auditivo interno
4 Ápice petroso (não pneumatizado)

16 Osso Temporal

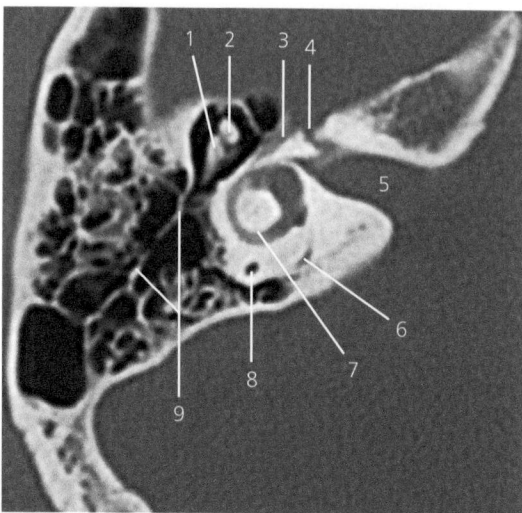

Fig. 2.5 Corte axial do osso temporal.
1 Bigorna
2 Cabeça do martelo
3 Nervo facial
4 Gânglio geniculado
5 Conduto auditivo interno
6 Aqueduto vestibular
7 Ducto semicircular horizontal
8 Ducto semicircular posterior
9 Septo de Koerner

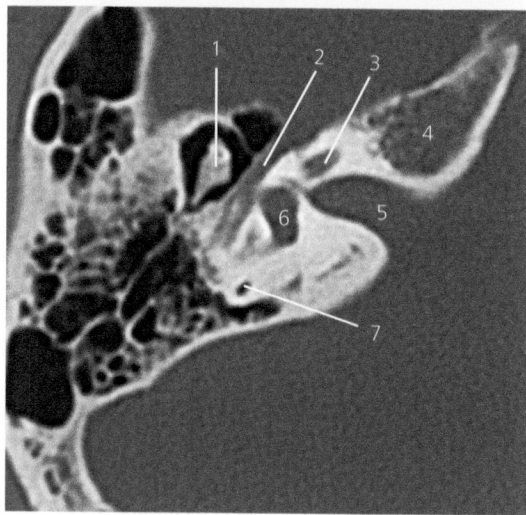

Fig. 2.6 Corte axial do osso temporal.
1 Corpo da bigorna e parte anterior da cabeça do martelo
2 Porção horizontal do nervo facial
3 Giro basal da cóclea
4 Ápice petroso
5 Conduto auditivo interno
6 Vestíbulo
7 Ducto semicircular posterior

2 Anatomia Radiológica do Osso Temporal

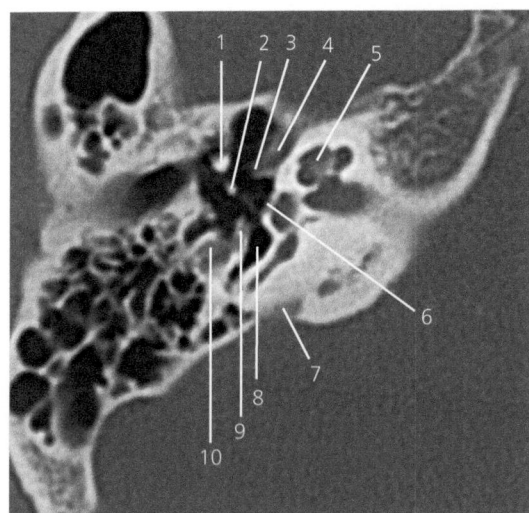

Fig. 2.7 Corte axial do osso temporal.
1 Cabo do martelo
2 Processo lenticular da bigorna
3 Processo cocleariforme
4 Músculo tensor do tímpano
5 Modíolo coclear
6 Platina da supraestrutura do estribo
7 Aqueduto vestibular
8 Seio timpânico
9 Processo piramidal (músculo estapédio)
10 Junção entre o nervo facial e o nervo corda do tímpano

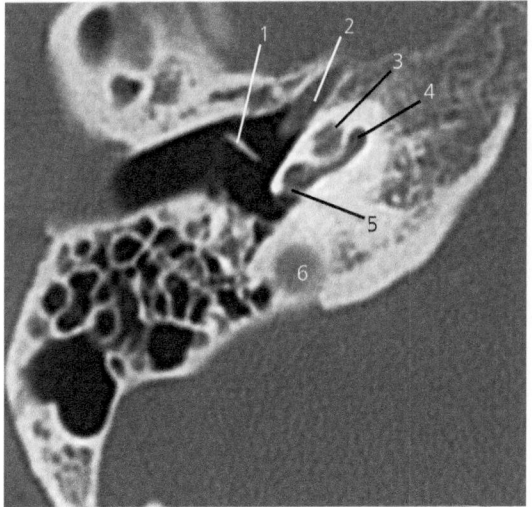

Fig. 2.8 Corte axial do osso temporal.
1 Manúbrio do martelo
2 Mucosa da tuba auditiva
3 Giros médio e apical da cóclea
4 Giro basal da cóclea
5 Janela redonda
6 Teto do bulbo jugular

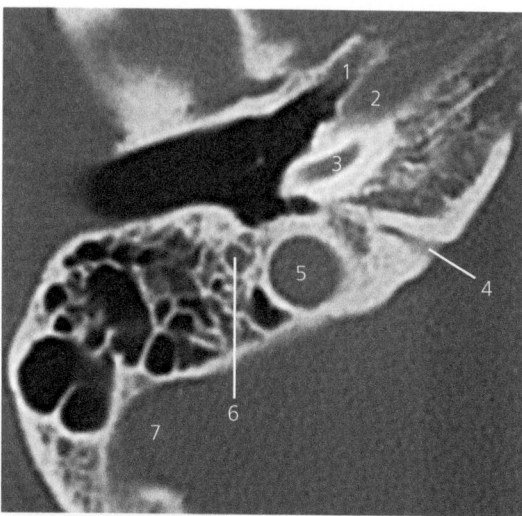

Fig. 2.9 Corte axial do osso temporal.
1 Orifício timpânico da tuba auditiva
2 Artéria carótida interna
3 Giro basal da cóclea
4 Aqueduto coclear
5 Bulbo jugular
6 Segmento vertical do nervo facial
7 Seio sigmoide

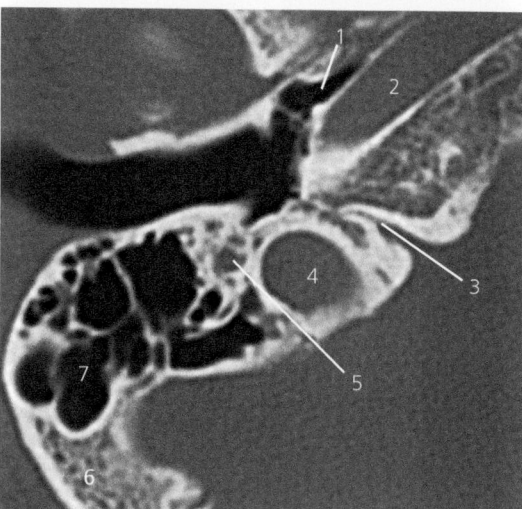

Fig. 2.10 Corte axial do osso temporal.
1 Tuba auditiva
2 Artéria carótida interna
3 Aqueduto coclear
4 Bulbo jugular
5 Segmento vertical do nervo facial
6 Osso esponjoso da mastoide (ausência de secreções)
7 Mastoide bem aerada anteriormente

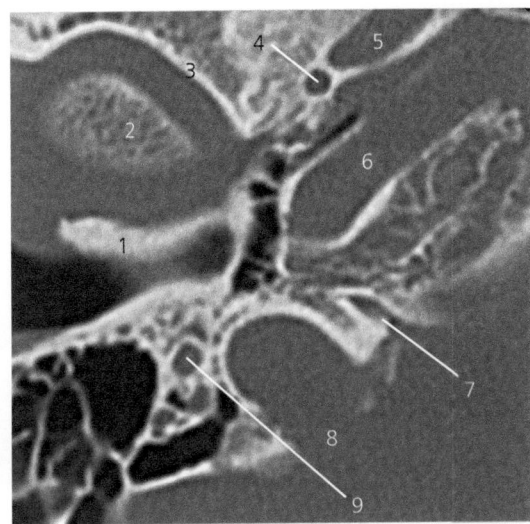

Fig. 2.11 Corte axial do osso temporal.
1 Porção anterior do conduto auditivo externo ósseo
2 Côndilo mandibular
3 Porção anterior da articulação temporomandibular
4 Forame espinhal
5 Forame oval
6 Artéria carótida interna
7 Aqueduto coclear
8 Bulbo jugular
9 Nervo facial (segmento mastóideo)

Cortes Coronais do Osso Temporal no Sentido Anteroposterior

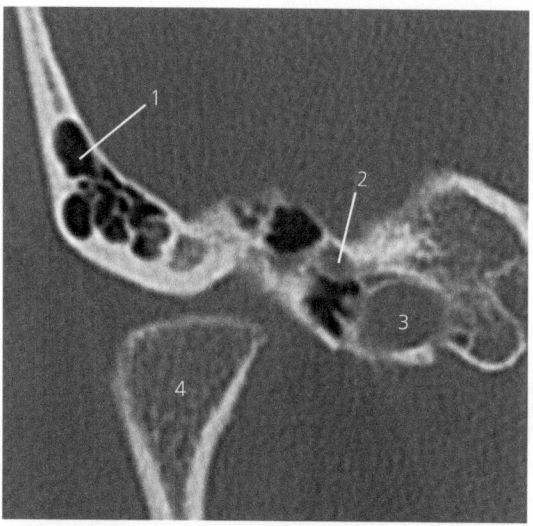

Fig. 2.12 Corte coronal do osso temporal.
1 Mastoide bem pneumatizada e aerada
2 Região do gânglio geniculado
3 Artéria carótida interna
4 Côndilo mandibular

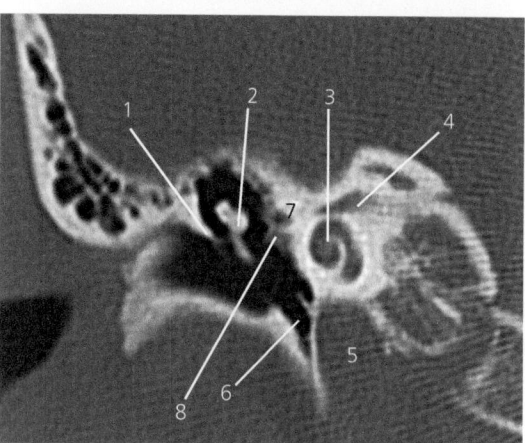

Fig. 2.13 Corte coronal do osso temporal.
1 *Scutum*
2 Cabeça do martelo no recesso epitimpânico
3 Giros cocleares
4 Conduto auditivo interno
5 Artéria carótida interna
6 Hipotímpano anterior e orifício timpânico da tuba auditiva
7 Segmento horizontal do nervo facial
8 Processo cocleariforme

2 Anatomia Radiológica do Osso Temporal

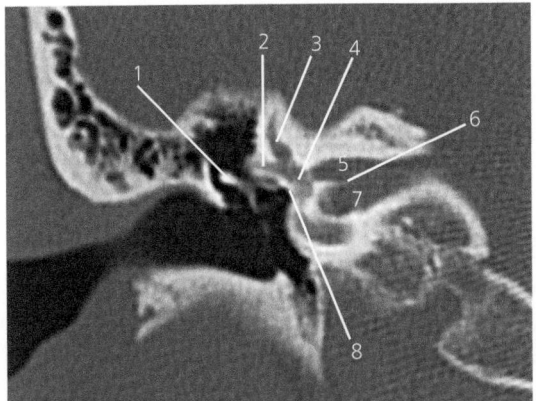

Fig. 2.14 Corte coronal do osso temporal.
1 Processo longo da bigorna em contato com a supraestrutura do estribo
2 Ducto semicircular horizontal
3 Ducto semicircular anterior
4 Vestíbulo
5 Região do nervo facial
6 Crista falciforme
7 Região do nervo coclear
8 Platina do estribo no nicho da janela oval

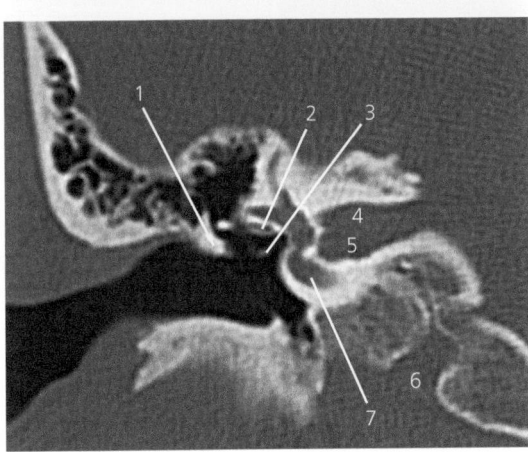

Fig. 2.15 Corte coronal do osso temporal.
1 *Scutum*
2 Nervo facial
3 Supraestrutura do estribo
4 Região do nervo vestibular superior
5 Região do nervo vestibular anterior
6 Canal do nervo hipoglosso
7 Giro basal da cóclea

22 Osso Temporal

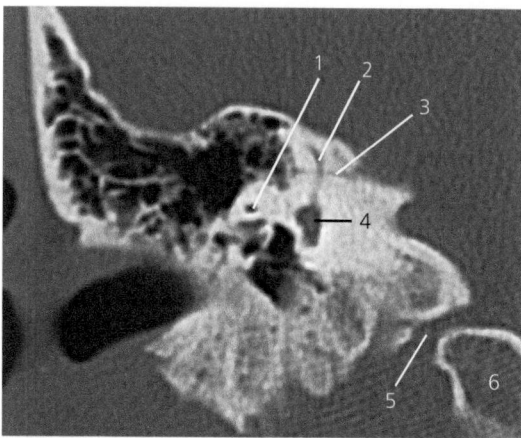

Fig. 2.16 Corte coronal do osso temporal.
1 Ducto semicircular horizontal
2 Ducto semicircular posterior
3 Canal da artéria subarqueada
4 Vestíbulo
5 Fissura petro-occipital
6 Côndilo occipital

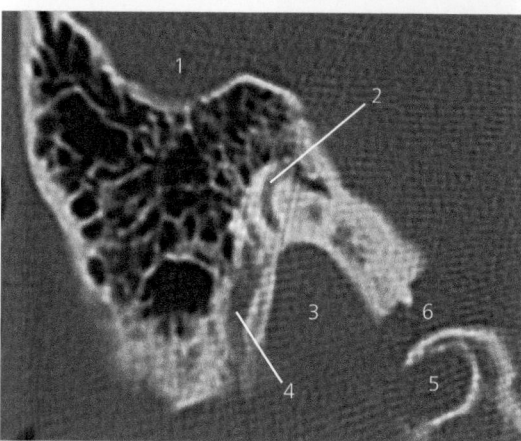

Fig. 2.17 Corte coronal do osso temporal.
1 Tégmen timpânico (também observado nos planos anteriores); acima desta estrutura está o lobo temporal
2 Ducto semicircular posterior
3 Bulbo jugular
4 Segmento vertical do nervo facial com o forame estilomastóideo situado caudalmente
5 Canal do hipoglosso
6 Fissura petro-occipital

3 Patologia do Osso Temporal

Patologia do Conduto Auditivo Externo

Colesteatoma e Atresia do Conduto Auditivo Externo

Diagnóstico Diferencial

- Qualquer massa benigna na região do conduto auditivo externo, colesteatoma pós-traumático do conduto auditivo externo ou colesteatoma provocado por estenose secundária do conduto auditivo externo como um resultado de otite externa crônica cicatrizante ou estenose óssea em virtude de displasia fibrosa ou exostose na porção lateral do conduto auditivo externo.
- Atresia aural está geralmente relacionada com síndromes como de Treacher Collins, Crouzon, Nager, Goldenhar, Klippel-Feil e Pierre Robin.

Pontos de Avaliação

- Invasão e/ou destruição da articulação temporomandibular e invasão das estruturas da orelha média, formação de abscesso, osteomielite e disseminação (intracraniana) da infecção.
- No caso de atresia aural (anomalia do primeiro sulco branquial), outros aspectos dismórficos também podem estar presentes, especialmente no caso de comorbidade sindrômica.
- Convém prestar especial atenção:
  - à aparência da cavidade da orelha média e ao grau de pneumatização da mastoide
  - aos sinais de anquilose ou malformação da cadeia ossicular
  - à presença de deformidades na orelha interna, as janelas redonda e oval e o aqueduto vestibular
  - às aberrações no trajeto anterior e/ou lateral do nervo facial, que podem levar a complicações na cirurgia.

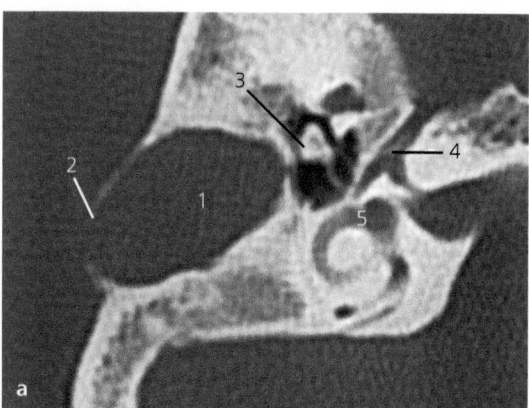

Fig. 3.1a-c Paciente com síndrome de Treacher Collins e secreção purulenta pelo conduto auditivo externo.

a TC, axial. Lesão expansiva, arredondada e de borda lisa (1) na parte cranial da mastoide com destruição parcial da cortical (2). A cabeça do martelo possivelmente apresenta dismorfismo e anquilose (3). Notar o gânglio geniculado (4) com canal do nervo petroso nitidamente visível anteriormente. O vestíbulo e o ducto semicircular horizontal (5) estão normais.

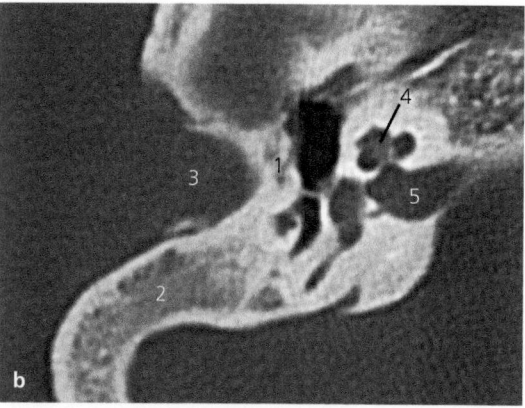

b TC, axial. Mais caudalmente, atresia óssea do conduto auditivo externo é observada com oclusão óssea (1). A mastoide não está pneumatizada (2). Lateral à atresia está uma massa expansiva (3), indicativo de colesteatoma, preenchendo o meato. A cóclea (4) e o conduto auditivo interno (5) exibem características normais.

3 Patologia do Osso Temporal – Orelha Externa 25

Fig. 3.1c

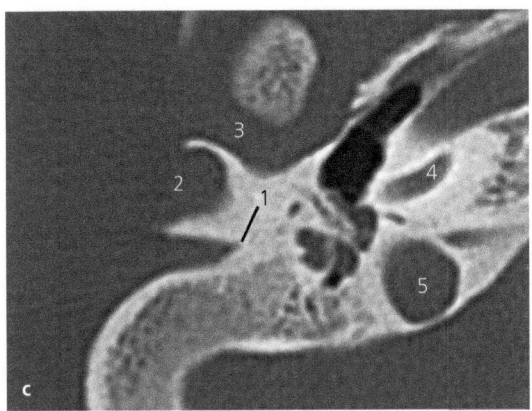

c TC, axial. Em um corte mais inferior, observa-se um meato estreito e obstruído (1), como também uma massa expansiva (2) próxima à articulação temporomandibular (3) sem sinais de destruição. O corte é feito no nível do giro coclear basal (4) e do teto do bulbo jugular alto (5).

Exostose do Conduto Auditivo Externo

Diagnóstico Diferencial

- As exostoses são frequentemente múltiplas e bilaterais.
- Um osteoma do conduto auditivo externo é geralmente unilateral, isolado e de formato arredondado.
- Displasia fibrosa possui uma aparência específica na tomografia computadorizada (TC) e geralmente não é limitada ao conduto auditivo externo (ver também "Displasia Fibrosa" [1] e [2]).
- Clinicamente, as exostoses podem ser facilmente diferenciadas dos tumores dos tecidos moles pela palpação.

Pontos de Avaliação

- Em pacientes com otorreia, a otite crônica pode ser o resultado de estase do epitélio infectado.
- Nos casos de meato de calibre reduzido, uma meatoplastia pode ser considerada para melhor aeração e opções de limpeza. Além disso, uma TC pode ser reconfortante, exibindo uma orelha média com aeração normal.

26 Osso Temporal

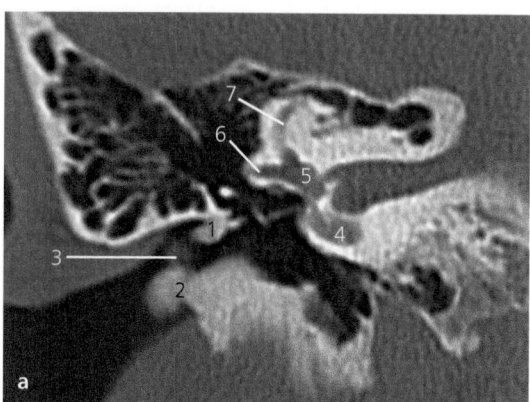

Fig. 3.2a Paciente encaminhado por seu clínico geral em virtude das anomalias no conduto auditivo externo.

a TC, axial. Pequenas exostoses são visualizadas no teto do conduto auditivo externo, próximo ao ânulo (1) e uma exostose maior é visualizada lateralmente no assoalho do meato (2). Embora algum acúmulo de cerume (3) esteja presente, a audição não pareceu estar comprometida e não havia secreção.
Também nitidamente visíveis são o giro coclear basal (4), o vestíbulo (5) e ductos semicirculares horizontal (6) e anterior (7).

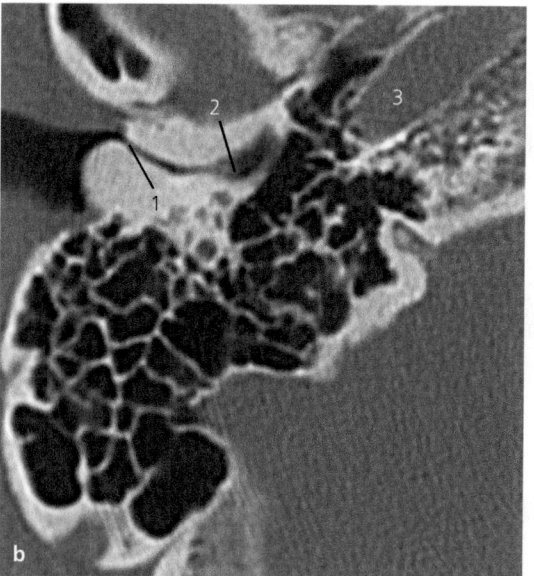

Fig. 3.2b Outro paciente com exostoses mais expansivas.

b TC, axial. Apenas um pequeno lúmen permanece (1), com acúmulo de cerume ou epitélio mais medialmente (2), com um alto risco de impactação e desenvolvimento de um colesteatoma. Observar a artéria carótida interna (3), indicando a orientação caudal deste corte.

Estenose do Conduto Auditivo Externo

Diagnóstico Diferencial

- Clinicamente, a parede fibrosa possui uma clássica aparência com uma superfície cutânea lisa e seca. Uma otite externa maligna deve ser considerada em pacientes com proliferação ativa da mucosa.
- Estenose secundária pode ser em razão de um trauma (ver "Fraturas da Base do Crânio") ou prévia cirurgia do canal com cicatrização do conduto auditivo externo.
- Lesões expansivas podem indicar tumores de tecidos moles, como colesteatoma (secundário), tumores de glândulas ceruminosas e carcinomas de células escamosas.

Pontos de Avaliação

- Cuidado com o acúmulo de cerume ou epitélio por trás da parede fibrosa e excluir patologia mais profunda na orelha média. Na maioria dos casos, a parede fibrosa pode ser cirurgicamente separada das camadas internas do tímpano sem abertura da orelha média.
- Em casos de otite externa maligna ou colesteatoma secundário, patologias mais profundas (p. ex., ao nervo facial) são de interesse especial.

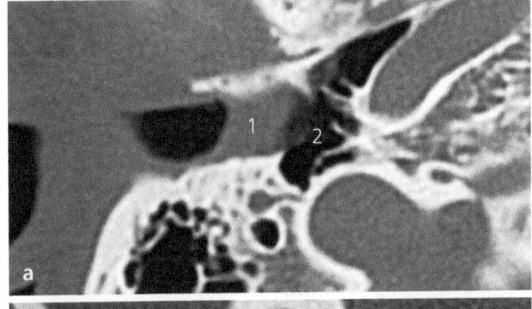

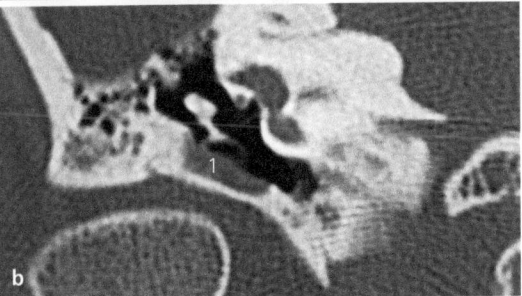

Fig. 3.3a, b Paciente com um histórico de otite externa crônica.
a TC, axial. Otite externa crônica pode resultar em alterações fibrosas cicatrizantes na parede (1) do conduto auditivo externo. Neste paciente, a parede fibrosa está localizada na face externa do tímpano, resultando em perda auditiva condutiva. A orelha média está normal (2), excluindo patologia adicional.
b TC, coronal. A parede fibrosa (1) observada na **Fig. 3.3a** também é observada neste corte coronal localizado anteriormente. Neste plano, a patologia está lateralmente limitada pelo martelo e pelo tímpano.

Otite Externa Maligna ou Otite Externa Necrotizante

Diagnóstico Diferencial

- Massas malignas, como tumores de glândulas ceruminosas, tumores de células basais e tumores de células escamosas com características destrutivas e crescimento de tumores das áreas regionais.

Pontos de Avaliação

- Risco de lesão ao nervo facial, que pode levar a uma paresia ou paralisia em decorrência da extensa destruição da área do nervo facial, embora disseminação bacteriana possa preceder os sinais da destruição óssea.
- Cuidado com patologias mais profundas, como infecção da orelha média ou complicações intracranianas e fatores de risco como a diabetes. Um *swab* pode revelar a presença de *Pseudomonas aeruginosa* na maioria dos pacientes ou de espécies de *Aspergillus* em pacientes positivos para o vírus da imunodeficiência humana (HIV).
- Massas malignas podem manifestar-se com o mesmo padrão destrutivo de crescimento que a otite externa maligna.

3 Patologia do Osso Temporal – Orelha Externa

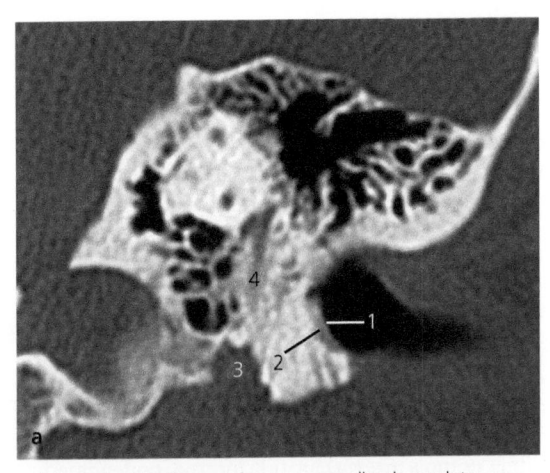

Fig. 3.4a Paciente com dor auricular severa e um pouco de secreção.

a TC, coronal. Lesão necrotizante no assoalho do conduto auditivo externo (1). Clinicamente, lesões óssea erosivas (2) com debris purulentos e osso desnudo eram evidentes. Disseminação da infecção para a porção do nervo facial que passa pelo forame estilomastóideo (3) ou em sua porção vertical (4) representa um sério risco e complicação.

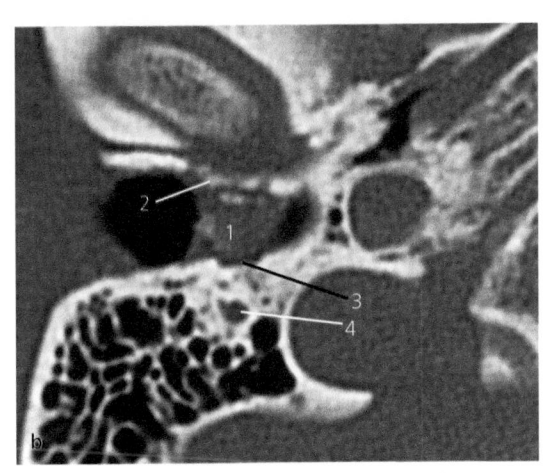

Fig. 3.4b Paciente manifestando paresia facial.

b TC, axial. Um corte axial demonstrando os debris (1) no assoalho do conduto auditivo externo. Destruição erosiva da parede anterior (2) da articulação temporomandibular também é observada, assim como erosão óssea posterior (3) estendendo-se para o canal do nervo facial (4), que, como demonstrado clinicamente, estava envolvido.

Malignidade do Contudo Auditivo Externo – Carcinoma de Células Escamosas

Diagnóstico Diferencial

- Qualquer estrutura regional que possa exibir alterações malignas, como tumores do conduto auditivo externo e orelha externa (ou seja, tumores de glândulas ceruminosas ou tumores de células escamosas, tumores da orelha média, extensão de tumores da glândula parótida).
- Tumores intracranianos raramente invadem o osso e frequentemente causam elevação da pressão intracraniana, resultando em sintomas clínicos.

Pontos de Avaliação

- Extensão da destruição óssea e características sugestivas de crescimento infiltrativo estão associadas a uma alta morbidade, como disfunção do nervo facial e orelha interna.
- Aderência às estruturas vitais, como a artéria carótida interna, pode impedir a cirurgia.
- Complicações secundárias, ou seja, mastoidite ou otite média, como resultado da estase de secreções causada pela obstrução da tuba auditiva. Após radioterapia, pode ocorrer osteomielite necrotizante e mastoidite.

3 Patologia do Osso Temporal – Orelha Externa

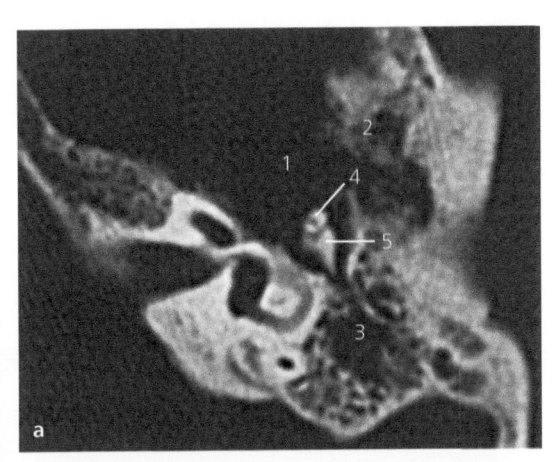

Fig. 3.5a, b Paciente com proliferações granulares no canal auditivo externo.

a TC, axial. Corte cranial no nível do canal horizontal exibindo destruição da parede do epitímpano anterior (1), invasão irregular do osso e infiltração em direção ao arco zigomático e base lateral do crânio (2). A opacificação da mastoide (3) é provavelmente secundária à estase de muco, que, por sua vez, é causada pela obstrução da tuba auditiva. A cabeça do martelo (4) e a bigorna (5) estão intactas.

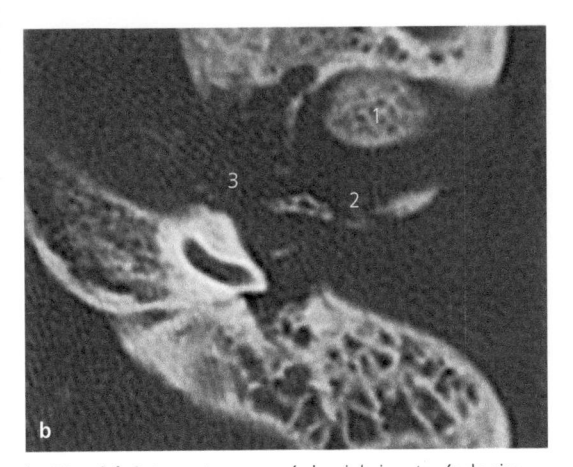

b TC, axial. Outro corte em um nível mais baixo através do giro basal da cóclea exibindo deslocamento anterior do côndilo mandibular (1), provavelmente em razão dos efeitos de massa do tumor e da destruição óssea extensa e irregular do conduto auditivo externo anterior (2) todos indicativos de malignidade. Neste corte, a abertura da tuba auditiva (3) está obstruída pelo tumor.

Patologia da Orelha Média

Fixação da Cadeia Ossicular

Diagnóstico Diferencial

- Deformidades congênitas, geralmente relacionadas com a atresia aural (ver também p. 23) e suas síndromes associadas, como as síndromes de Treacher Collins, Crouzon, Nager, Goldenhar, Klippel-Feil e Pierre Robin.
- A fixação também pode ser causada por otosclerose (desmineralização da cápsula ótica), *ostogenesis imperfecta* (desmineralização da cápsula ótica e histórico de múltiplas fraturas), timpanosclerose (miringoesclerose da membrana timpânica), ou efeitos de massa sobre a cadeia ossicular (colesteatoma congênito, Schwannoma do nervo facial, deslocamento da dura-máter ou qualquer outro tumor da orelha média).
- Um histórico de trauma ou infecções recorrentes pode ser relevante.

Pontos de Avaliação

- Como mencionado acima no diagnóstico diferencial, atenção especial deve ser dada aos pacientes com perda auditiva condutiva associada a uma membrana timpânica de aparência normal e orelha média aerada.
- Em caso de anquilose da cadeia ossicular, a avaliação precisa de cortes axiais e coronais finos pode revelar deformidades e/ou fixação.

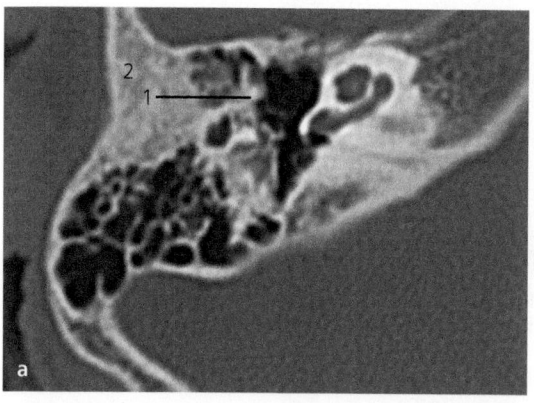

Fig. 3.6a, b Criança com microtia congênita, atresia óssea do conduto auditivo externo e completa perda auditiva condutiva.

a TC, axial. Embora a perda auditiva condutiva possa ser atribuída à atresia, o cabo do martelo (1) está fixado à parede óssea lateral da orelha média (2), no local esperado do conduto auditivo externo atrésico.

3 Patologia do Osso Temporal – Orelha Média

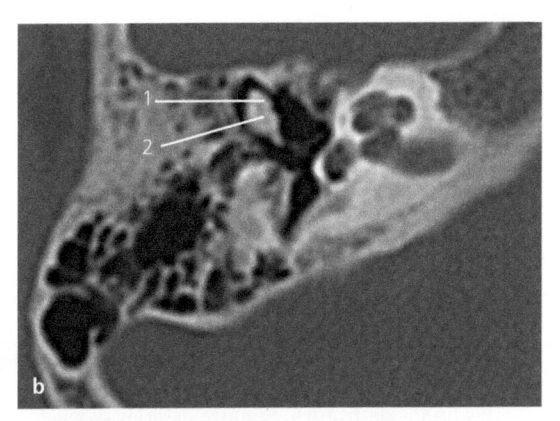

Fig. 3.6b Mesmo paciente da Fig. 3.6a.

b TC, axial. Em um corte mais superior do epitímpano, a articulação incudomaleolar entre a cabeça do martelo (1) e o corpo da bigorna (2) não é claramente visível. Estes ossículos estão deformados e aparecem como uma massa óssea em decorrência da fixação. Deformidades na orelha interna não são observadas.

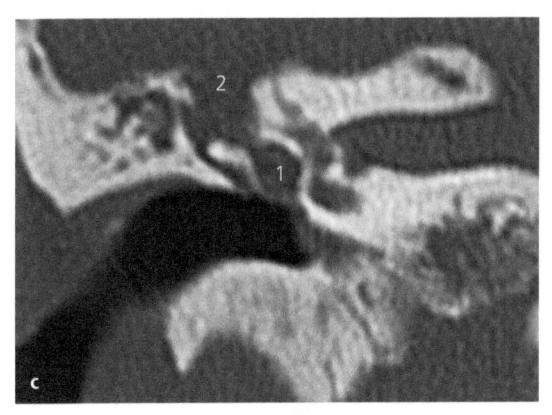

Fig. 3.6c Em outro paciente com perda auditiva condutiva e sinas de otite média com efusão, uma patologia completamente diferente resultou em fixação da cadeia ossicular.

c TC, coronal. A paracentese revelou uma perda constante de fluido aquoso, que foi demonstrado ser fluido cerebroespinal. A perda auditiva condutiva persistiu. Na TC, a orelha média está completamente opacificada (1). O contorno ósseo da fossa média (tégmen timpânico) foi destruído (2). Na cirurgia, foi verificado um prolapso da dura-máter com compressão da cadeia ossicular.

Disjunção da Cadeia Ossicular

Diagnóstico Diferencial

- Anomalia congênita da cadeia ossicular com uma união fibrosa entre a bigorna e o estribo.
- Linhas de fratura na base do crânio que correm ao longo do osso petroso e opacificação da orelha média e células mastóideas em virtude do hematoma.
- Massas na orelha média com destruição da cadeia ossicular, geralmente colesteatoma (ver também "Fixação da Cadeia Ossicular" acima). Disjunção de interposições ossiculares previamente posicionadas.

Pontos de Avaliação

- Considerar o diagnóstico diferencial, prestar atenção nas opacificações, assim como na presença e padrão das linhas de fratura. Sempre estudar os planos axiais e coronais para uma avaliação precisa.
- Perda auditiva condutiva gradualmente progressiva e opacificações localizadas na orelha média são indicativas de massas erosivas nela.
- Em todos os casos de trauma, é importante observar clinicamente lesão na orelha interna e disfunção (tardia) do nervo facial.

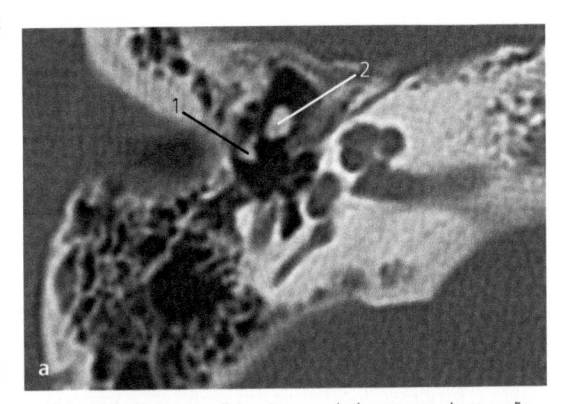

Fig. 3.7a Paciente com dor auricular e perda auditiva condutiva após limpeza profunda do conduto auditivo externo com cotonete.

a TV, axial. Observa-se disjunção com deslocamento da conexão entre a bigorna (1) e o martelo (2). A típica configuração de casquinha de sorvete da cabeça do martelo e corpo da bigorna é perdida.

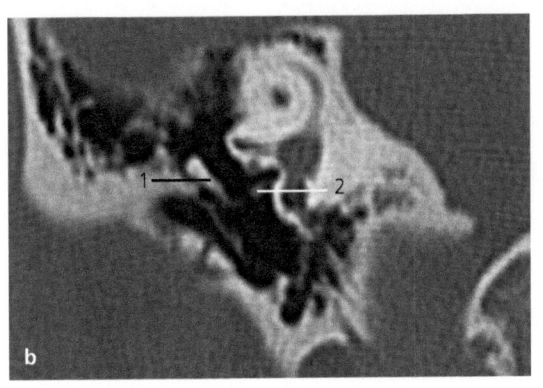

Fig. 3.7b Este paciente recebeu um golpe na orelha externa.

b TC, coronal. Houve deslocamento traumático da conexão entre a bigorna (1) e o estribo (2) em razão do barotrauma causado pelo deslocamento súbito da membrana timpânica. Não houve perfuração embora a mesma seja, geralmente, observada em tais pacientes.

Estapedotomia, Controle da Posição do Pistão

Diagnóstico Diferencial

- O deslocamento do pistão em resultado do desalojamento da platina do estribo ou erosão da bigorna geralmente se manifesta como perda auditiva condutiva súbita recorrente.
- Aderências fibrosas podem ser encontradas, porém sua contribuição para uma nova perda auditiva condutiva é duvidosa.

Pontos de Avaliação

- Próteses ossiculares podem diferir com relação ao seu grau de radiopacidade e visibilidade na TC. Por esta razão, cortes finos são necessários.
- O mau posicionamento do pistão ao redor da bigorna e possíveis erosões ou reabsorção do processo longo e processo lenticular em razão da compressão do pistão são difíceis de avaliar na TC.

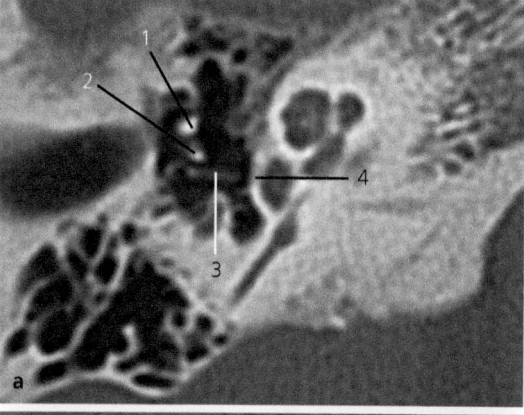

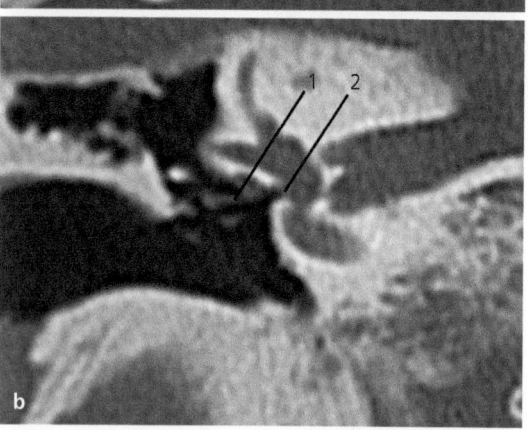

Fig. 3.8a, b Paciente com perda auditiva condutiva recorrente após estapedotomia e histórico de reconstrução alguns anos antes.
a TC, axial. Este plano exibe o cabo do martelo (1) e, posterior ao cabo do martelo, o processo longo da bigorna (2) e um pistão completamente deslocado (3) – da sua posição na platina do estribo (4) e sua conexão à bigorna.
b TC, coronal. A prótese deslocada (1) para fora do orifício realizado na platina (2). O deslocamento é, algumas vezes, difícil de diagnosticar neste plano. Estas imagens enfatizam a importância de visões combinadas a partir de diferentes planos.

3 Patologia do Osso Temporal – Orelha Média 37

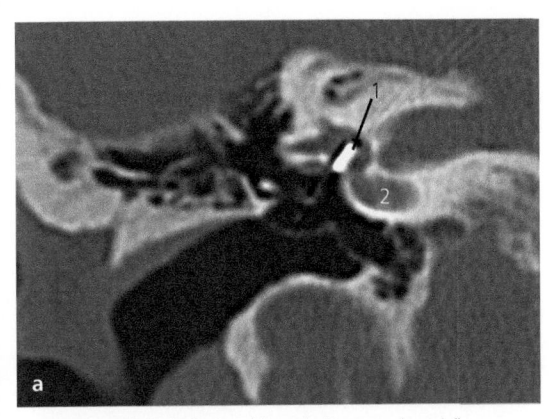

Fig. 3.9a, b Paciente com um histórico de estapedotomia bilateral.

a TC, coronal. O pistão é posicionado (1, coronal e axial) profundamente no vestíbulo através da platina. Observar também o giro coclear basal (2).

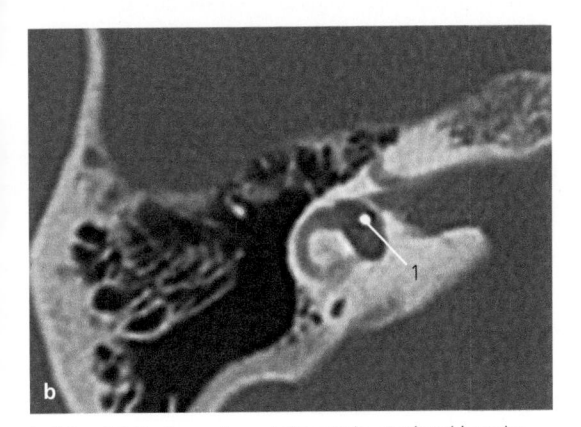

b TC, axial. Teoricamente, o pistão parecia estar inserido muito profundamente no vestíbulo e distúrbios vestibulares eram esperados. No entanto, este paciente foi operado 30 anos antes em ambos os lados e, desde então, não tinha apresentado problemas vestibulares.

Otosclerose, Sinais Radiológicos e Nicho da Janela Oval

Diagnóstico Diferencial

- *Osteogenesis imperfecta* (principalmente fratura das cruras do estribo associada à fixação da platina, esclera azul dependendo do subtipo genético).
- Outras causas de perda auditiva condutiva sem sinais de massas na orelha média ou bolsa de retração timpânica. Ver também "Fixação da Cadeia Ossicular" e "Disjunção da Cadeia Ossicular", páginas 32 e 34.

Pontos de Avaliação

- Ausência de sinais radiológicos não exclui a otosclerose.
- Sinais iniciais de focos otoscleróticos na parede medial da cóclea são difíceis de reconhecer e atenção especial deve ser dada a esta situação na avaliação de pacientes com perda auditiva condutiva de causa desconhecida.
- As lesões podem ser unilaterais ou bilaterais.
- O histórico familiar pode ser positivo.
- Progressão da perda auditiva pode ocorrer durante a gravidez.

Outros sinais radiológicos da otosclerose da cápsula ótica são descritos na seção da orelha interna.

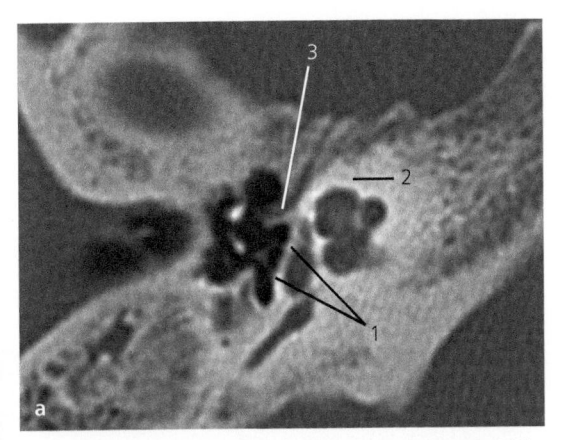

Fig. 3.10a, b Paciente com perda auditiva condutiva de etiologia desconhecida, sem alterações na otoscopia.

a TC, axial. Nas bordas da platina, duas densidades são visíveis (1), indicando espessamento ósseo, que pode ser considerado como focos otoscleróticos, especialmente em combinação com a área luzente na região anterior à platina (mais nítido na **Fig. 3.10b**). Uma leve desmineralização parece estar presente na cápsula ótica (2). Há uma boa visão do processo cocleariforme e músculo tensor do tímpano (3).

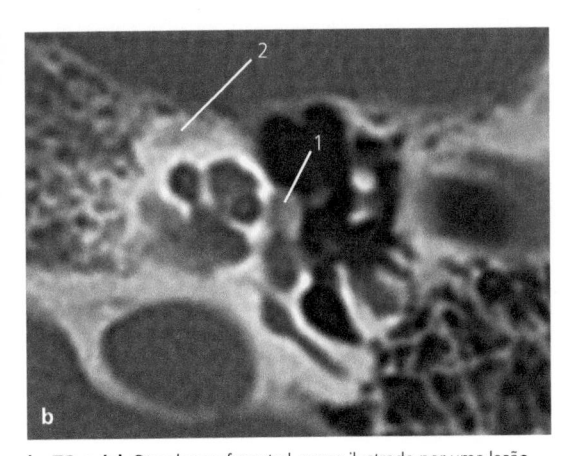

b TC, axial. Otosclerose fenestral, como ilustrado por uma lesão hipodensa na região da *fissula ante fenestram* (1), que é frequentemente um sinal precoce de otosclerose. Na maioria dos casos, a translucência observada na desmineralização da cápsula ótica (otosclerose retrofenestral) é um pouco mais pronunciada (2); neste caso, este sinal é muito discreto ou não observado.

Osteogenesis Imperfecta

Na ausência de patologia, as cruras do estribo são difíceis de visualizar na TC, não apenas pela sua estrutura fina, como também em decorrência do efeito de volume parcial. Este efeito manifesta-se como um "embaçamento" sobre as bordas. Este "embaçamento" ocorre porque o tomógrafo é incapaz de diferenciar entre uma pequena quantidade de material de alta densidade (p. ex., osso crural) e uma maior quantidade de material de menor densidade (p. ex., ar e tecidos moles). O processador tenta calcular a média das duas densidades ou estruturas e informação é perdida.

Na *osteogenesis imperfecta*, as cruras podem até ser mais finas e mais difíceis de visualizar, podendo ser mais propensas a fraturas. Além disso, os achados na *osteogenesis imperfecta* podem ser similares àqueles na otosclerose. Um caso mais extenso é ilustrado na seção da orelha média.

Diagnóstico Diferencial
- Otosclerose. Outras causas de perda auditiva condutiva sem sinais de massas na orelha média ou bolsas de retração timpânica. Ver também "Fixação da Cadeia Ossicular" e "Disjunção da Cadeia Ossicular", páginas 32 e 34.

Pontos de Avaliação
- Na *osteogenesis imperfecta* afetando a orelha média, fraturas das cruras do estribo são, geralmente, encontradas durante a inspeção da orelha média e/ou na fixação da platina do estribo em combinação com um histórico (familiar) conhecido de *osteogenesis imperfecta*. Observar as típicas escleras azuis dos olhos na *osteogenesis imperfecta* tipo I.

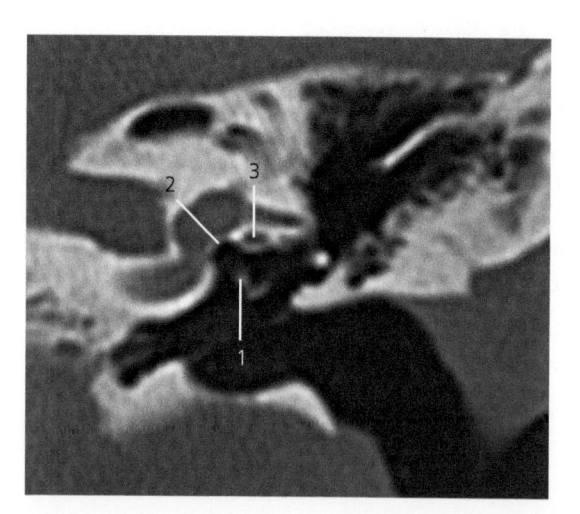

Fig. 3.11 Paciente com *osteogenesis imperfecta* e perda auditiva condutiva, avaliado com TC, coronal. O radiologista claramente descreveu uma cabeça do estribo ampliada (1). Neste caso, nenhum espessamento da platina do estribo (2) é observado. Na região da *fissula ante fenestram*, a presença de translucência sugerida neste plano (3) foi excluída na avaliação de cortes sequenciais.

Gusher

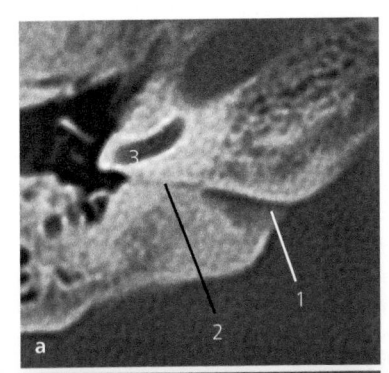

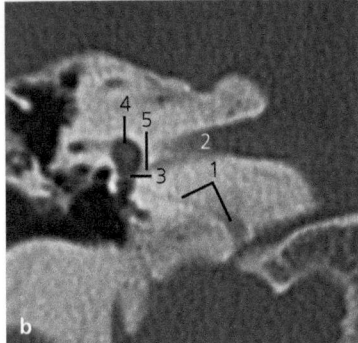

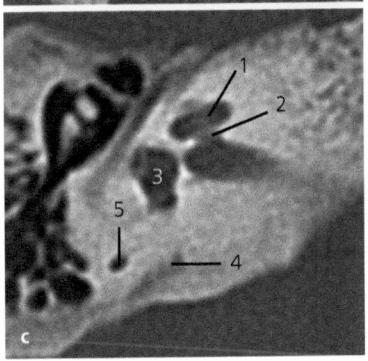

Fig. 3.12a-c Paciente com perda auditiva condutiva e fixação da platina do estribo observada durante a exploração da orelha média.
a TC, axial. Na estapedectomia, um abundante fluxo do líquido presente na orelha média, o fenômeno de Gusher, impossibilitou adicional exploração cirúrgica e o orifício realizado na platina do estribo foi ocluído com tecido adiposo e fáscia do músculo temporal. Convém prestar atenção a um aqueduto coclear anormalmente alargado. Neste caso, a abertura do aqueduto coclear não está patologicamente ampliada (1), embora não haja critérios acordados na literatura sobre o tamanho. O aqueduto coclear (2), emergindo do giro coclear basal (3), é visível em três cortes sucessivos de 1 mm, sugerindo grandes dimensões quando comparado aos pacientes sem hipertensão perilinfática.
b TC, coronal. No corte coronal, observa-se o aqueduto coclear (1) correndo abaixo do canal auditivo interno (2) em direção à janela redonda (3) e a região do giro coclear basal e vestíbulo (4). Observar o nervo vestibular inferior (5).
Neste paciente, não foram observadas anomalias.
c TC, axial. O Gusher está associado a outras comunicações anormais entre os espaços subaracnóideos e o espaço perilinfático. Embora, aparentemente, nenhuma destas comunicações anormais estejam presente neste paciente, atenção também deve ser dada às anomalias do conduto auditivo interno, como a ausência de um fragmento ósseo entre o meato e o *fundus* coclear, aqueduto coclear alargado ou anomalias cocleares (p. ex., Mondini). A cóclea (1), *fundus* (2) e o vestíbulo (3) estão normais. Além disso, o aqueduto vestibular (4), que, de acordo com algumas publicações, pode ter um diâmetro máximo similar ao do ducto semicircular posterior (5).

Artéria Estapedial Persistente

Fig. 3.13a-d Um paciente operado por uma suspeita de otosclerose.
O cirurgião encontrou uma surpresa durante a exploração da orelha média. Um vaso pulsátil foi observado no promontório, parcialmente coberto por osso, que pode ser sugestivo de um *glomus* timpânico atípico.

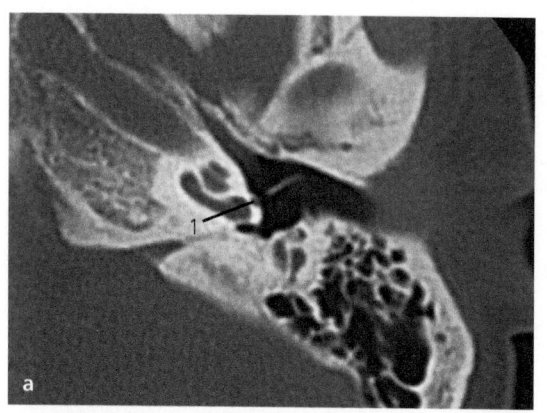

a TC, axial. Um exame retrospectivo detalhado da TC revelou a artéria estapedial passando ao longo da parede do promontório (1), entre as cruras do estribo e entrando no segmento timpânico do canal facial, resultando em um canal facial ampliado na TC (não demonstrado neste corte).

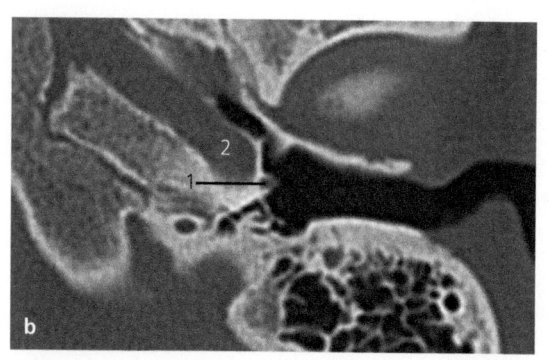

b TC, axial. A artéria (1) representa a origem intratimpânica da artéria meníngea média a partir da artéria carótida interna (2) e abandona o canal facial no gânglio geniculado para sair da fossa craniana média.

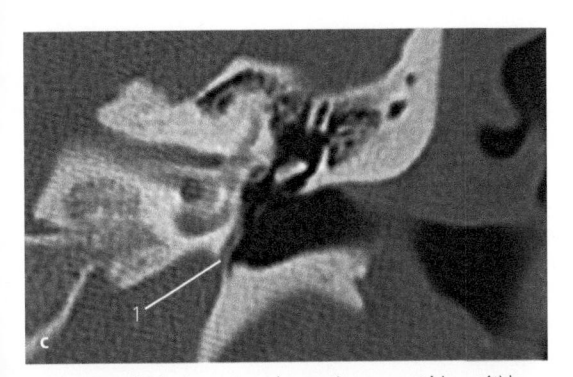

Fig. 3.13c, d

c TC, coronal. No plano coronal, sua origem na artéria carótida interna e sua passagem para o promontório são demonstradas.

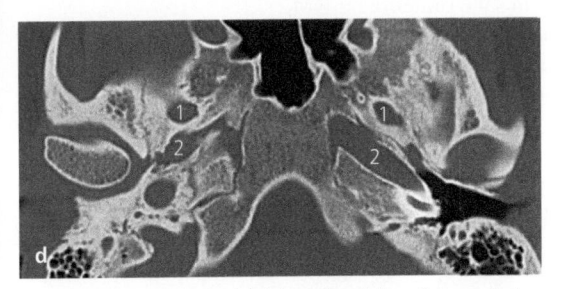

d TC, axial. Neste plano axial da base do crânio, a típica ausência do forame espinhal, através do qual a artéria geralmente passa, é indicativa deste achado. Posteriormente, a partir do forame oval (1) e, anteriormente, a partir da artéria carótida interna (2), o forame espinhal deveria estar presente nos casos normais (ver também Capítulo 4). Neste caso, o forame espinhal estava ausente em ambos os lados com uma artéria estapedial bilateral persistente. Sabe-se, também, que esta artéria está associada a uma artéria carótida interna aberrante ou aneurismática.

Glomus Timpânico (Paraganglioma)

Diagnóstico Diferencial

- Glomus jugulotimpânico. Tumor do saco endolinfático com crescimento destrutivo em direção à orelha média (fortemente associado à doença de Von Hippel-Lindau; ver também "Patologia do Nervo Facial", p. 66 e Capítulo 5).
- Menos provável neste paciente, graças à ausência de massas avermelhadas pulsáteis evidentes. O seguinte também deve ser considerado: adenoma da orelha média e colesteatoma congênita com uma aparência avermelhada em virtude da presença de tecido de granulação posteriormente à membrana timpânica.

Pontos de Avaliação

- O glomus timpânico é limitado à orelha média, enquanto no *glomus* jugulotimpânico há sinais de destruição óssea na região do bulbo jugular e forame jugular, além de um aspecto em sal e pimenta na RM.
- O glomus jugulotimpânico está associado a uma maior taxa de morbidade e um prognóstico menos favorável decorrente das paralisias dos nervos cranianos IX, X e XI e extensão para as estruturas do pescoço e base do crânio (ver também Capítulo 5).

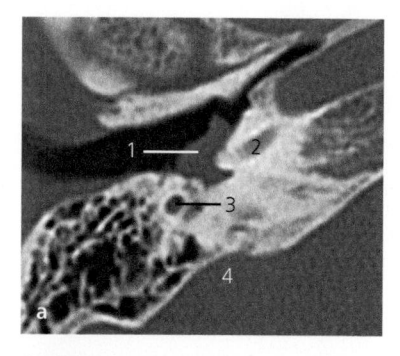

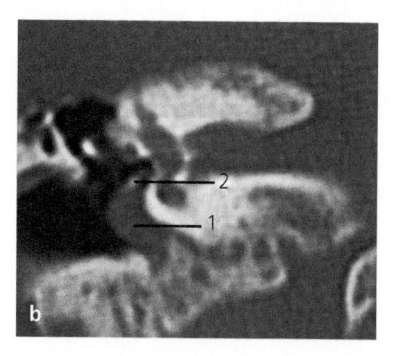

Fig. 3.14a, b Paciente com uma massa azul/vermelha pulsátil na região posterior e caudal do tímpano.

a TC, axial. Neste corte axial no nível do hipotímpano, uma lesão de borda lisa (1) é observada, sem qualquer destruição da cóclea (2) ou segmento vertical do canal do nervo facial (3). Visto que, aparentemente, não há conexão ao bulbo jugular ou veia jugular (4), esta lesão pode ser considerada como um tumor glômico tipo A do osso temporal.

b TC, coronal. Plano coronal do *glomus* timpânico (1). Inferiormente, as estruturas ósseas parecem intactas. Este paciente tinha zumbido pulsátil, que pode ser explicado pelo contato entre o tumor e a supraestrutura do estribo (2).

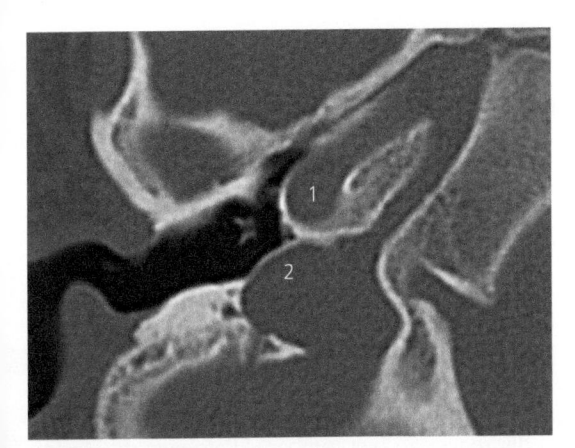

Fig. 3.15 Cuidado com as variações anatômicas normais.

TC, axial. Além dos pacientes com *glomus* timpânico, em que uma massa avermelhada pulsátil é claramente visível por trás do tímpano, é preciso estar ciente de outras possibilidades. Esta figura exibe claramente o risco da inserção de um tubo de timpanostomia (visível no tímpano) ao mostrar sua relação e distância com a artéria carótida (1) e bulbo jugular (2). No caso de retração timpânica e/ou a presença de um vaso desnudo ou trajeto do vaso aberrante, a punção destes vasos é de alto risco, podendo ocorrer complicações graves. A patologia destes vasos pode ser reconhecida pela presença de uma massa avermelhada, ocasionalmente indicando uma artéria carótida (aberrante), ou uma massa azul-escura, indicando um bulbo jugular alto.

Colesteatoma da Orelha Média
Diagnóstico Diferencial
- Otite média, *glomus* timpânico, adenoma, adenocarcinoma, rabdomiossarcoma, histiocitose de células de Langerhans.

Pontos de Avaliação
- O aspecto clínico do colesteatoma consiste em uma massa esbranquiçada por trás da membrana timpânica. Mais relevante, é a presença de retrações na membrana de Shrapnell ou na porção posterossuperior da membrana timpânica em direção ao ádito do antro. A presença de pólipos ou de tecido de granulação decorrente da infecção dos conteúdos da bolsa, podem simular a presença e aparência do colesteatoma.
- É difícil a diferenciação entre colesteatoma e secreções coexistentes da otite média crônica na TC, porém a RM com sequência ponderada em difusão (DWI) pode ajudar nesta diferenciação (ver também "Patologia da Mastoide", página 48 e Capítulo 5).

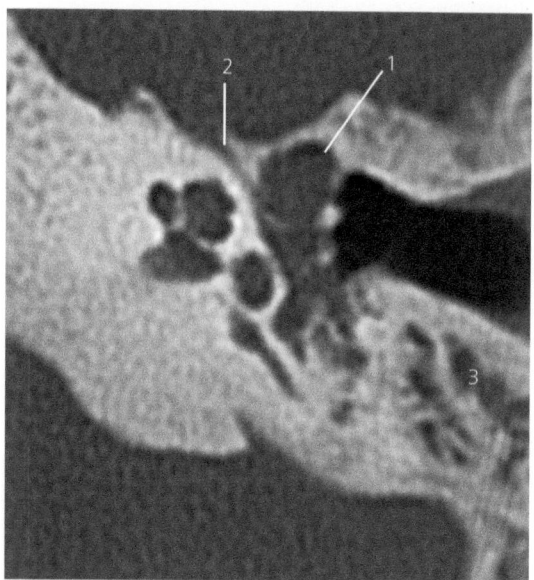

Fig. 3.16 Paciente com secreção purulenta intermitente e perda auditiva.

TC, axial. A massa mais frequentemente encontrada na orelha média é o colesteatoma e, portanto, é (também) demonstrada neste capítulo. Neste paciente, há completa opacificação da orelha média por uma massa de tecido mole de borda lisa com erosões ósseas na parte anterior da orelha média (1). Neste caso, não apenas o epitímpano estava preenchido com colesteatoma, como também a região da tuba auditiva (2), com obstrução e estase de secreções na mastoide (3). A diferenciação entre o colesteatoma e as secreções não é possível na TC.

Adenoma da Orelha Média

Diagnóstico Diferencial

- Colesteatoma com ou sem otite média, adenocarcinoma (características mais infiltrativas), *glomus* timpânico, rabdomiossarcoma, histiocitose de células de Langerhans.

Pontos de Avaliação

- A fim de saber se uma remoção cirúrgica completa é possível, é essencial uma avaliação da extensão do tumor para as estruturas críticas, como a artéria carótida interna e nervo facial.

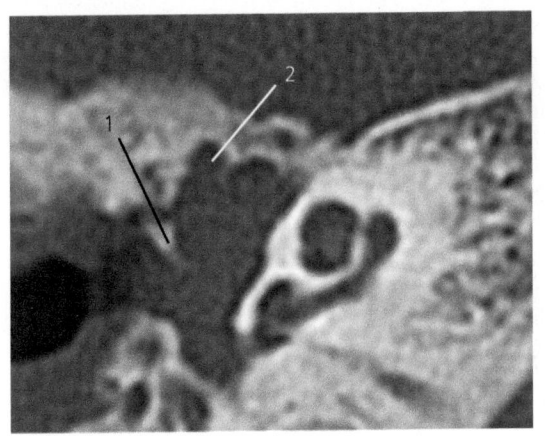

Fig. 3.17 Paciente com perda auditiva gradualmente progressiva sem secreções.

TC, axial. Lesão expansiva com destruição lítica do martelo e bigorna (1, não claramente exibido neste plano), assim como destruição óssea anterior (2), que parece ser uma lesão de borda lisa (não infiltrativa). No entanto, na exploração cirúrgica, foi encontrada uma massa granular vítrea com características infiltrativas.

Patologia da Mastoide

Colesteatoma

Diagnóstico Diferencial

- Tumores benignos com características expansivas, porém sem infiltração do osso adjacente. Otite e mastoidite podem coexistir.

Pontos de Avaliação

- Nos cortes coronais, particular atenção deve ser dada ao *scutum*, que pode, particularmente, estar erodido em casos de bolsas de retração ou colesteatoma. A cadeia ossicular pode estar ligeiramente erodida, especialmente o processo longo e o processo lenticular da bigorna, assim como a cabeça do estribo.
- Compressão do nervo facial ou destruição dos canais semicirculares deve ser avaliada, assim como o contorno ósseo da fossa craniana posterior e fossa craniana média (tégmen). A RM é um procedimento complementar na suspeita de extensão intracraniana.

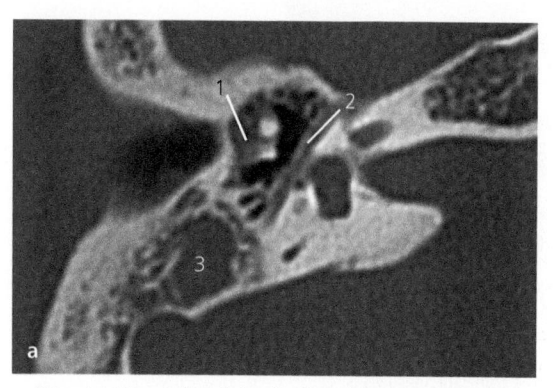

Fig. 3.18a-c Paciente com uma bolsa de retração na membrana de Shrapnell.

a TC, axial. Há opacificação localizada na face lateral da bigorna e martelo (1), no nível do nervo facial (2), sugerindo uma massa de tecido mole. Opacificação do antro mastóideo (3), com um aspecto expansivo e de borda lisa e destruição da trabécula óssea, são mais sugestivos de colesteatoma do que de secreções mucosas.

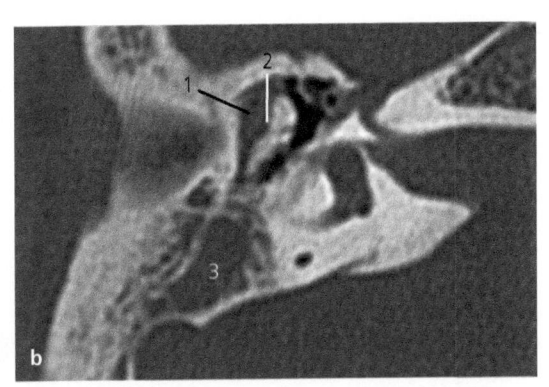

Fig. 3.18b, c

b TC, axial. Em um corte mais superior, no nível da cabeça do martelo e corpo da bigorna, a opacificação (1) persiste e parece resultar em uma leve erosão lateral da cadeia ossicular (2). Observar a opacificação persistente da mastoide (3) provavelmente em razão do acúmulo coexistente de secreções serosas e purulentas.

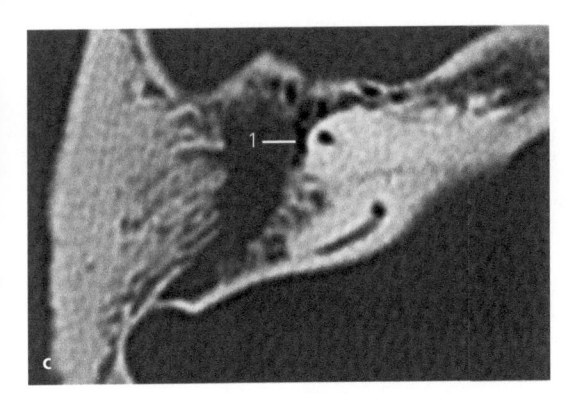

c TC, axial. Mais cranialmente no epitímpano, uma conexão com a região superior da mastoide é demonstrada. Também há um aspecto expansivo anteriormente (1), que parece consistir em uma massa passando através do ádito do antro para a mastoide com perda da trabécula óssea. Em conjunto com a bolsa de retração na membrana de Shrapnell, estas imagens são compatíveis com um colesteatoma.

Fístula Labiríntica decorrente do Colesteatoma

Diagnóstico Diferencial

- Todos os outros tumores benignos com características expansivas da orelha média e mastoide.
- Menos frequente e com uma localização e padrão de crescimento típico (ver seções separadas): tumor do saco endolinfático e *glomus* jugulotimpânico.

Pontos de Avaliação

- Deiscências ósseas do segmento horizontal do canal do nervo facial na TC podem ser causas de um efeito de volume parcial ou podem ser um achado congênito normal em uma minoria dos pacientes.
- Otoscopia pneumática ou manipulação da orelha externa podem provocar vertigem pelo estímulo mecânico dos conteúdos líquidos do vestíbulo, o assim chamado sinal da fístula.
- Na cirurgia, há um grande risco de surdez, porém na maioria dos casos, a matriz do colesteatoma pode ser dissecada dos compartimentos da orelha interna sem causar extravasamento dos fluidos da orelha interna e, portanto, prevenindo a perda de audição. Complicações intracranianas podem ocorrer em virtude de um colesteatoma infectado (ver também Capítulo 5).

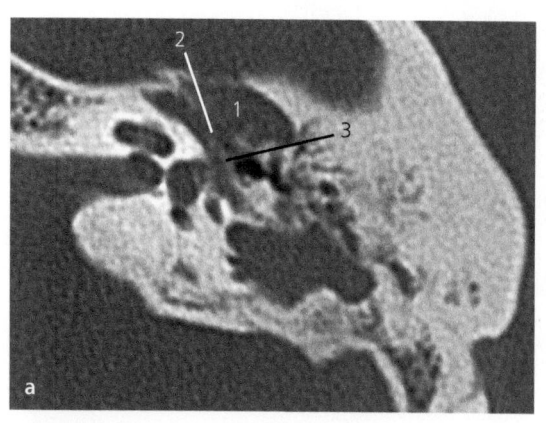

Fig. 3.19a-c Paciente com ataques de vertigem, particularmente na manipulação da orelha externa, indicativa de sinal da fístula.

a TC, axial. Observar a opacificação de borda lisa sugerindo colesteatoma na porção anterior da orelha média (1), no nível do nervo facial; pode haver deiscência óssea na porção anterior do nervo facial (2), embora a cobertura óssea ainda seja visível na porção posterior.

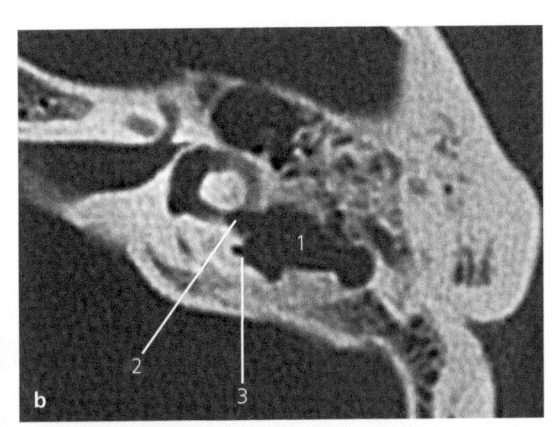

Fig. 3.19b, c

b TC, axial. Neste corte do ducto semicircular horizontal, a opacificação na mastoide (1), indicando uma massa de colesteatoma, estende-se para a porção posterior do canal horizontal (2). Além disso, há destruição óssea local do ducto semicircular posterior (3).

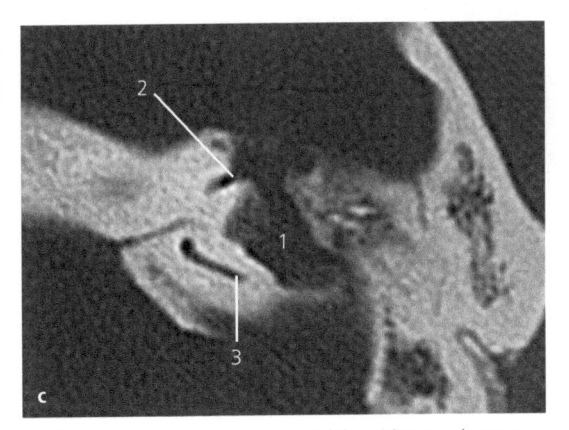

c TX, axial. Um corte na porção cranial do epitímpano demonstra completa opacificação em virtude da massa (1). Uma terceira deiscência óssea é observada na porção anterior do ducto semicircular anterior (2). Neste corte, a porção cranial do canal posterior está intacta (3).

Concluindo, neste paciente os três canais semicirculares demonstraram fístulas em resultado da destruição óssea pelo colesteatoma.

Colesteatoma Congênito

Diagnóstico Diferencial

- Adenoma da orelha média. Os tumores do saco endolinfático se originam na região do aqueduto vestibular e podem crescer caudalmente em direção ao bulbo jugular, assim como em direção à região infralabiríntica. Um tumor do saco endolinfático é mais destrutivo e infiltrativo com extensões para a fossa craniana média.
- Schwannoma e metástase são menos prováveis.

Pontos de Avaliação

- Invasão das estruturas da orelha interna e conduto auditivo interno, que podem complicar a cirurgia. Aderência ao bulbo jugular e nervo facial.
- A maioria dos epidermoides ou colesteatomas congênitos é encontrada no ápice petroso ou ângulo pontocerebelar (ver também Capítulo 5).

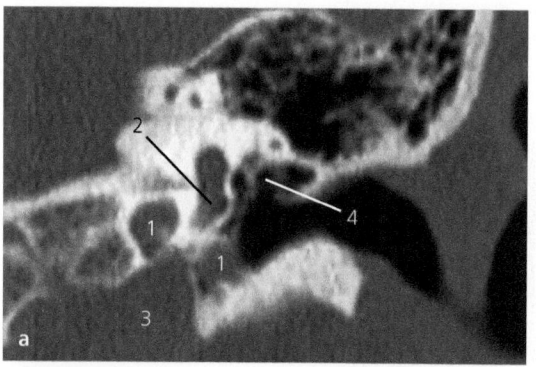

Fig. 3.20a-c Paciente com uma bolsa de retração na membrana de Shrapnell, sugestiva de colesteatoma no exame clínico.

a TC, coronal. A TC excluiu invaginação mais profunda, porém revelou outra patologia. Coincidentemente, neste corte uma opacificação infralabiríntica expansiva (1) é demonstrada no vestíbulo e no início do giro basal da cóclea (2). A massa está localizada superiormente ao bulbo jugular (3), onde demonstra um revestimento ósseo intacto. Além disso, uma pequena bolsa de retração na membrana de Shrapnell é observada (4), que não estava correlacionada ou conectada à massa na exploração cirúrgica.

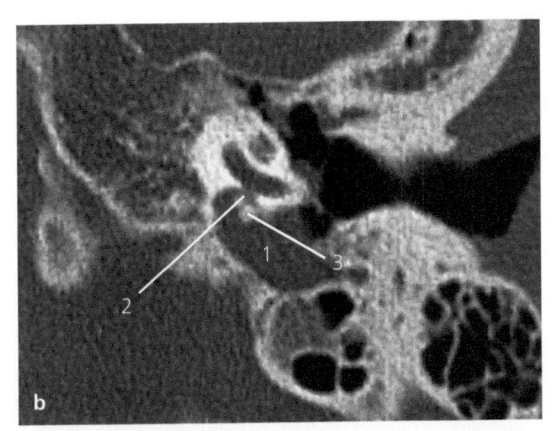

Fig. 3,20b, c

b TC, axial. Neste corte axial infralabiríntico, a massa (1) está posicionada posteriormente à cóclea, sem qualquer componente na orelha média, sugerindo colesteatoma congênito. Observar a expansão e destruição óssea em direção ao *fundus* da cóclea (2). O ponto branco (3) sugere um sequestro ósseo, que foi confirmado na exploração cirúrgica.

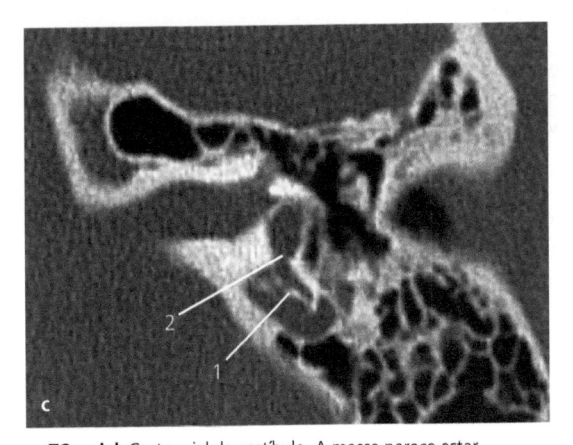

c TC, axial. Corte axial do vestíbulo. A massa parece estar invadindo o ducto semicircular posterior (1), próximo à sua conexão ao vestíbulo (2). Este colesteatoma congênito foi cirurgicamente removido com confirmação de várias fístulas nas estruturas da orelha interna, porém com preservação da função da orelha interna.

Fraturas da Base do Crânio

Diagnóstico Diferencial

- Quando há suspeita clínica de uma fratura, é preciso uma avaliação sistemática da TC, de preferência com cortes finos da base do crânio.
- A diferença entre fraturas longitudinais e transversas não é clinicamente relevante.
- Linhas de sutura ou canais vasculares ósseos, também conhecidos como pseudofraturas, podem ser erroneamente diagnosticados como fraturas da base do crânio.

Pontos de Avaliação

- Perda auditiva e vertigem sugerem a presença de fraturas nas estruturas da orelha interna (principalmente nas fraturas transversas) ou de perda auditiva condutiva, em razão da disjunção da cadeia ossicular (principalmente nas fraturas longitudinais) e hematoma da orelha média. A fístula liquórica pode ser persistente e apresentar um risco de infecção; portanto, o paciente pode necessitar de selamento cirúrgico. Cuidado com hematoma epidural secundário ao rompimento da artéria meníngea média. A parede óssea anterior do conduto auditivo externo deve ser inspecionada à procura de impressão do côndilo mandibular causada pelo trauma.
- No momento do trauma, antes da administração de um sedativo ou anestésico, a avaliação do nervo facial é crucial para determinar a presença de paralisia aguda e completa. Nestes casos, o trajeto do nervo facial na TC deve ser cautelosamente avaliado para presença de deslocamentos ou fragmentos ósseos, que podem necessitar de exploração cirúrgica. Pode ocorrer disfunção tardia do nervo facial secundário a um edema; a mesma pode ser controlada de modo conservador.

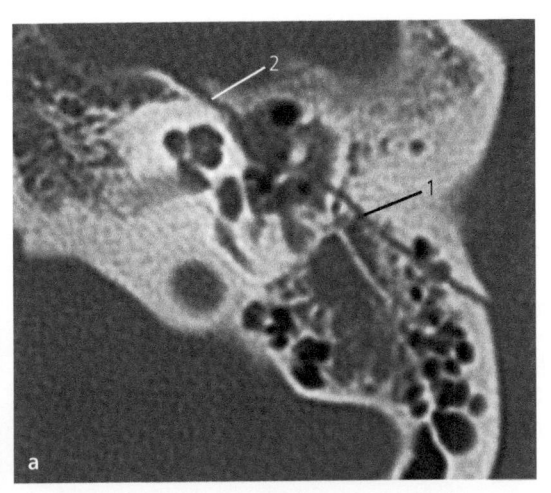

Fig. 3.21a, b Fraturas na base do crânio após traumatismo craniano.

a TC, axial. Paciente com traumatismo craniano exibindo uma linha de fratura na mastoide (1) estendendo-se para a região anterior à cóclea (2). Disjunção da cadeia ossicular pode ser esperada neste caso. Opacificação da mastoide e orelha média é geralmente em decorrência do hematoma. Na extensão do osso temporal, a linha de fratura é observada mais frequentemente e é denominada de **fratura longitudinal**.

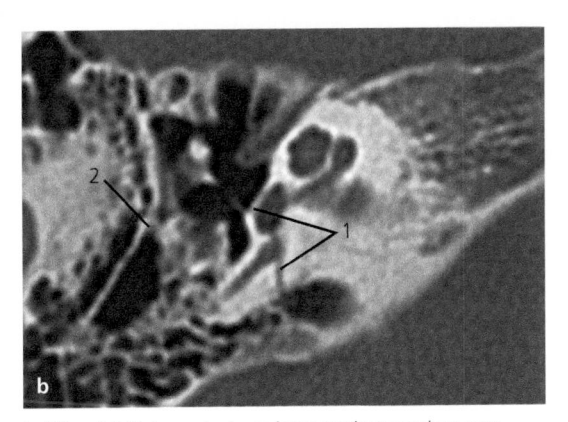

b TC, axial. Outro paciente, após traumatismo craniano com fístula liquórica e paralisia imediata do nervo facial, exibindo uma linha de fratura no vestíbulo, posteriormente à platina do estribo (1), provavelmente em razão de uma lesão no primeiro joelho do nervo facial. A cadeia ossicular parece estar intacta. Observar o septo de Koerner (2). Uma fratura perpendicular ao eixo do osso temporal é denominada de **fratura transversa**.

Malformações, Síndrome de Treacher Collins

Diagnóstico Diferencial

- Atresia aural e deformidades da orelha média estão geralmente associadas a síndromes como a de Treacher Collins, Crouzon, Nager, Goldenhar, Klippel-Feil e Pierre Robin.

Pontos de Avaliação

Nas deformidades do osso temporal, particular atenção deve ser dada a:
- Conduto auditivo externo, atresia óssea ou fibrosa, aparência e posição do côndilo mandibular e articulação temporomandibular.
- Aspecto da cavidade da orelha média e pneumatização da mastoide.
- Sinais de anquilose ou disjunções da cadeia ossicular.
- Presença de deformidades da orelha interna, as janelas redonda e oval e o aqueduto vestibular.
- Aberrações no trajeto e deslocamento anterior do nervo facial, que podem complicar a cirurgia.

3 Patologia do Osso Temporal – Mastoide

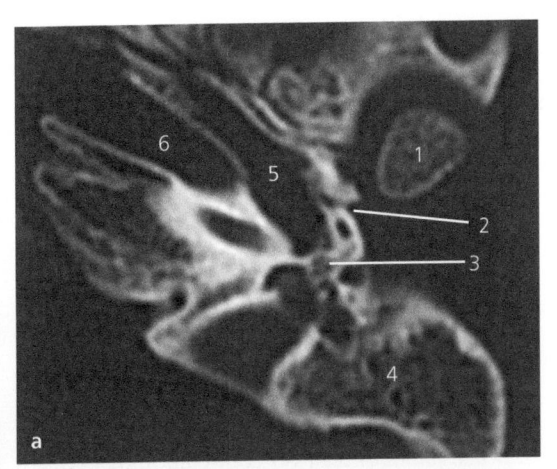

Fig. 3.22a, b Paciente com a síndrome de Treacher Collins e completa perda auditiva condutiva.

a TC, axial. Para orientação, este é um corte do giro basal da cóclea e côndilo mandibular (1). Na parte posterior do côndilo, há ausência da parte óssea do conduto auditivo externo e atresia do conduto auditivo externo, em que a parte medial demonstra completo fechamento ósseo (2). O nervo facial (3) está localizado imediatamente atrás da parte posterior do côndilo mandibular, apresentando um risco para lesão na exploração cirúrgica, especialmente em decorrência da ausência de pneumatização da mastoide (4). A orelha média (5), lateral à artéria carótida interna (6), não está aerada e meramente se assemelha a uma tuba auditiva aumentada.

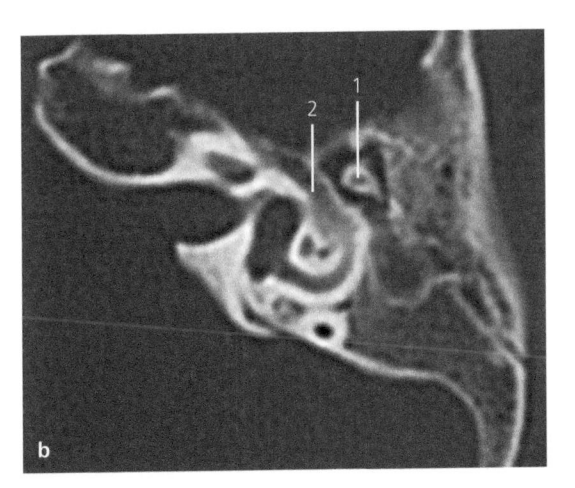

b TC, axial. Em um corte mais cranial, um pequeno espaço epitimpânico não aerado pode ser reconhecido, contendo uma cabeça do martelo e corpo da bigorna unidos e dismórficos (1). Não há pneumatização da mastoide. O comprimento do nervo facial está reduzido em sua passagem através da orelha média (2). Neste caso, as estruturas da orelha interna apresentaram um aspecto normal.

Displasia Fibrosa (1)

Diagnóstico Diferencial

Quando localizados nos contornos durais, estes achados também podem ser sugestivos de:
- Meningioma (ver também Capítulo 5).
- Doença de Paget (envolvimento inicial do osso periosteal preenchido pela medula óssea).
- Osteoporose (esclerose óssea difusa sem o aumento do volume ósseo observado na displasia fibrosa).
- Formas extremas de otosclerose (limitada à cápsula ótica).
- *Osteogenesis imperfecta*.
- Radionecrose.

Pontos de Avaliação
- Radiologicamente na TC, o alargamento do osso com contornos corticais intactos e aspecto de "vidro fosco" é característico da displasia fibrosa. A displasia fibrosa, incidentalmente encontrada na RM, pode ser confundida com uma malignidade.
- No meningioma, os contornos ósseos podem ser irregulares e sinais de hiperostose podem ser encontrados, assim como um sinal da cauda dural. Ocasionalmente, calcificações intracranianas podem ser indicativas de um meningioma intracraniano.
- Na doença progressiva, há invasão das estruturas neurais e forames na base do crânio, com resultantes déficits neurológicos e vasculares. O conduto auditivo externo pode apresentar calibre reduzido na porção medial à estenose; pode haver o desenvolvimento de um colesteatoma adquirido.
- Procedimentos cirúrgicos limitam-se à prevenção de complicações decorrentes da invasão das estruturas críticas e tratamento das infecções crônicas na cavidade da orelha média. Na obstrução do conduto auditivo, uma maior atenção deve ser dada ao potencial risco de colesteatoma adquirido.

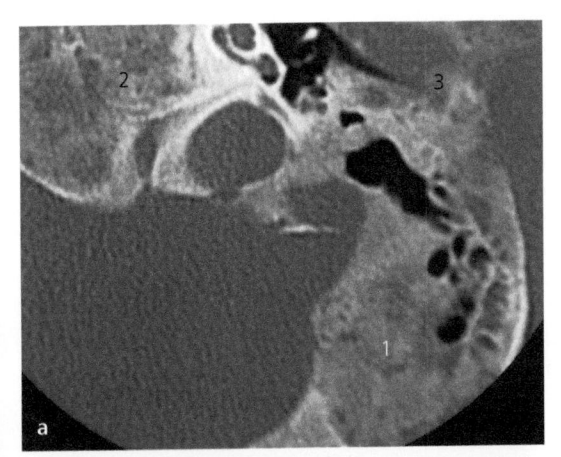

Fig. 3.23a, b Paciente com a síndrome de McCune-Albright reclamando de perda gradualmente progressiva da audição.

a TC, axial. A displasia fibrosa é caracterizada pela substituição do osso medular por tecido fibroso de proliferação anormal, resultando em distorção assimétrica e expansão óssea. Pode ser restrita a uma única estrutura óssea (displasia fibrosa monostótica) ou envolver múltiplos ossos (displasia fibrosa poliostótica). Neste paciente, uma variante poliostótica exibe extensas deformidades da mastoide (1), ápice petroso (2) e região anterior da base do crânio (3). Na região da articulação temporomandibular, distúrbios funcionais das articulações temporomandibulares e estenose do conduto auditivo externo podem desenvolver-se.

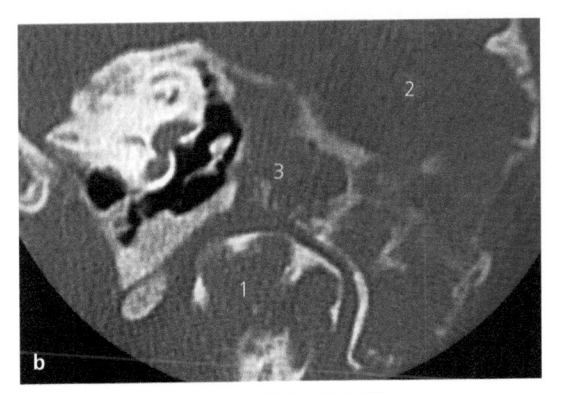

b TC, coronal. O côndilo mandibular (1) é dificilmente reconhecido como tal e contornos ósseos da fossa craniana média são pouco visíveis (2), com um risco de lesão nas explorações cirúrgicas. A região do conduto auditivo externo está completamente obstruída (3).

Osso Temporal

Fenestração Iatrogênica

Diagnóstico Diferencial

- Uma fístula não iatrogênica do canal horizontal deve ser considerada, especialmente em casos em que não há histórico conhecido de fenestração.
- Colesteatoma, ou outros tumores compressivos, resultando em uma fístula labiríntica, podem ter sido removidos durante prévia cirurgia.

Pontos de Avaliação

- Em pacientes fenestrados, não será observada compressão em virtude da presença de massas.
- Cuidado com a sucção da cavidade para limpeza. Este procedimento deve ser realizado com muita cautela para prevenir vertigem severa e disfunção da orelha interna.

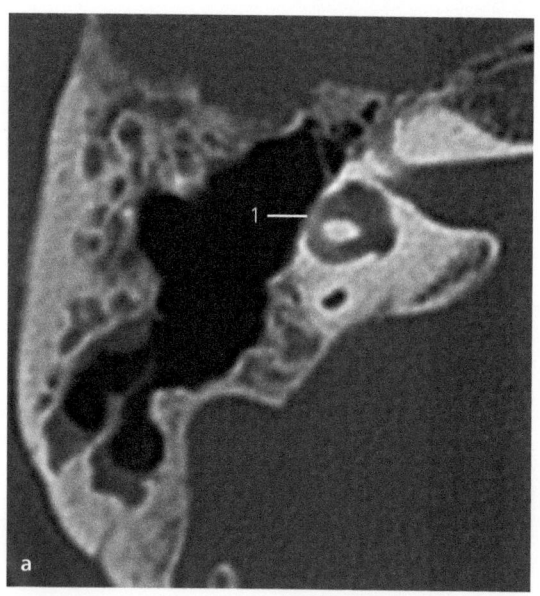

Fig. 3.24a, b Histórico de perda auditiva e intervenção cirúrgica desconhecida muitos anos antes.

a TC, axial. Antes da disponibilidade de técnicas microcirúrgicas e do uso de próteses ossiculares, a mobilização da platina do estribo era realizada em pacientes com otosclerose para restaurar a audição. Um procedimento alternativo, como demonstrado nesta figura, foi a fenestração iatrogênica do ducto semicircular horizontal (1) em combinação com uma cavidade radical modificada, em que o som é diretamente transmitido às estruturas da orelha interna.

Fig. 3.24b

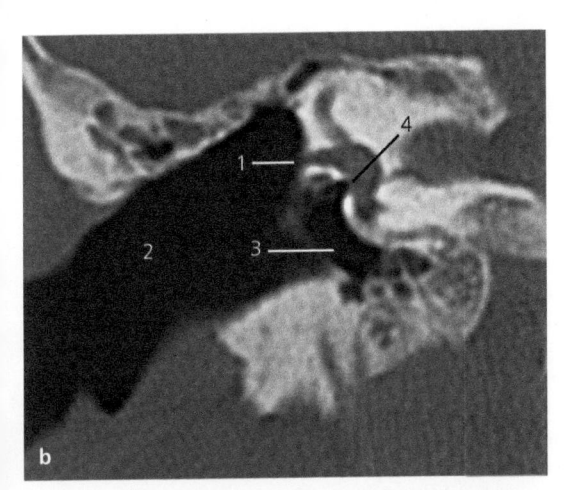

b TC, coronal. Em um plano coronal, a fenestração (1) está em contato direto com o conduto auditivo externo ampliado (2).
Um pequeno resíduo da orelha média é visível (3), sem reconstrução ossicular da platina do estribo (4).

Cavidade Radical Modificada, Infecções Persistentes

Diagnóstico Diferencial

- Patologias subjacentes ou adicionais: colesteatoma de inclusão ou residual, disfunção da tuba auditiva, células mastóideas residuais, insuficiente limpeza da cavidade, crescimento exagerado da mucosa e infecções bacterianas ou fúngicas resultantes.
- Um orifício de entrada insuficientemente ampliado para o conduto auditivo externo pode exacerbar a patologia em uma cavidade radical (modificada) em razão de uma aeração insuficiente e incapacidade de limpar a cavidade.

Pontos de Avaliação

- Convém prestar atenção à presença mencionada acima de células residuais. O colesteatoma residual pode manifestar-se na forma de crescimentos arredondados de borda lisa cobertos por um revestimento epitelial ou mucoso. Em casos de destruição do contorno ósseo na porção média da fossa craniana posterior, uma RM complementar pode ajudar a avaliar a extensão da patologia e sua relação com as estruturas intracranianas.
- DWI é especialmente útil para diferenciar o colesteatoma recorrente ou residual do tecido de granulação.

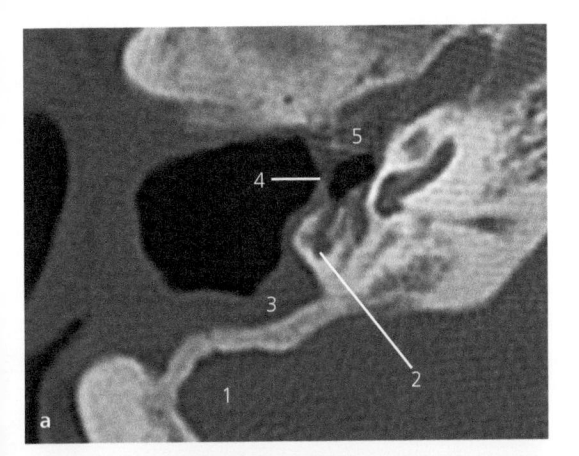

Fig. 3.25a, b Secreção persistente na cavidade radical modificada.

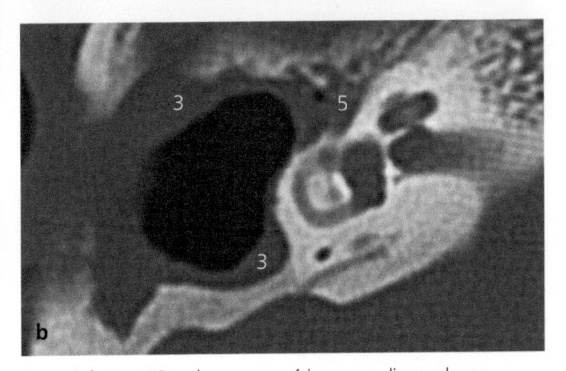

TC, Axial. Uma TC pode ser necessária para avaliar qualquer patologia residual. Nestes cortes axiais no nível da cóclea e canal horizontal, não há presença de células mastóideas residuais, demonstrado pelo contorno ósseo ao longo do seio sigmoide (1): a única célula residual acomoda o nervo facial (2). Mucosite crônica é ilustrada por um contorno mucoso espesso (3) ao longo das margens ósseas, sem qualquer sinal de células mastóideas residuais ou de uma patologia subjacente, como o colesteatoma. Medial ao tímpano espessado (4), a orelha média está parcialmente aerada com edema mucoso no orifício da tuba auditiva (5).

Osteorradionecrose

Diagnóstico Diferencial

- Distrofias ósseas, como a displasia fibrosa (ver também seções separadas) ou a doença de Paget. Osteomielite crônica do osso temporal. Antigamente, os pacientes eram submetidos à radioterapia para tratar infecções crônicas da orelha média.

Pontos de Avaliação

- Estase de secreções e infecções frequentemente resultam da disfunção da tuba auditiva causada por edema mucoso e perda da função ciliar. Infecções crônicas podem requerer uma completa remoção cirúrgica do osso afetado e antibioticoterapia prolongada.

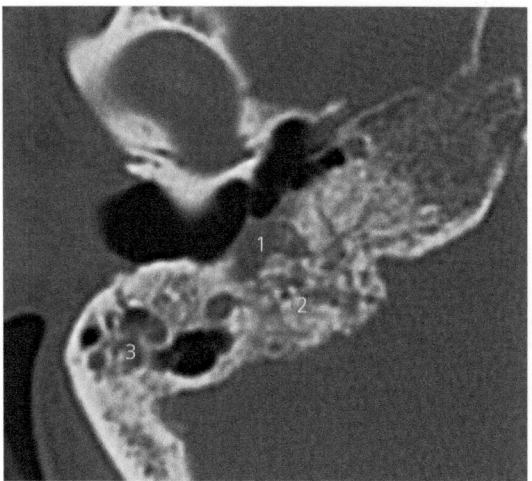

Fig. 3.26 Paciente com um histórico de radioterapia para um tumor pulsátil na orelha média.

TC, axial. Após radioterapia para tumor glômico residual (1), o osso petroso apresenta um aspecto frágil com sinais de alterações ósseas, fibrose e áreas necrosadas (2). Estes também podem desenvolver-se anos após a radioterapia. Notar também a estase de secreções ou a infecção na mastoide (3).

Prolapso da Dura-Máter e Fístula Liquórica

Diagnóstico Diferencial

- Schwannoma ou hemangioma do gânglio geniculado do nervo facial. Colesteatoma ou tumores da orelha média com expansão anterior à fossa craniana média.

Pontos de Avaliação

- Sinais de infiltração ou expansão. Uma RM pode ser necessária para excluir ou avaliar o envolvimento intracraniano.

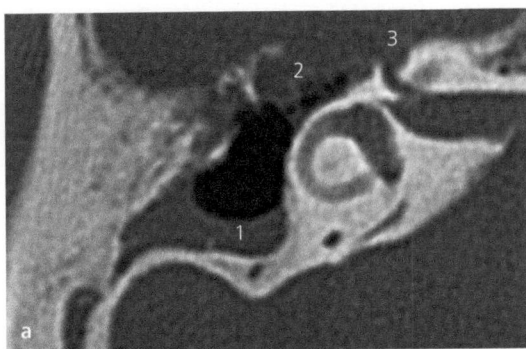

Fig. 3.27a, b Fístula liquórica após inserção de um tubo de timpanostomia (grommet), indicado para secreções da orelha média e perda auditiva condutiva sem qualquer histórico otológico.

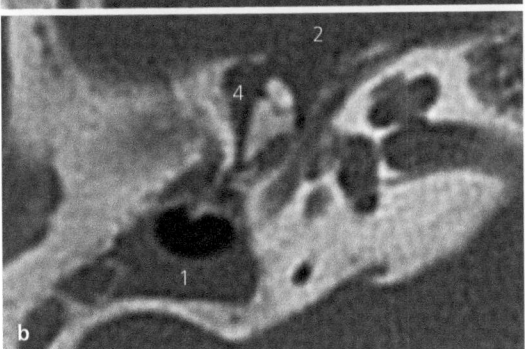

TC, axial. Notar o fluido residual (1) nos cortes axiais de TC.
No epitímpano anterior, opacificação (2) e destruição do contorno ósseo da fossa média, possivelmente resultado do prolapso da dura-máter é observado na região do gânglio geniculado (3).
Na exploração cirúrgica, o prolapso dural estava em contato direto com a cadeia ossicular (4), sem sinais de destruição adicional.

Patologia do Nervo Facial

Hemangioma do Gânglio Geniculado

Diagnóstico Diferencial

- Schwannoma do gânglio geniculado do nervo facial.
- Prolapso da dura-máter da fossa média.
- Tumores da orelha média estendendo-se anteriormente em direção à fossa craniana média.

Pontos de Avaliação

- Sinais de infiltração ou expansão. Uma RM pode ser necessária para excluir ou avaliar o envolvimento intracraniano.
- A maioria dos tumores, como o schwannoma, exibe um realce mais definido.
- Os contornos são geralmente pouco definidos nos hemangiomas. Uma configuração característica em sal e pimenta se deve ao acúmulo de metemoglobina e vazio de fluxo decorrentes da vascularização aumentada. Hemangiomas ósseos podem demonstrar espículas ósseas.
- Quando comparados com os schwannomas, que podem tornar-se bastante volumosos antes da ocorrência dos sintomas, os hemangiomas do nervo facial tornam-se sintomáticos em um estágio mais precoce.

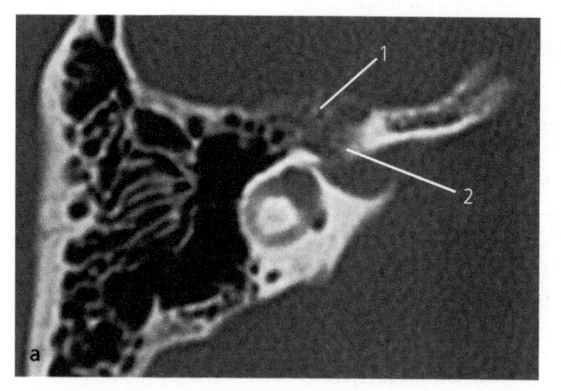

Fig. 3.28a-c Paciente com paresia unilateral direita e gradualmente progressiva do nervo facial.

a TC, axial. Há uma área espiculada de destruição óssea ou uma massa com calcificações na região do gânglio geniculado (1), distal ao ponto de saída do nervo facial (2) do conduto auditivo interno.

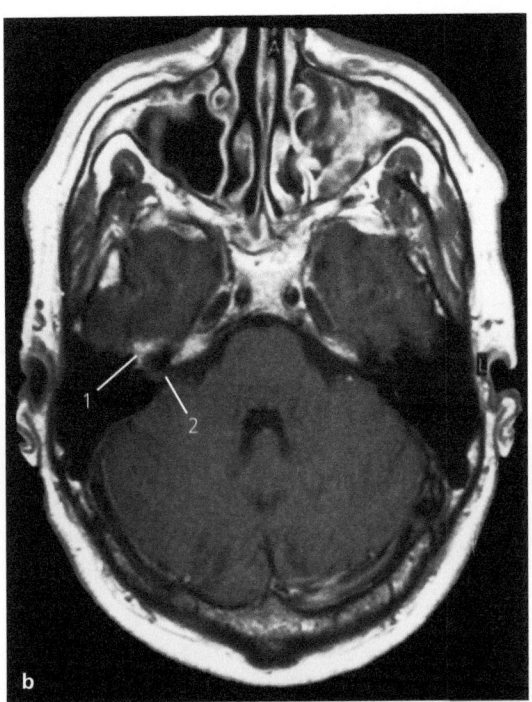

Fig. 3.28 b, c
b RM, sequência ponderada em T1 realçada por gadolínio, corte axial.
Realce de contraste (1) na região do gânglio geniculado, como demonstrado na TC. A área de realce é mal delimitada. Não é observado realce de contraste no conduto auditivo interno (2).

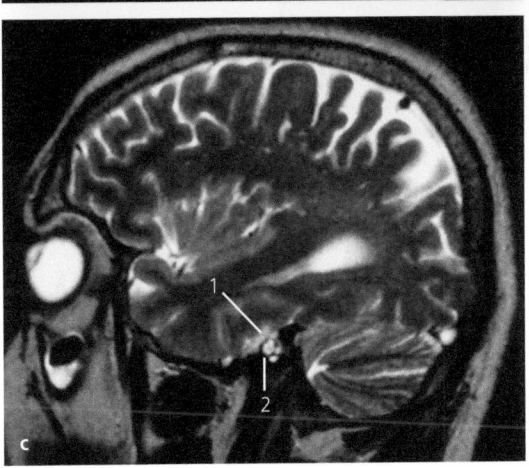

c RM ponderada em T2, sagital. Este plano demonstra a lesão anteriormente (1) à cóclea (2). Não há contorno nítido. A intensidade nesta imagem ponderada em T2 é sugestiva de alto conteúdo líquido. Peroperatoriamente uma lesão friável e sangrante sugestiva de hemangioma foi removida e confirmada pelo patologista.

Schwannoma do Nervo Facial

Diagnóstico Diferencial

- Schwannomas menores na região do gânglio geniculado, um hemangioma, prolapso da dura-máter da fossa média, ou tumores da orelha média com expansão anterior à fossa craniana média devem ser considerados.

Pontos de Avaliação

- TC e RM são complementares na avaliação da extensão do schwannoma para a fossa craniana média ou posterior, assim como para as estruturas da orelha interna. Comparado com os hemangiomas, os schwannomas do nervo facial podem ser bastante volumosos antes da ocorrência dos sintomas.
- Remoção cirúrgica com enxerto do nervo facial é considerada somente na paralisia (quase) total do nervo facial ou quando a expansão da lesão iria resultar em lesão às estruturas críticas adjacentes.

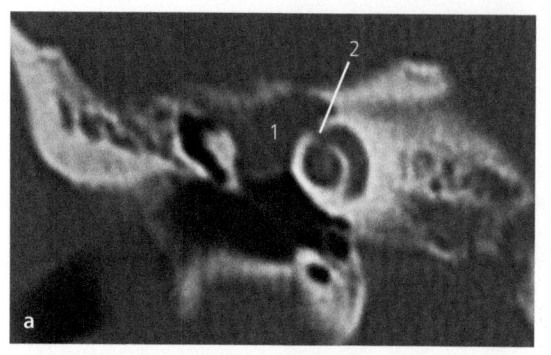

Fig. 3.29a-c Paresia gradualmente progressiva no lado direito do nervo facial direita e disfunção da orelha interna.

a TC, coronal. A TC demonstra uma opacificação (1) no epitímpano médio e anterior, sugestiva de um processo expansivo com destruição da cápsula coclear (2) como uma explicação para disfunção da orelha interna.

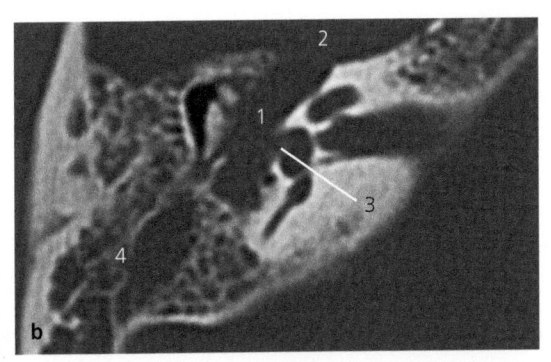

Fig. 3.29b, c

b TC, axial. Segmento horizontal largamente ampliada do nervo facial (1) do mesmo paciente da **Fig. 3.29a**, com uma deiscência óssea em direção à fossa craniana média (2) e possivelmente extensão para o interior do vestíbulo (3). Todos os sinais sugerem um schwannoma do nervo facial. Observar a opacificação da mastoide (4) secundária à estase das secreções em razão da obstrução da tuba auditiva pelo schwannoma.

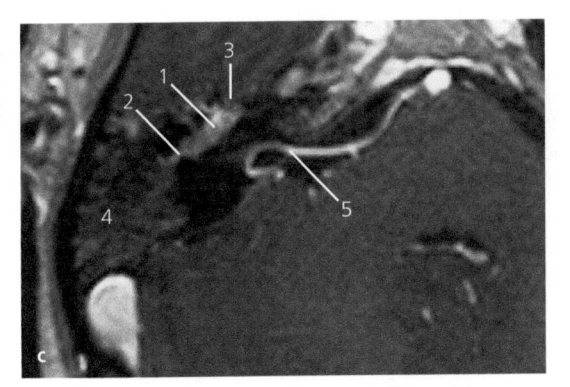

c RM, ponderada em T1 realçada por gadolínio, axial.
Há realce de uma massa nitidamente definida, sugerindo um schwannoma do nervo facial. A parte anterior do nervo facial está alargada (1). Isto não ocorre no segmento timpânico horizontal do nervo facial (2), embora realce também possa ser detectado nesta região, sugerindo a presença de infiltração ativa. Protrusão ou invasão da fossa craniana média foi excluída pela RM (3).
Uma diferença clara entre este schwannoma e as secreções mastóideas (4), nas quais provavelmente ocorrem em razão de oclusão da tuba auditiva, é demonstrada pela diferença na intensidade de sinal. Observar a visualização clara da artéria cerebelar inferior anterior (5).

Tumor do Saco Endolinfático

Diagnóstico Diferencial
- Glomus jugulotimpânico, hemangioma, meningioma, tumores da orelha média, condrossarcoma, metástases.

Pontos de Avaliação
- Sinais de destruição óssea na região do bulbo jugular e forame jugular.
- Paralisia dos nervos cranianos VII-XI, extensão para estruturas do pescoço e base do crânio (ver também Capítulo 5).
- Um tumor do saco endolinfático apresenta um alto risco de morbidade progressiva e de complicações cirúrgicas em decorrência do sangramento excessivo e possíveis lesões de nervos cranianos. Quando tecnicamente possível, recomenda-se a realização pré-operatória de embolização.
- Há, reconhecidamente, uma maior incidência de tumor do saco endolinfático na doença de Von Hippel-Lindau.

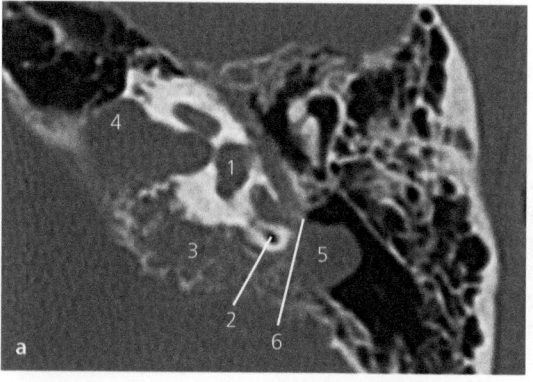

Fig. 3.30a-c Paciente com surdez unilateral inexplicável por 20 anos e início recente de paralisia facial progressiva.

a TC, axial. Posterior ao vestíbulo (1) e ao ducto semicircular posterior (2), uma opacificação das células mastoides com características infiltrativas é observada. Esta massa não só está confinada à região do saco endolinfático (3), como também exibe destruição expansiva da porção anterior do conduto auditivo interno (4) e extensão em direção à mastoide (5) e nervo facial (6).

3 Patologia do Osso Temporal – Nervo Facial 71

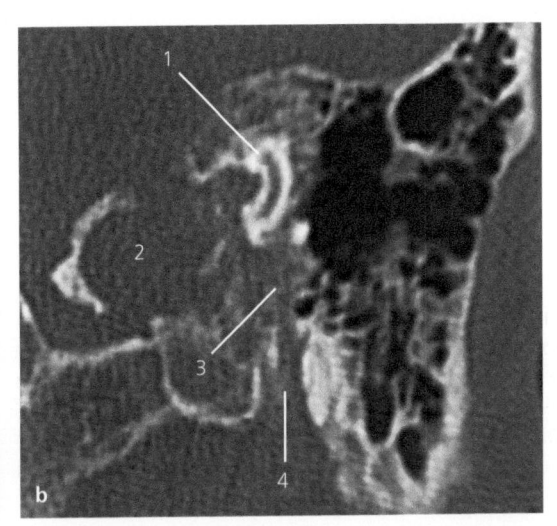

Fig. 3.30b, c

b TC, coronal. A massa é delimitada pelo ducto semicircular posterior (1), o bulbo jugular (2) com erosão de seus contornos ósseos e o segmento vertical do nervo facial (3) em direção ao forame estilomastóideo (4).

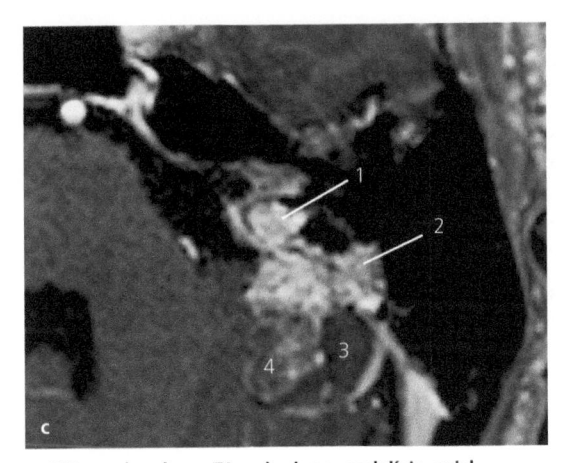

c RM, ponderada em T1 realçada por gadolínio, axial.
O tumor apresenta sinal hiperintenso após a injeção do gadolínio decorrente de sua alta vascularidade (1). Protrusão para a mastoide (2), como observado na TC. Observar também os componentes císticos não realçados (3) e a extensão para a fossa craniana posterior (4).

Patologia da Orelha Interna

Malformação da Orelha Interna

Diagnóstico Diferencial

- Deformidade de Mondini, hipoplasia coclear, cavidade comum, deformidade de Michel.

Pontos de Avaliação

- A partição coclear incompleta pode ser dividida em duas variantes: a deformidade de Mondini exibe um giro coclear basal normal em combinação com uma aparência cística e fusão dos segundo e terceiro giros cocleares, em contraste com aqueles casos sem qualquer sinal de um modíolo, divisões escalares ou área cribriforme. Nestes casos, um amplo vestíbulo cístico é encontrado.
- Em casos de uma cavidade comum, apenas uma cavidade otocística é encontrada, representando a cóclea e o vestíbulo sem adicional diferenciação. Em casos de uma aplasia de Michel, a anomalia mais severa da orelha interna, há completa ausência da cóclea.

Malformações da orelha interna podem estar associadas a múltiplas síndromes envolvendo outros órgãos. Uma abordagem multidisciplinar é preferível para o reconhecimento destas malformações. Ocasionalmente, aconselhamento genético é útil para um diagnóstico preciso das síndromes.

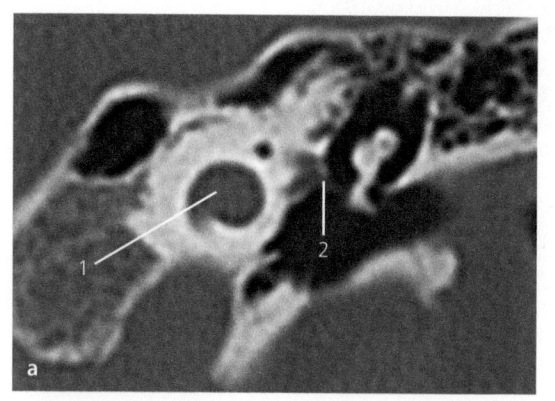

Fig. 3.31a-c Paciente com surdez congênita.

a TC, coronal. Esta visão coronal da cóclea não exibe qualquer modíolo ósseo (1). Esta cóclea vazia é sugestiva de uma partição incompleta ou de uma cavidade comum. Notar a visualização clara do processo cocleariforme (2).

3 Patologia do Osso Temporal – Orelha Interna 73

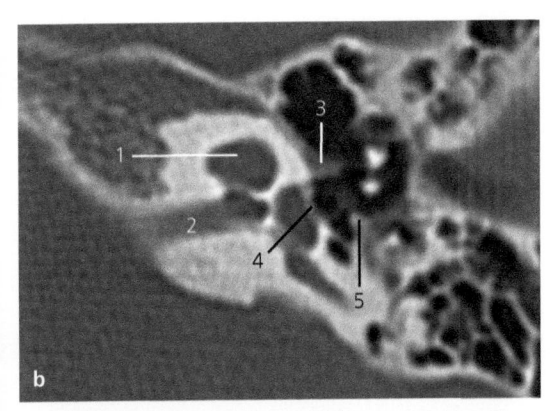

Fig. 3.31b, c

b TC, axial. Novamente, nenhum modíolo ou septo interescalar são visíveis (1). Esta deformidade pode ser unilateral ou bilateral. Notar a visualização clara de um conduto auditivo interno normal (2), do processo cocleariforme (3), da platina e supraestrutura do estribo (4) e da eminência piramidal (5).

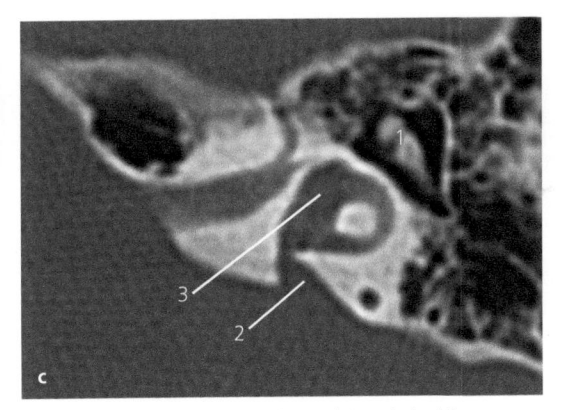

c TC, axial. Configuração normal da cadeia ossicular (1). Na deformidade de Mondini, as deformidades do aqueduto vestibular também estão presentes, como demonstrado neste caso por sua aparência encurtada e alargada (2), assim como um vestíbulo ampliado (3). Observar o aspecto normal do ducto semicircular horizontal.

Malformações da Orelha Interna e Cadeia Ossicular

Diagnóstico Diferencial

- Hipoplasia da cóclea é caracterizada por uma altura coclear reduzida ou uma cóclea composta de menos de 2,5 giros.
- Pode ser difícil a diferenciação entre a aplasia de um ou mais canais semicirculares e a labirintite ossificante. Associação a síndrome de CHARGE, BOR e Goldenhar foi descrita. Aplasia de Michel (ausência completa da cóclea). Cavidade comum (apenas um remanescente otocístico).
- Associação a outras síndromes envolvendo deformidades do martelo e bigorna, visto que, em muitos casos, o desenvolvimento embrionário da orelha externa e média é independente da orelha interna.

Pontos de Avaliação

- Esta seção ilustra a importância de uma comparação sistemática de ambos os lados, assim como os diferentes compartimentos da orelha, visto que uma patologia bilateral congênita pode exibir variações (discretas) entre o lado esquerdo e direito.

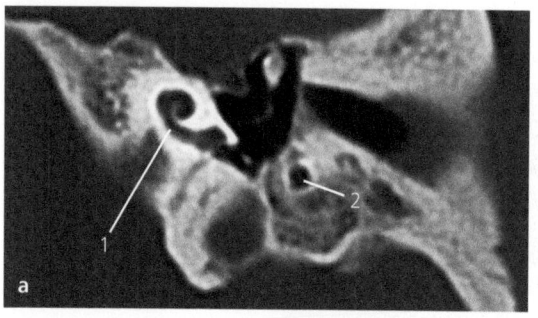

Fig. 3.32a-c Paciente manifestando perda auditiva congênita mista.

a TC, axial. Avaliação ilustrativa das malformações da orelha interna, assim como da orelha média. Este corte axial demonstra uma cóclea composta somente de 1,5 giros (1), que pode ser classificada como uma cóclea hipoplásica. Observar também a mastoide não pneumatizada com o nervo facial (2).

3 Patologia do Osso Temporal – Orelha Interna

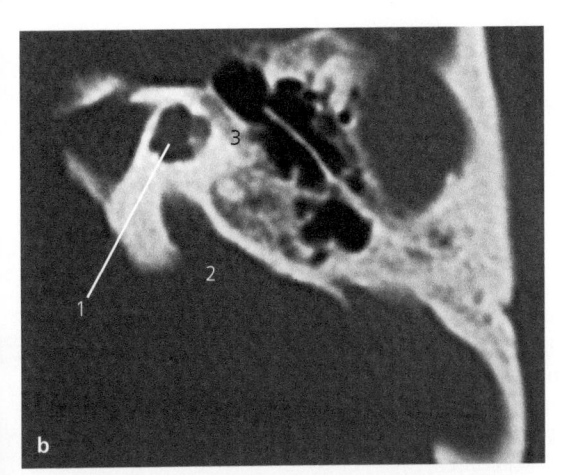

Fig. 3.32b, c

b TC, axial. Este plano exibe um vestíbulo extensamente alargado com características dismórficas (1). Todos os canais semicirculares estão ausentes, o aqueduto vestibular (2) está alargado e o nervo facial está normal (3).

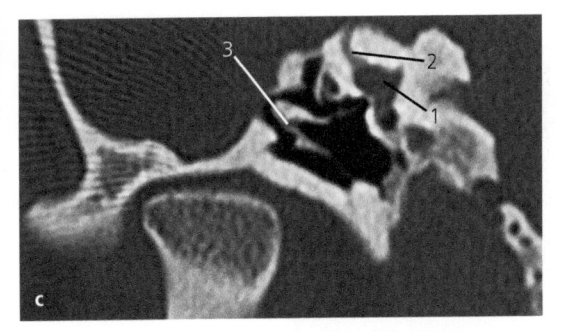

c TC, coronal. O lado contralateral também exibe o mesmo vestíbulo alargado (1). Neste lado, a presença de um ducto semicircular poderia ser confirmada (2): o canal anterior. Além disso, observar o subdesenvolvimento discreto da cadeia ossicular (3).

Aqueduto Vestibular, Alargamentos

Diagnóstico Diferencial

- Também associado a outras deformidades da orelha interna, como a deformidade de Mondini, cavidade comum e síndromes com envolvimento otológico, como Klippel-Feil, Wildervanck, Waardenburg, Pendred, Di George, Goldenhar e CHARGE.

Pontos de Avaliação

- A largura do aqueduto vestibular pode ser avaliada no ponto central do aqueduto em seu trajeto desde sua origem no vestíbulo superior, próximo da *crus commune*, até o orifício no espaço peridural. Apesar da falta de consenso, uma largura central de 1,5-2 mm, ou 2 vezes superior ao tamanho da largura do ducto semicircular posterior, é considerada patológica. A largura também pode ser determinada e comparada de várias maneiras em seu orifício, embora a mensuração desta região seja difícil.
- Comparação bilateral sistemática das diferentes porções das orelhas interna, média e externa permanece essencial na diferenciação entre as variantes normais e os estados patológicos. Conhecimento de outros sintomas clínicos relevantes é essencial nos casos sindrômicos. Aconselhamento genético pode ser útil.

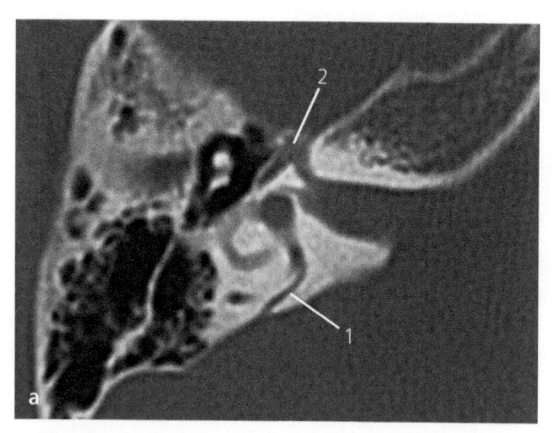

Fig. 3.33a-c Avaliação do tamanho e aspecto do aqueduto vestibular.

a TC, axial. O aqueduto vestibular normal (1) em sua passagem do vestíbulo para sua junção com os seios na região do seio sigmoide. Há uma visualização clara do gânglio geniculado de aparência normal (2).

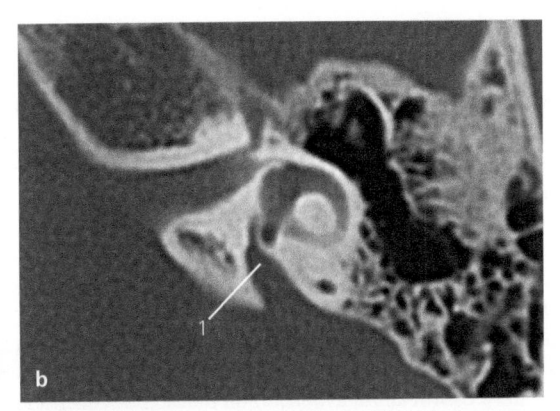

Fig. 3.33b, c

b TC, axial. Em outro caso, um aqueduto vestibular ligeiramente alargado (1) é observado, o que pode não ser clinicamente significante.

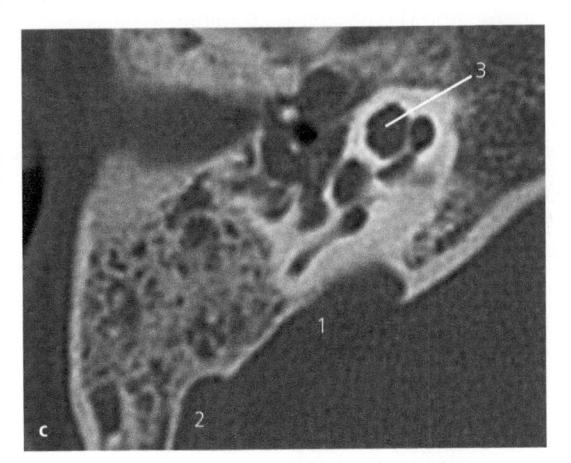

c TC, axial. Orifício extremamente alargado do aqueduto vestibular (1), estendendo-se em direção ao seio sigmoide (2). Além disso, há fusão do segundo e terceiro giros cocleares (3) e opacificação da mastoide e orelha interna.

Conduto Auditivo Interno, Alargamentos

Diagnóstico Diferencial

- Schwannoma congênito do nervo auditivo ou facial, extensão de meningiomas ou cistos aracnoides para o conduto auditivo interno.
- Processos inflamatórios com formação de tecido de granulação (p. ex., otossífilis; ver também Capítulo 5).
- Processos infiltrativos, como tumores do saco endolinfático.

Pontos de Avaliação

- Um canal auditivo interno menor que 3 mm é considerado patológico e também pode indicar hipoplasia ou ausência de seus conteúdos.
- Uma largura superior a 10 mm também pode ser patológica e determinação do contorno ósseo do meato é essencial na avaliação da patologia. Calcificações intralesionais e hiperostose são sugestivos de meningioma.
- RM é complementar à TC e, geralmente, decisiva para o estabelecimento de um diagnóstico (diferencial) correto.
- Lesões expansivas bilaterais do conduto auditivo interno são fortemente sugestivas de neurofibromatose tipo II (ver também Capítulo 5).

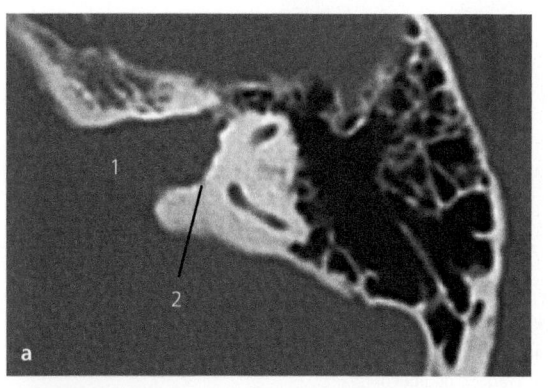

Fig. 3.34a-c Paciente com perda auditiva de percepção bilateral progressiva.

a TC, axial. Ampliação do conduto auditivo interno (1), com um contorno ósseo ligeiramente irregular (2), sugestivo de um processo intrameatal. Neste paciente, conhecido por ter neurofibromatose tipo 2, um schwannoma foi observado na RM.

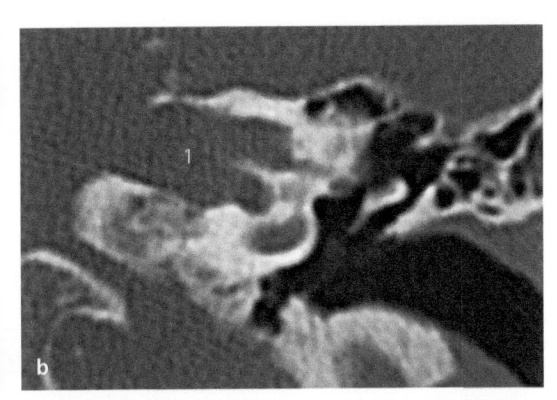

Fig. 3.34b, c

b TC, coronal. Mesmo paciente com um aspecto ampliado em todo o comprimento do conduto auditivo interno (1), até a região do *fundus* da cóclea.

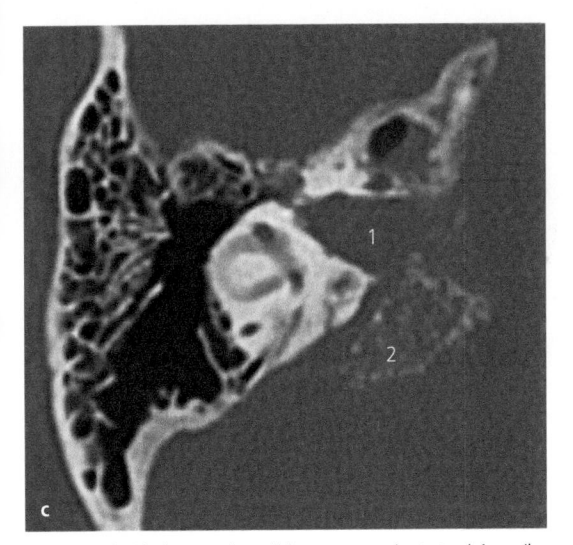

c TC, axial. O lado contralateral do mesmo paciente também exibe ampliação do conduto auditivo interno (1), com um contorno ósseo ligeiramente irregular. Além disso, há sinais de calcificações (2), sugerindo meningioma.

Ossificação do Labirinto após Meningite

Diagnóstico Diferencial

- Meningite pneumocócica apresenta o maior risco de induzir ossificações labirínticas.
- Qualquer labirintite que possa resultar em ossificação (ver também próxima seção, p. 82).

Pontos de Avaliação

- Na meningite, as endotoxinas bacterianas liberadas quando os antibióticos são administrados causam lesão às estruturas neurais da orelha interna. Uma resposta inflamatória também é induzida no labirinto, com resultante fibrose e ossificação semanas a vários meses após o tratamento. Em casos de perda auditiva sensorioneural bilateral e severa, estas alterações podem interferir com a implantação coclear. TC e RM realçada por gadolínio são complementares e podem revelar alterações precoces de possíveis obliteração e/ou ossificação.

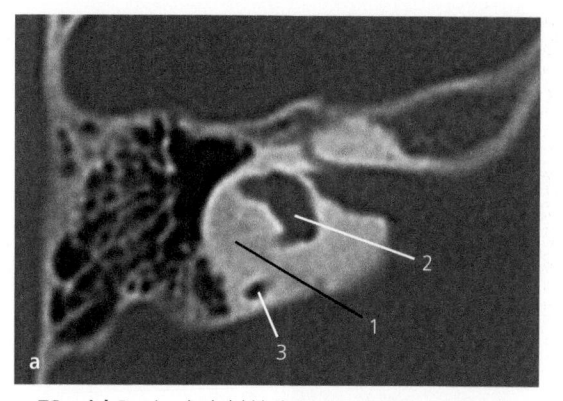

Fig. 3.35a-c Pacientes com um histórico de meningite.

a **TC, axial.** Em virtude da labirintite concomitante, vários meses mais tarde o ducto semicircular horizontal está completamente ossificado (1). O vestíbulo (2) e o ducto semicircular posterior (3) não estão afetados. A cóclea não foi afetada (não demonstrado), possibilitando a inserção do implante coclear (no caso de surdez bilateral e pós-lingual).

3 Patologia do Osso Temporal – Orelha Interna   81

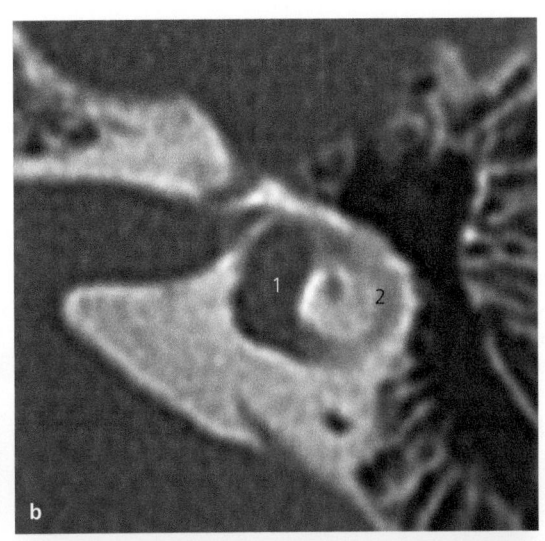

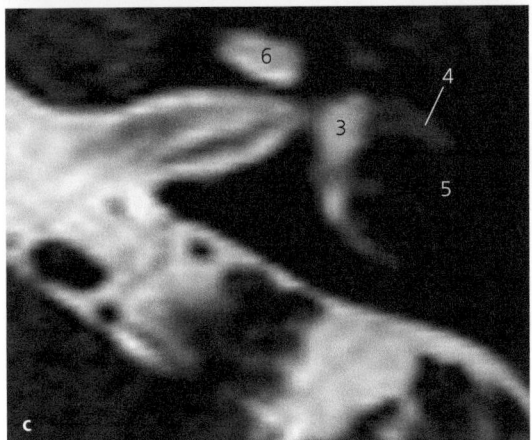

Fig. 3.35b, c

b, c TC e RM ponderada em T2, axial. Neste paciente, 2 anos após uma meningite, a avaliação da orelha interna revelou aparência normal do vestíbulo na TC (1). No entanto, leves opacidades no ducto semicircular horizontal foram demonstradas (2), podendo sugerir fibrose ou ossificação de seu lúmen.
RM confirmou um conteúdo líquido normal na orelha interna (3). Há uma intensidade moderada na porção anterior do canal horizontal (4), porém as partes restantes do canal estão completamente obliteradas (5). Observar também o conteúdo líquido normal do giro basal da cóclea (6), assim como do resto da cóclea, que também era esperado em razão dos achados na TC (não demonstrado).

Labirintite Ossificante

Diagnóstico Diferencial

- Qualquer causa de labirintite: patógenos (origem viral, bacteriana), autoimune, síndrome de Cogan (com ceratite intersticial da córnea), *Treponema pallidum* (otossífilis). Labirintite pós-traumática. Hemorragia intralabiríntica (decorrente de trauma ou concomitante por infecção).

Pontos de Avaliação

- A labirintite pode ser causada pela disseminação de uma infecção da orelha média ou de suas endotoxinas bacterianas (em grande parte unilateral), meningite pelas conexões entre o labirinto e o líquido cefalorraquidiano (frequentemente bilateral), ou por disseminação hematogênica. TC, RM e testes laboratoriais devem ser utilizados para diferenciar entre estas causas.
- Realce de contraste localizado na RM pode indicar um schwannoma intralabiríntico (ver também Capítulo 5).
- Outros sintomas clínicos, além dos sintomas da orelha interna, são importantes para estabelecer o diagnóstico mais provável (ver também Capítulo 5).

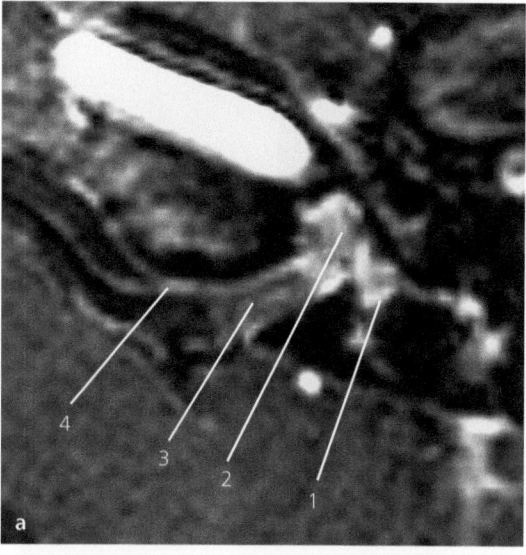

Fig. 3.36a-c Paciente manifestando surdez súbita unilateral em virtude de otossífilis.

a RM, ponderada em T2 realçada por gadolínio, axial.
Há realce do vestíbulo (1), conteúdos cocleares (2) e do conteúdo (3) e contorno (4) da dura-máter do conduto auditivo interno.
O paciente foi tratado, de forma bem-sucedida, com antibióticos.

3 Patologia do Osso Temporal – Orelha Interna

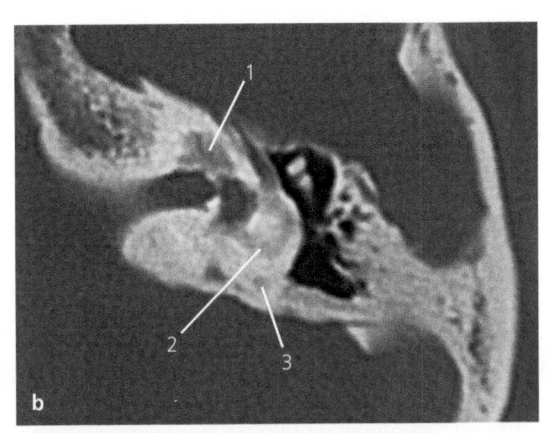

Fig. 3.36b, c

b TC, axial. Oito meses mais tarde, há ossificação do giro coclear basal (1) e dos canais semicirculares horizontal (2) e posterior (3).

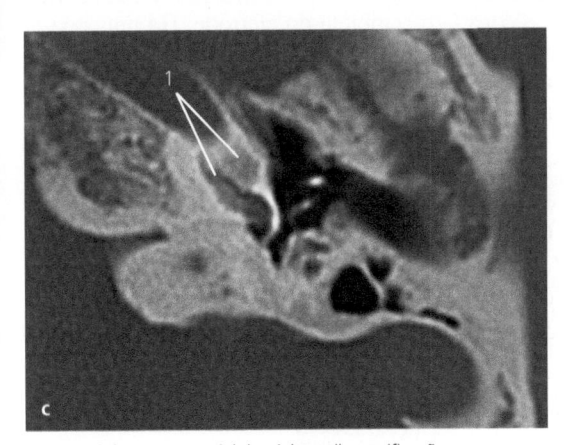

c TC, axial. Um corte axial da cóclea exibe ossificações e provavelmente fibrose de toda a cóclea (1), porém os contornos ainda estão visíveis.

Otosclerose Retrofenestral

Diagnóstico Diferencial

- Além da otosclerose, outra condição que exibe tais alterações ósseas da cápsula ótica é a *osteogenesis imperfecta* com um histórico clínico de frequentes fraturas por causa de leves traumas em qualquer parte do corpo. Estes pacientes podem ter a típica esclera azul.
- Além disso, deve-se ter em mente as distrofias ósseas, como a displasia fibrosa ou a doença de Paget. Como indicado na **Fig. 3.37c**, ossificações em decorrência da labirintite prévia podem ser consideradas.

Pontos de Avaliação

- Extensão da desmineralização. Pode ser unilateral ou bilateral e pode variar entre ambas as orelhas. A maioria dos casos de otosclerose demonstra leves deformidades, como descrito na "Patologia da Orelha Média" previamente neste capítulo.
- Implante coclear pode ser considerado em casos de severos distúrbios auditivos bilaterais ou surdez completa, embora a patência do lúmen coclear seja essencial para uma inserção correta e completa do eletrodo. Há um risco de implantação por um trajeto falso em razão da severa desmineralização e distorção da anatomia normal.

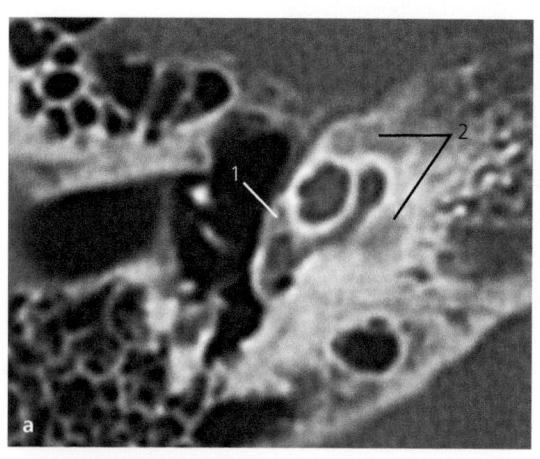

Fig. 3.37a-c Paciente com perda auditiva condutiva e achados otoscópicos normais.

a TC, axial. **Otosclerose fenestral,** como indicado pela translucência da lesão na *fissula ante fenestram* (1). Observar a **otosclerose retrofenestral**, como demonstrado pela translucência da cápsula ótica ao redor da cóclea (2), conhecida como fenômeno do *halo* ou quarto anel de Valvassori.

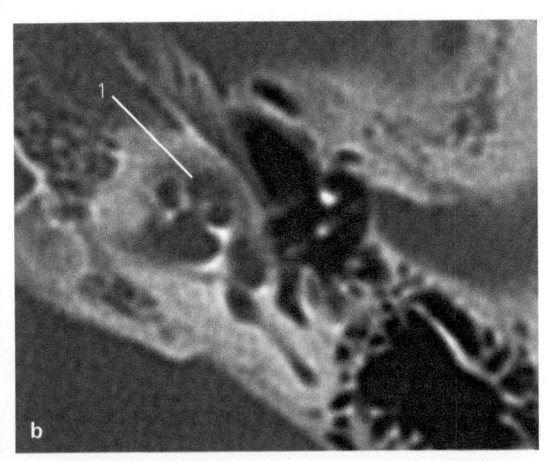

Fig. 3.37b, c

b TC, axial. Outro paciente com desmineralização mais difusa da cápsula ótica (1). A delineação do lúmen coclear é irregular.

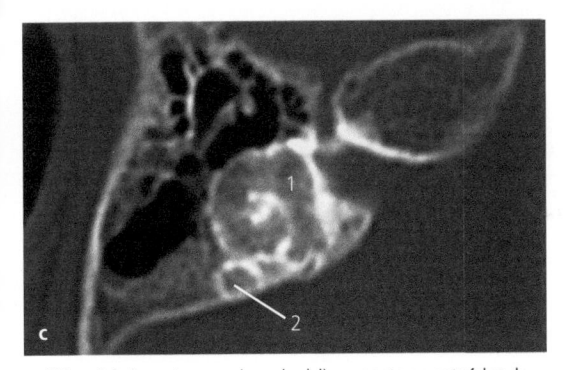

c TX, axial. Aspecto esponjoso do delineamento e conteúdos do vestíbulo (1) e ducto semicircular horizontal. O canal posterior também está afetado (2). Ossificação dos canais semicirculares em decorrência de labirintite prévia também pode ser considerada neste caso.

Osteogenesis imperfecta

Diagnóstico Diferencial

- A condição que demonstra tais alterações ósseas da cápsula ótica é principalmente a otosclerose. Além disso, deve-se ter em mente as distrofias ósseas, como a displasia fibrosa ou a doença de Paget.

Pontos de Avaliação

- Extensão da desmineralização, que pode ser unilateral ou bilateral e pode variar entre as duas orelhas. A maioria dos casos de *osteogenesis imperfecta* apresenta leves alterações, como descrito na "Patologia da Orelha Média" previamente neste capítulo. Um histórico clínico de frequentes e múltiplas fraturas em razão de leves traumas em qualquer parte do corpo, assim como a típica esclera azul, pode ajudar a estabelecer o diagnóstico.
- Implante coclear pode ser considerado em casos de severos distúrbios auditivos bilaterais ou surdez completa, embora a patência do lúmen coclear seja essencial para uma inserção correta e completa do eletrodo. Há um risco de implantação por um trajeto falso decorrente da severa desmineralização e distorção da anatomia normal.

3 *Patologia do Osso Temporal – Orelha Interna* 87

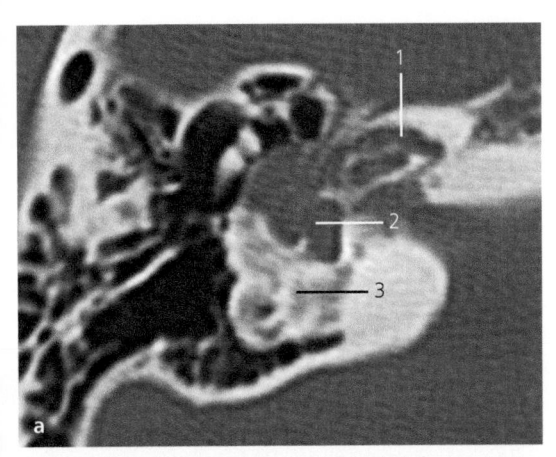

Fig. 3.38a, b Paciente com *osteogenesis imperfecta* e progressiva perda auditiva mista.

a TC, axial. Severa desmineralização da cápsula ótica ao redor da cóclea (1), vestíbulo (2) e, em menor grau, dos canais semicirculares (3).

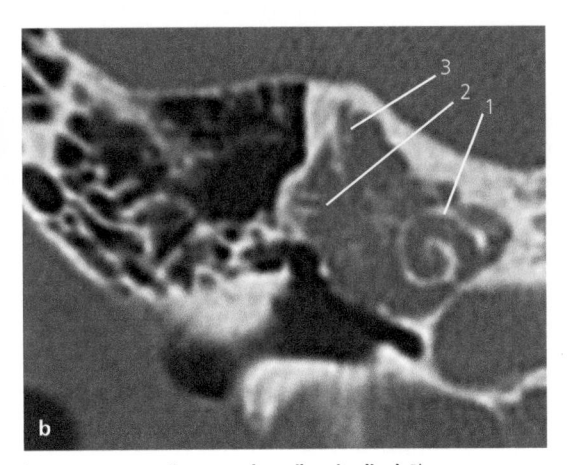

b TC, reconstrução coronal semilongitudinal. Plano reconstruído no mesmo paciente da **Fig. 3.38a**. Apenas uma pequena concha óssea permanece ao redor da cóclea (1) e os canais semicirculares horizontal (2) e anterior (3). O vestíbulo está macroscopicamente expandido e não pode ser reconhecido.

Displasia Fibrosa (2)

Diagnóstico Diferencial

Localizado nos contornos durais, este achado também pode ser sugestivo de:
- Meningioma (ver também Capítulo 5).
- Doença de Paget (envolvimento inicial do osso periosteal preenchido pela medula óssea).
- Osteopetrose (esclerose óssea difusa sem o aumento do volume ósseo observado na displasia fibrosa).
- Formas extremas de otosclerose (limitada à cápsula ótica).
- *Osteogenesis imperfecta*

Pontos de Avaliação

- Radiologicamente na TC, alargamento do osso com contornos corticais intactos e um denso aspecto de "vidro fosco" é característico da displasia fibrosa. Displasia fibrosa incidentalmente encontrada na RM pode ser confundida com uma malignidade.
- A displasia fibrosa em uma estrutura óssea única (monostótica) pode ser monitorada com imagens seriadas, podendo ser estável e assintomática por anos.
- Em casos de meningioma, os contornos ósseos podem ser irregulares e hiperostose pode ser encontrada, assim como o sinal da cauda dural. Calcificações intracranianas podem sugerir a presença de um meningioma.

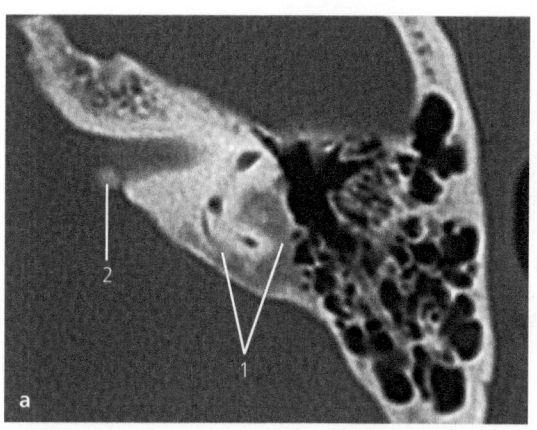

Fig. 3.39a-c Paciente avaliado para perda auditiva de percepção de origem desconhecida.

a TC, axial. Na região da parte posterior do labirinto, ao redor do ducto semicircular posterior, há desmineralização com um aspecto de "vidro fosco" (1), sugestivo de uma área isolada de displasia fibrosa. Além disso, um processo ósseo exofítico é visível (2) na margem do conduto auditivo interno. A presença de hiperostose e calcificações, em conjunto com uma lesão, como observado ao redor do ducto semicircular, pode indicar um meningioma, embora, aparentemente, os contornos durais não estejam afetados.

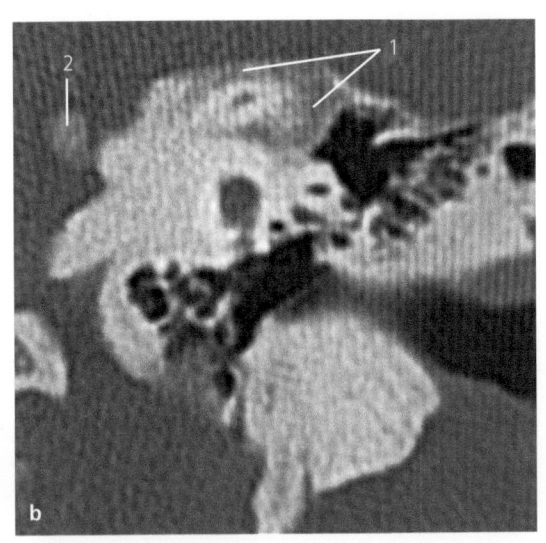

Fig. 3.39b, c

b TC, coronal. A desmineralização ao redor do ducto semicircular (1) parece estar isolada do processo ósseo exofítico (2). Nenhuma fístula foi observada no labirinto. A biópsia confirmou o diagnóstico de displasia fibrosa.

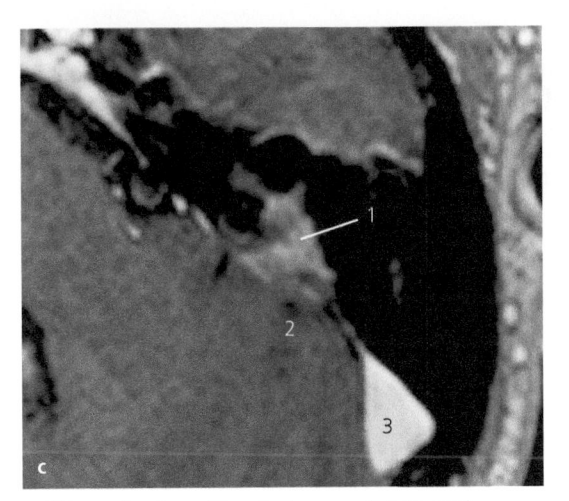

c RM, ponderada em T1 realçada por gadolínio, axial.
A localização isolada da lesão foi confirmada na RM (1), com leve realce de contraste. Nenhum envolvimento dural ou intracraniano é demonstrado (2). Fluxo no seio sigmoide está presente (3).

Implantação Coclear

Algumas patologias, como malformações, ossificações em virtude de labirintite ou meningite e condições desmineralizantes, como otosclerose e *osteogenesis imperfecta*, podem resultar em problemas na inserção do implante, assim como a inserção em um trajeto falso. Abaixo estão alguns casos ilustrativos em que a avaliação radiológica foi útil.

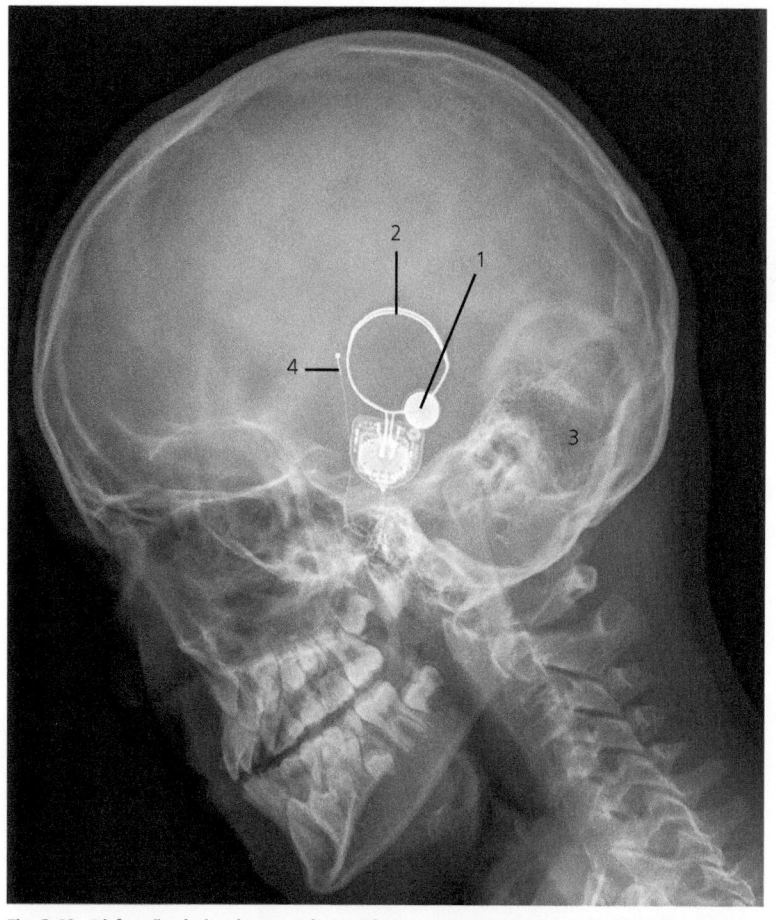

Fig. 3.40 Disfunção do implante coclear após traumatismo craniano. Radiografia simples, visão lateral do crânio. Esta visão demonstra desprendimento do magneto (1) de sua membrana de silicone no meio do anel (2). O magneto é importante para a fixação da bobina de transmissão externa e adequada transmissão de energia e som. Há uma visualização clara da mastoide pneumatizada e aerada (3) e do eletrodo de referência (4). O eletrodo intracoclear está bem posicionado, embora não seja muito bem visualizado neste plano.

3 Patologia do Osso Temporal – Orelha Interna   91

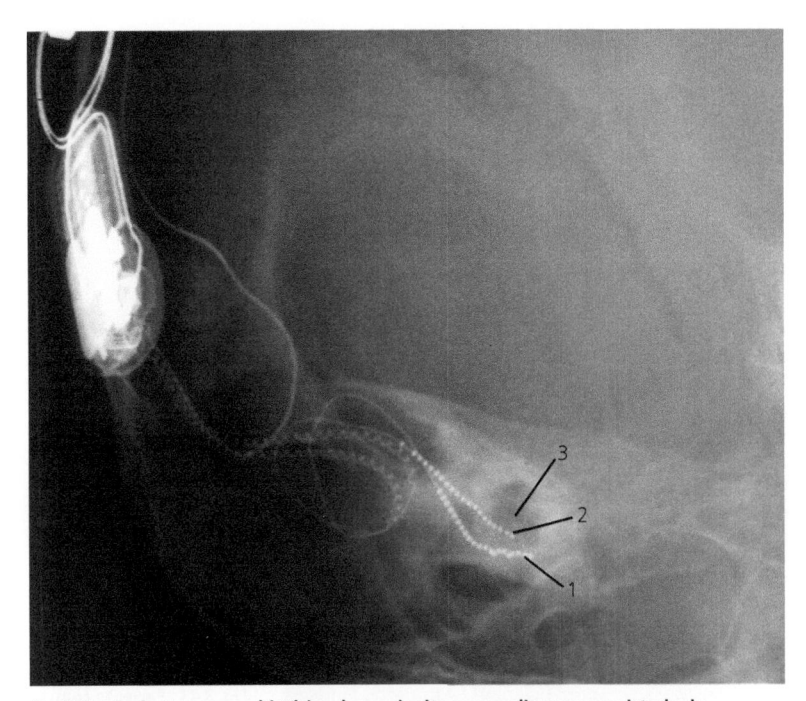

Fig. 3.41 Paciente com um histórico de meningite e um *split array* em virtude de problemas técnicos durante a inserção. **Radiografia simples, incidência de Stenvers.**
O eletrodo basal (1) está parcialmente introduzido, assim como o eletrodo no giro médio (2). Os problemas de inserção resultam da presença de uma ossificação leve, porém obstrutiva, como esperado na TC pré-operatória. O giro apical (3) não contém eletrodo. Revalidação adequada da audição não foi alcançada neste paciente.

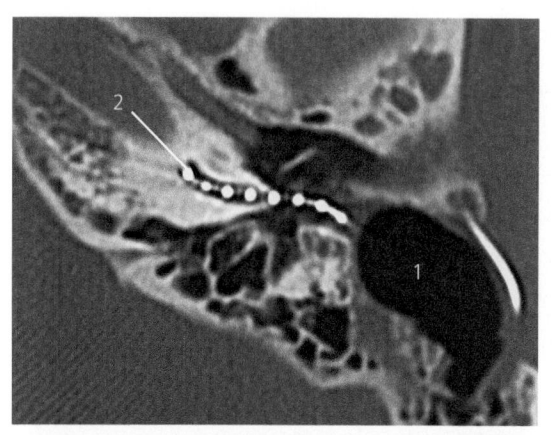

92 Osso Temporal

Fig. 3.42 Paciente com um histórico de uma mastoidite e petrosite bilateral, resultando em surdez bilateral.

TC, axial. Uma mastoidectomia foi realizada para drenar o processo infeccioso (1). Posteriormente, um implante coclear foi inserido no giro basal da cóclea (2). Os giros cocleares médio e superior exibem ossificação, que foi descoberta pré-operatoriamente e nesta TC pós-operatória. Os resultados da audição foram insatisfatórios, provavelmente por causa da implantação parcial, assim como possível patologia do nervo auditivo.

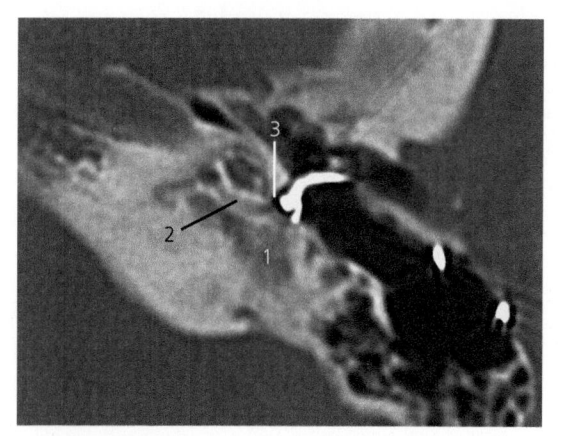

Fig. 3.43 Paciente com *osteogenesis imperfecta* e severa desmineralização da cápsula ótica, resultando em surdez bilateral.

TC, axial. Foi difícil encontrar o espaço perilinfático na cirurgia em razão das alterações secundárias à desmineralização ao redor da cóclea (1) e às ossificações intraluminais no giro basal (2). Consequentemente, o eletrodo não pôde ser inserido profundamente, porém foi posicionado no giro basal (3), sem resultados satisfatórios.

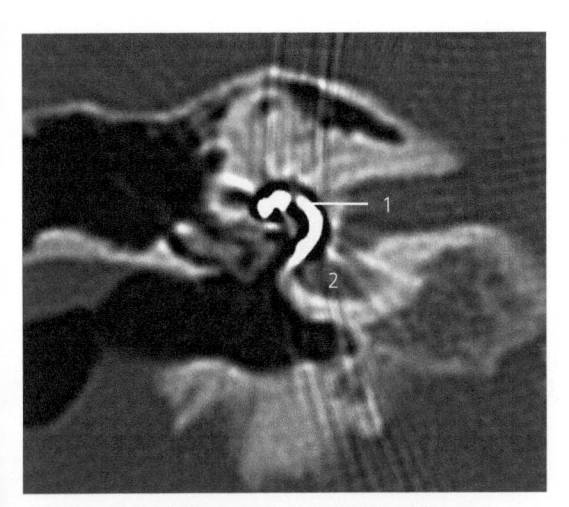

3 Patologia do Osso Temporal – Orelha Interna

Fig. 3.44 Paciente com disfunção do eletrodo após implantação coclear.

Plano Coronal através da cóclea e vestíbulo. Infelizmente, o eletrodo foi inserido no vestíbulo (1), ao invés da cóclea (2), provavelmente em razão da fibrose ou um ângulo errado de inserção através da cocleostomia. Não foram observadas ossificações do giro basal. Os resultados da audição foram desfavoráveis e um reimplante foi realizado.

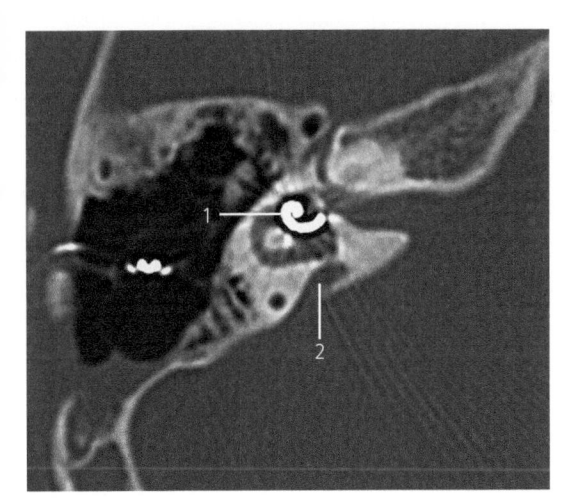

Fig. 3.45 Paciente com disfunção do eletrodo após implantação coclear.

TC, axial. Outro exemplo de inserção no vestíbulo (1). Neste paciente, uma cavidade comum da cóclea estava presente, com um risco aumentado de deslocamento. O aqueduto vestibular alargado (2) é uma comorbidade frequentemente encontrada nas anomalias labirínticas.

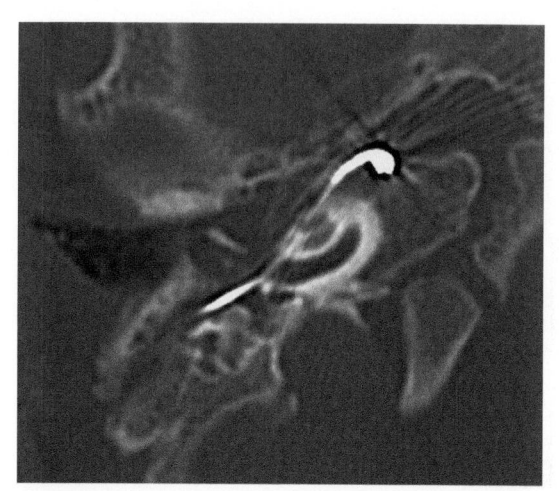

Fig. 3.46 Paciente com dificuldades perioperatórias da implantação.

TC, axial. Foi difícil encontrar o lúmen intracoclear em decorrência do espessamento mucoso. Após encontrar um lúmen sugestivo do espaço perilinfático, a inserção foi fácil. Medidas perioperatórias não demonstraram respostas adequadas. A TC pós-operatória exibiu a colocação errônea do eletrodo no canal carotídeo. Uma incidência de Stenvers perioperatória poderia ter confirmado a má colocação. Posteriormente, reimplantação foi realizada sem complicações e com bons resultados auditivos.

Base do Crânio

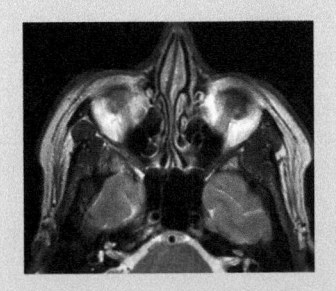

4 Anatomia Radiológica da Base do Crânio ... *96*

5 Patologia da Base do Crânio ... *116*

Patologia da Porção Média da Base do Crânio ... *116*

Destruição Óssea do Osso Temporal ... *158*

Patologia na Base Anterior do Crânio ... *170*

Complicações Intracranianas ... *180*

4 Anatomia Radiológica da Base do Crânio

A base do crânio pode ser avaliada por tomografia computadorizada (TC), que irá demonstrar as estruturas ósseas da base do crânio com seus forames e fissuras para a passagem de vasos e nervos cranianos, o osso temporal e as cavidades nasossinusais. A imagem por ressonância magnética (RM) irá demonstrar os conteúdos dos forames e fissuras, assim como os tecidos moles intracranianos. Analisadas individualmente, a TC ou a RM podem fornecer informações suficientes para demonstrar e classificar a patologia nesta área, no entanto, quando utilizadas em conjunto, estas modalidades podem ser complementares e definir ainda melhor a invasão e destruição das estruturas (ósseas) da base do crânio pelas massas de tecidos moles.

Pontos da Avaliação Radiológica da Base do Crânio

Tomografia Computadorizada

- Contorno ósseo da superfície externa do crânio.
- Contorno ósseo da base do crânio.
- Estruturas do osso temporal: conduto auditivo interno, aquedutos vestibular e coclear, ápice.
- Forames: oval, espinhal, jugular, redondo.
- Grandes vasos: artéria carótida, seio sigmoide, bulbo jugular.
- Fissura supraorbital e estruturas orbitais.
- Fossa infratemporal, osso esfenoide, clivo.
- Processos clinoides, sela e fossa hipofisária.
- Características da patologia: padrão de crescimento expansivo ou invasivo.

Imagem por Ressonância Magnética

- Estruturas cerebrais intracranianas: cérebro, cerebelo, ponte e tronco encefálico, ventrículos, contornos durais.
- Estruturas vasculares: seio transverso, seio sigmoide e bulbo jugular, seio petroso superior, artéria carótida, sistema vértebro-basilar, artéria cerebelar anteroinferior (ACAI) e artéria cerebelar posteroinferior (ACPI).
- Osso temporal: conteúdos líquidos (imagem por RM ponderada em T2) ou estruturas da orelha interna e conduto auditivo interno, aparência dos nervos coclear, vestibular (inferior e superior) e facial.

- Outros nervos cranianos: região olfatória, nervo óptico, fissura supraorbital, nervos abducente e trigêmeo, cavo de Meckel.
- Intensidades nas imagens ponderadas em T1 e T2, com contraste e possível assimetria.

Avaliação da Base do Crânio em Cortes Axiais de TC em uma Sequência Craniocaudal

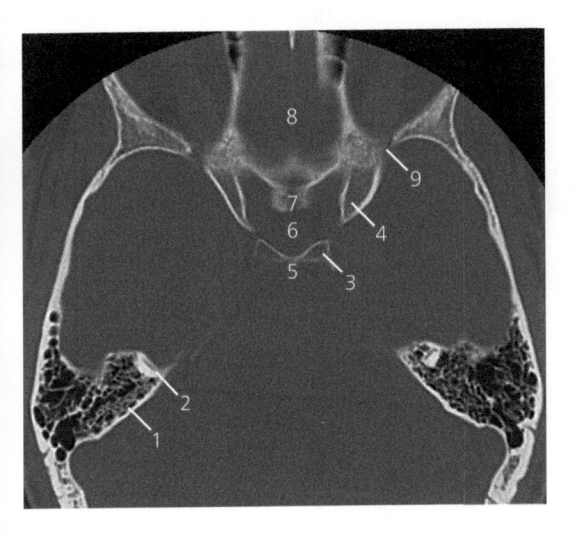

Fig. 4.1 Corte de TC.
1 Osso temporal
2 Ducto semicircular anterior
3 Clinoide posterior
4 Clinoide anterior
5 Dorso da sela
6 Fossa hipofisária
7 Tubérculo selar
8 Fóvea etmoidal (I nervo craniano na fossa craniana anterior)
9 Fissura orbital superior

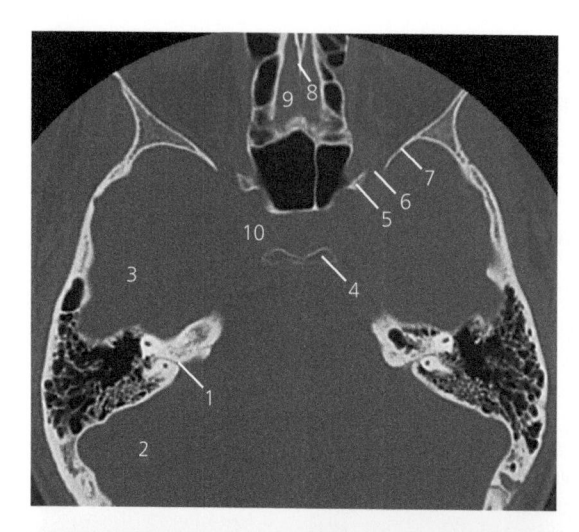

Fig. 4.2 Corte axial de TC.
1 Artéria e fossa subarqueada
2 Fossa craniana posterior
3 Fossa craniana média
4 Processo clinoide posterior
5 Processo clinoide anterior
6 Fissura orbital superior (nervos cranianos III, IV, VI e parte do V)
7 Osso esfenoide
8 Crista Galli
9 Fóvea etmoidal
10 Região do seio cavernoso e artéria carótida interna

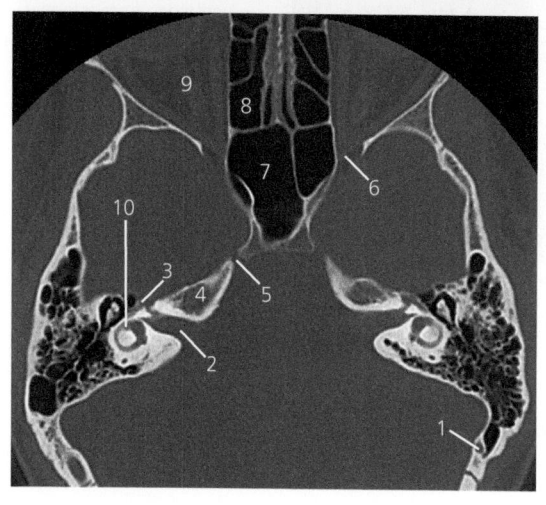

Fig. 4.3 Corte axial de TC.
1 Veia emissária
2 Conduto auditivo interno (nervos cranianos VII e VIII)
3 Gânglio geniculado
4 Ápice petroso
5 Forame para a passagem do nervo oftálmico (parte do nervo trigêmeo)
6 Fissura orbital superior
7 Seio esfenoide
8 Seio etmoidal
9 Nervo óptico (II nervo craniano)
10 Ducto semicircular horizontal e vestíbulo

4 Anatomia Radiológica da Base do Crânio

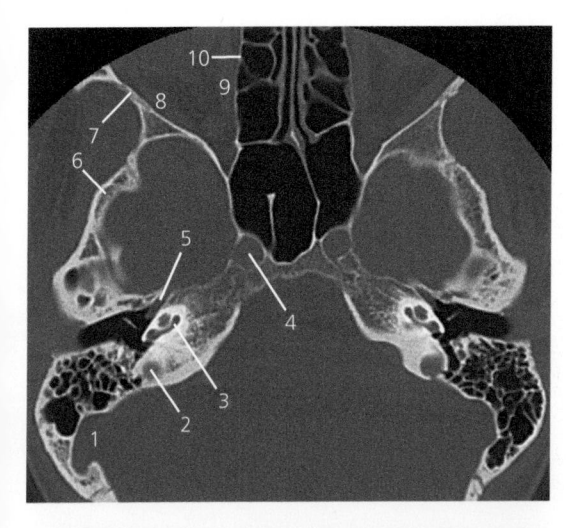

Fig. 4.4 Corte axial de TC.
1 Seio sigmoide
2 Teto do bulbo jugular
3 Cóclea (giro basal)
4 Artéria carótida interna
5 Tuba auditiva
6 Osso temporal (parte escamosa)
7 Asa maior do esfenoide
8 Reto lateral
9 Reto medial
10 Lâmina papirácea

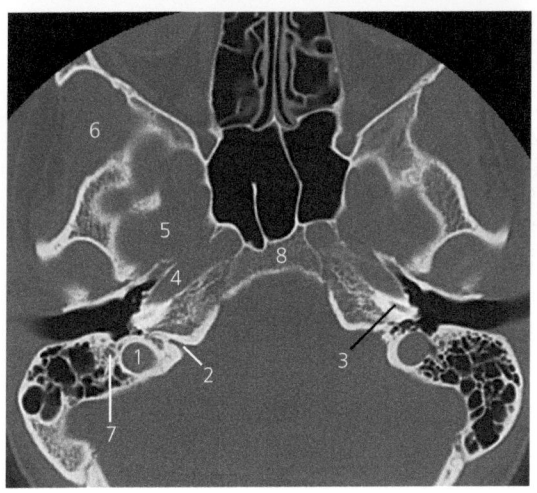

Fig. 4.5 Corte axial de TC.
1 Bulbo jugular
2 Aqueduto coclear
3 Giro basal da cóclea
4 Artéria carótida interna
5 Fossa craniana média
6 Fossa infratemporal
7 Nervo facial (VII nervo craniano)
8 Clivo

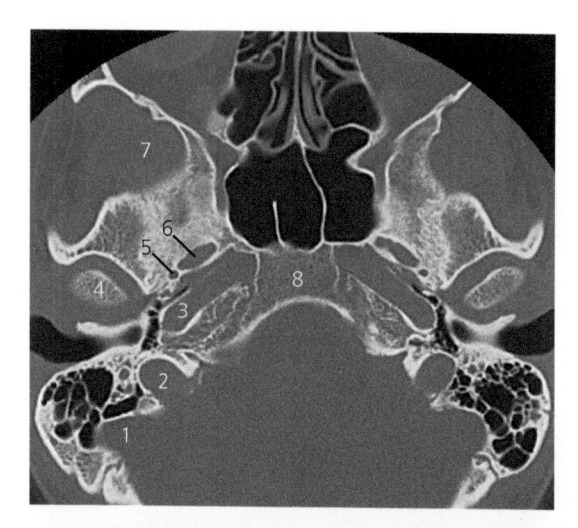

Fig. 4.6 Corte axial de TC.
1 Seio sigmoide
2 Bulbo jugular
3 Artéria carótida interna
4 Côndilo mandibular
5 Forame espinhal
6 Forame oval (porção mandibular do nervo trigêmeo)
7 Fossa infratemporal
8 Clivo

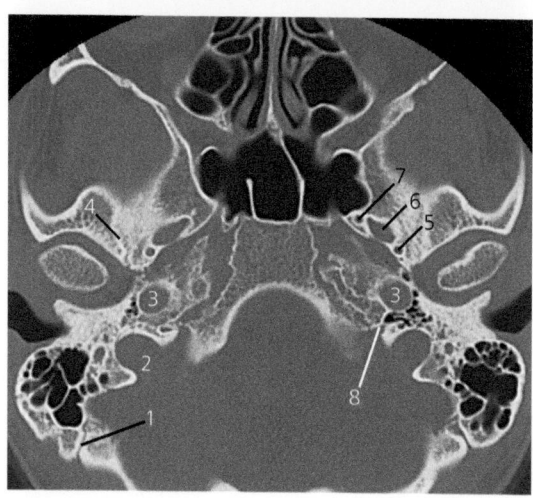

Fig. 4.7 Corte axial de TC.
1 Sutura occiptomastóidea
2 Bulbo jugular
3 Artéria carótida interna
4 Sutura esfenoescamosa
5 Forame espinhal
6 Forame oval (porção mandibular do nervo trigêmeo)
7 Forame redondo (porção maxilar do nervo trigêmeo)
8 Forame jugular (nervos cranianos IX, X e XI)

Avaliação da Base do Crânio em Cortes Coronais de TC em uma Sequência Anteroposterior

(Ver também Capítulo 2 para anatomia do osso temporal.)

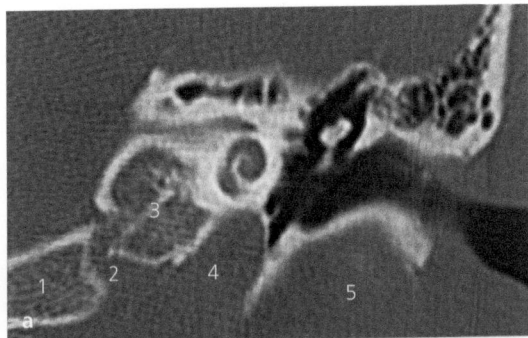

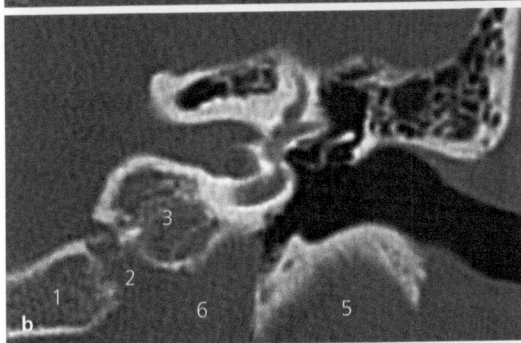

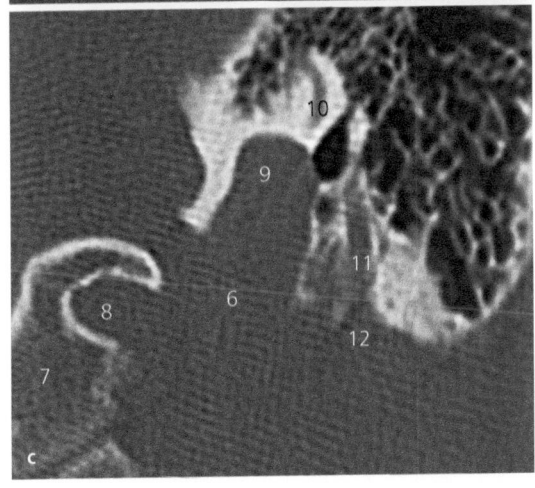

Fig. 4.8a-c Cortes Coronais de TC.
1 Clivo
2 Sutura occiptomastóidea
3 Base do osso petroso
4 Artéria carótida interna
5 Região da articulação temporomandibular
6 Forame jugular
7 Côndilo occipital
8 Canal do hipoglosso (XII nervo craniano)
9 Bulbo jugular
10 Ducto semicircular posterior
11 Porção mastoide do nervo facial (VII nervo craniano)
12 Forame estilomastóideo (VII nervo craniano)

Avaliação das Fossas Cranianas Média e Posterior em Cortes Axiais de RM em uma Sequência Craniocaudal

(As estruturas legendadas podem estar presentes em outros cortes sem serem legendadas novamente.)

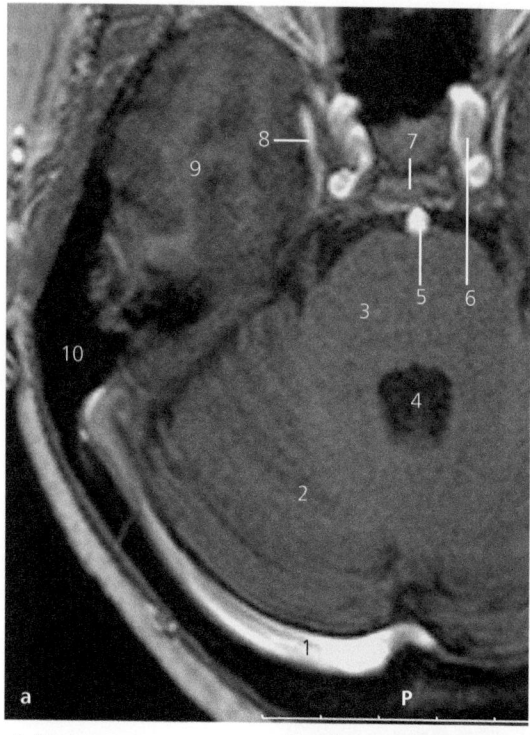

Fig. 4.9a-c Cortes axiais no mesmo nível: imagem por RM ponderada em T1 sem contraste (a), imagem por RM ponderada em T1 com realce pelo gadolínio (b) e imagem por RM ponderada em T2 (c).

1 Seio transverso
2 Cerebelo
3 Ponte
4 Quarto ventrículo
5 Artéria basilar
6 Artéria carótida interna
7 Dorso da sela
8 Artéria cerebral anterior
9 Lobo temporal
10 Células mastóideas pneumatizadas e aeradas
11 Veia emissária mastóidea
12 Seio sigmoide
13 Seio petroso superior
14 Seio cavernoso
15 Nervo óptico (II nervo craniano)
16 Ducto semicircular superior

4 Anatomia Radiológica da Base do Crânio 103

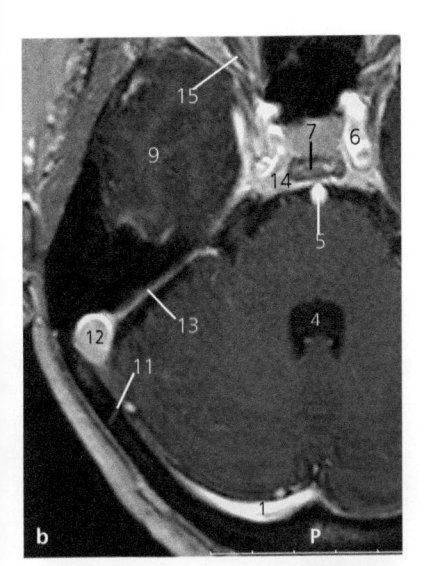

Fig. 4.9b, c

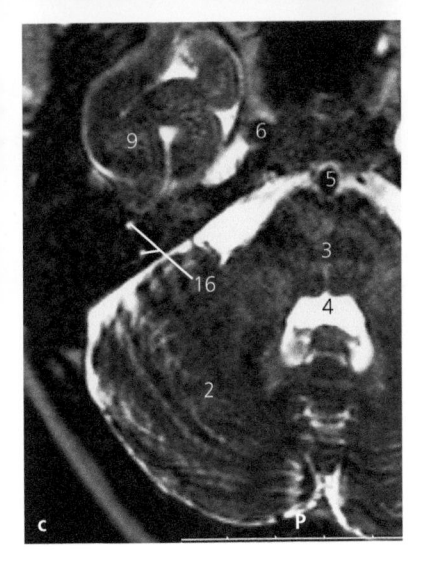

104   Base do Crânio

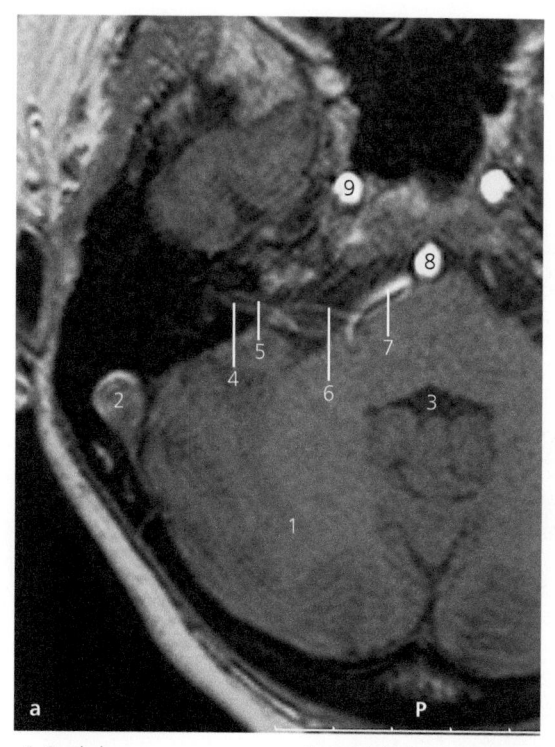

Fig. 4.10a-c   Cortes axiais no mesmo nível: imagem por RM ponderada em T1 sem contraste (a), imagem por RM ponderada em T1 com realce pelo gadolínio (b) e imagem por RM ponderada em T2 (c).

1 Cerebelo
2 Seio sigmoide
3 Quarto ventrículo
4 Nervo vestibular (VIII nervo craniano)
5 Nervo coclear (VIII nervo craniano)
6 Artéria cerebelar anteroinferior (ACAI)
7 Provavelmente artéria cerebelar posteroinferior (ACPI), embora um trajeto mais inferior seja mais comum
8 Artéria basilar
9 Artéria carótida interna
10 Conteúdo líquido do canal semicircular posterior
11 Conteúdo líquido do canal semicircular horizontal e vestíbulo
12 Conteúdo líquido do giro basal da cóclea
13 Líquido cefalorraquidiano
14 Nervo facial (VII nervo craniano)
15 Nervo abducente (VI nervo craniano)

4 Anatomia Radiológica da Base do Crânio

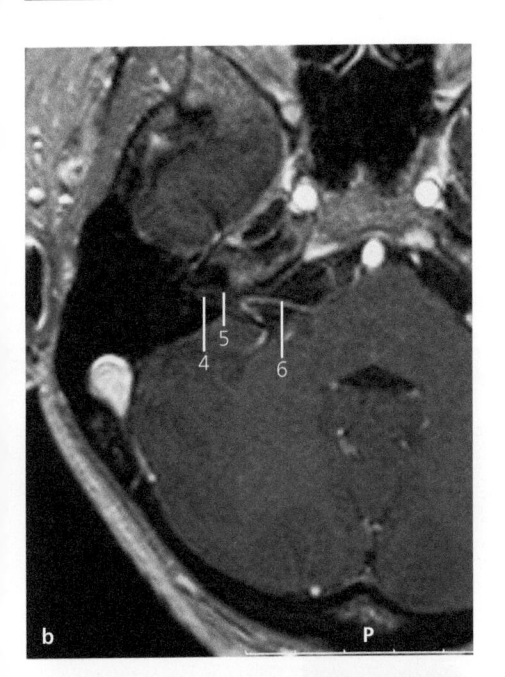

Fig. 4.10b, c

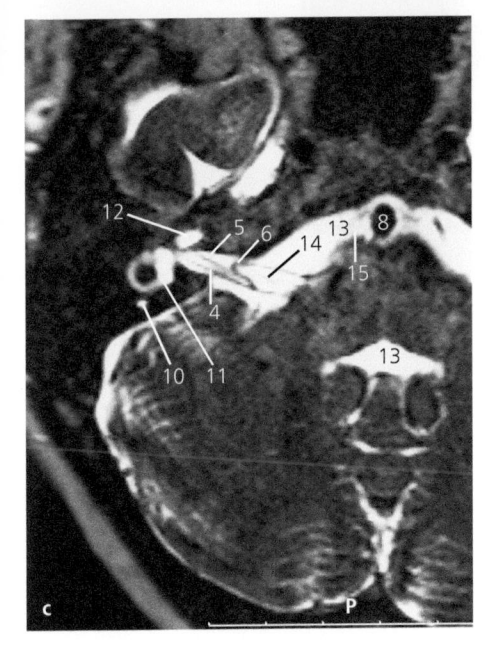

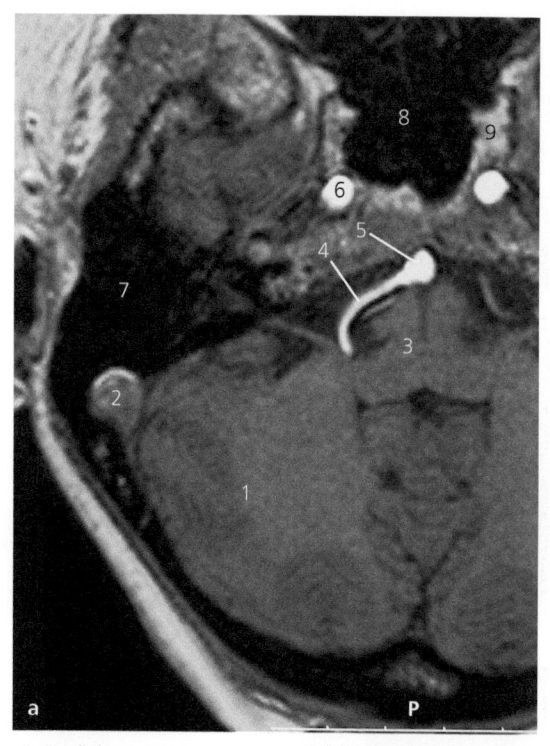

Fig. 4.11a-c Cortes axiais no mesmo nível: imagem por RM ponderada em T1 sem contraste (a), imagem por RM ponderada em T1 com realce pelo gadolínio (b) e imagem por RM ponderada em T2 (c).

1 Cerebelo
2 Seio sigmoide
3 Transição ponto-medular
4 Provavelmente, artéria cerebelar posteroinferior (ACPI, originando-se da artéria vertebral)
5 Artéria basilar
6 Artéria carótida interna
7 Células mastóideas pneumatizadas e aeradas
8 Seio esfenoide
9 Seio cavernoso
10 Provavelmente, artéria cerebelar anteroinferior (ACAI)
11 Conteúdo líquido do canal semicircular posterior
12 Conteúdo líquido do vestíbulo
13 Conteúdos líquidos cocleares

4 Anatomia Radiológica da Base do Crânio

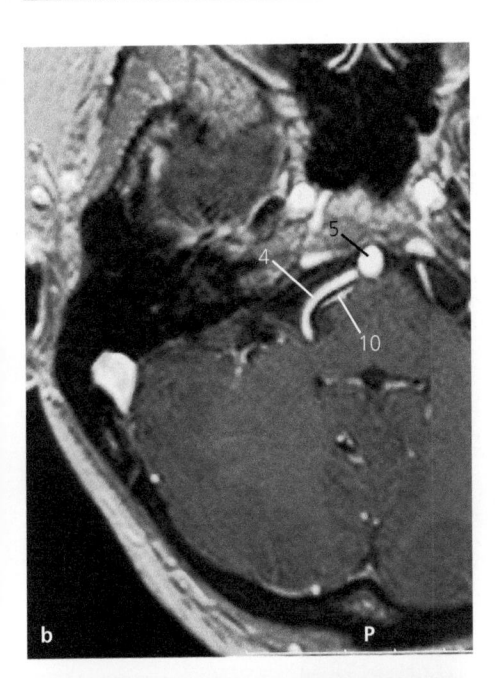

Fig. 4.11b, c

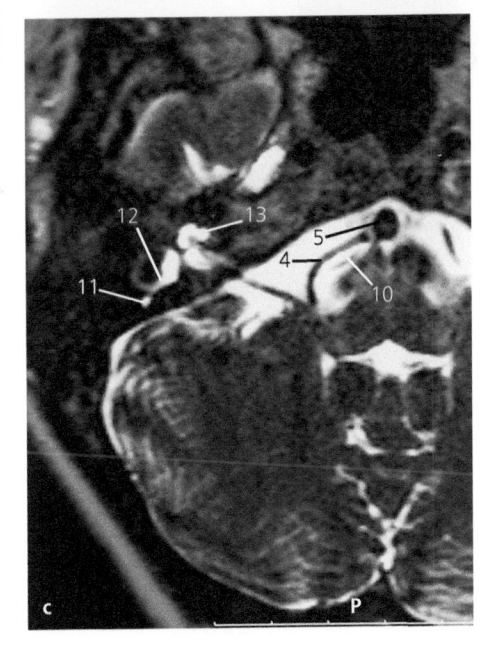

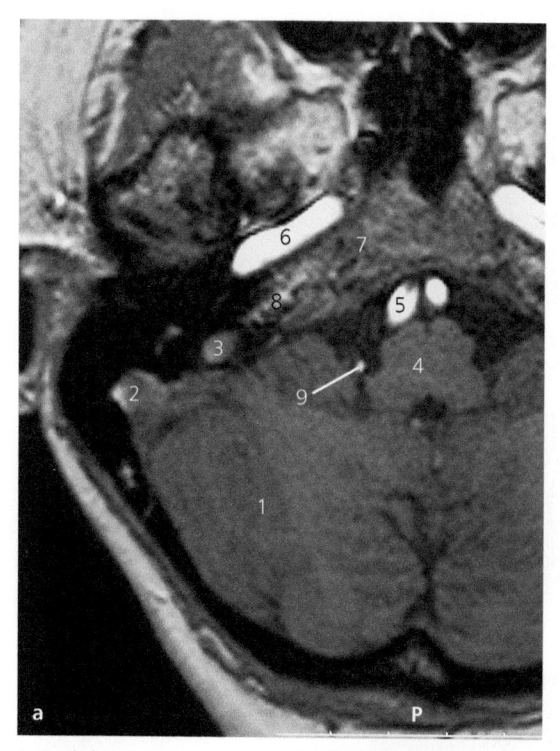

Fig. 4.12a-c Cortes axiais no mesmo nível: imagem por RM ponderada em T1 sem contraste (a), imagem por RM ponderada em T1 com realce pelo gadolínio (b) e imagem por RM ponderada em T2 (c).

1 Cerebelo
2 Seio sigmoide
3 Teto do bulbo jugular
4 Medula
5 Artéria vertebral
6 Artéria carótida interna
7 Clivo (preenchido por medula óssea)
8 Ápice petroso (preenchido por medula óssea)
9 Artéria cerebelar posteroinferior (ACPI)

4 Anatomia Radiológica da Base do Crânio

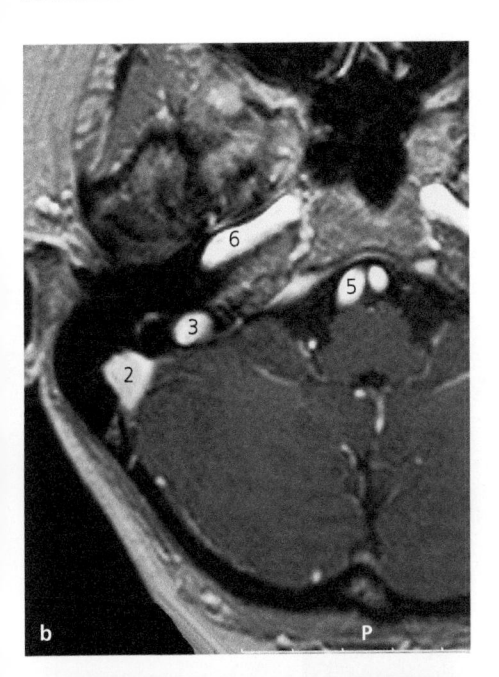

Fig. 4.12b, c

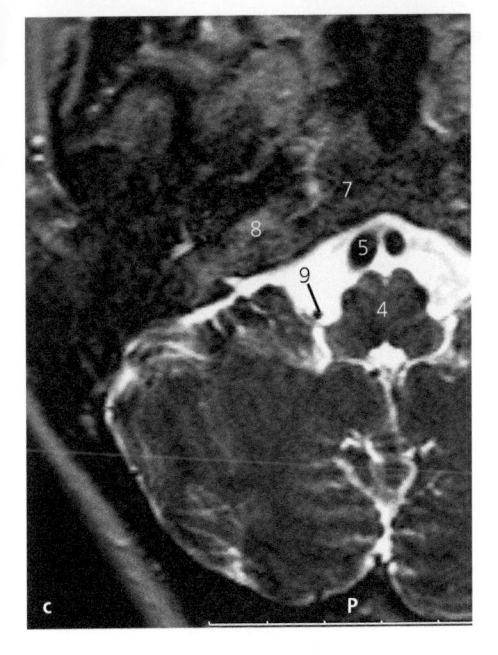

110 Base do Crânio

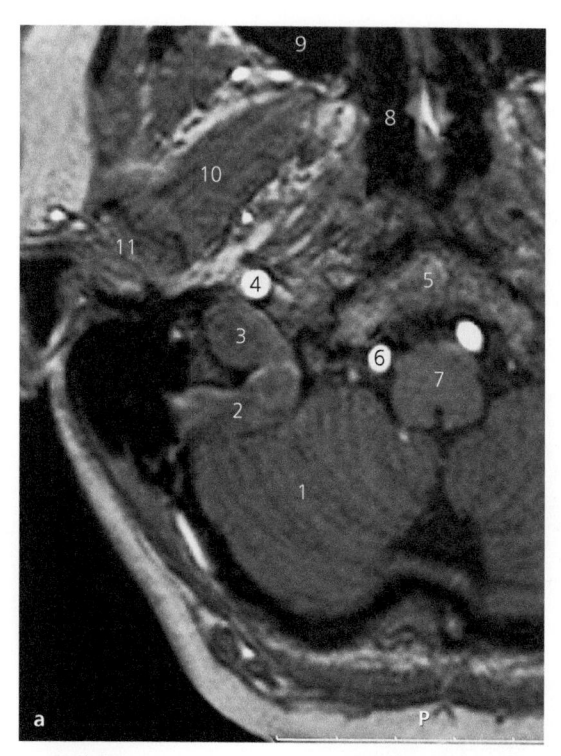

Fig. 4.13a-c Cortes axiais no mesmo nível: imagem por RM ponderada em T1 sem contraste (a), imagem por RM ponderada em T1 com realce pelo gadolínio (b) e imagem por RM ponderada em T2 (c).

1 Cerebelo
2 Bulbo jugular
3 Veia jugular
4 Artéria carótida interna
5 Clivo
6 Artéria vertebral
7 Medula
8 Fossa nasal (espaço com ar)
9 Seio maxilar
10 Pterigoideo lateral
11 Côndilo mandibular
12 Líquido cefalorraquidiano

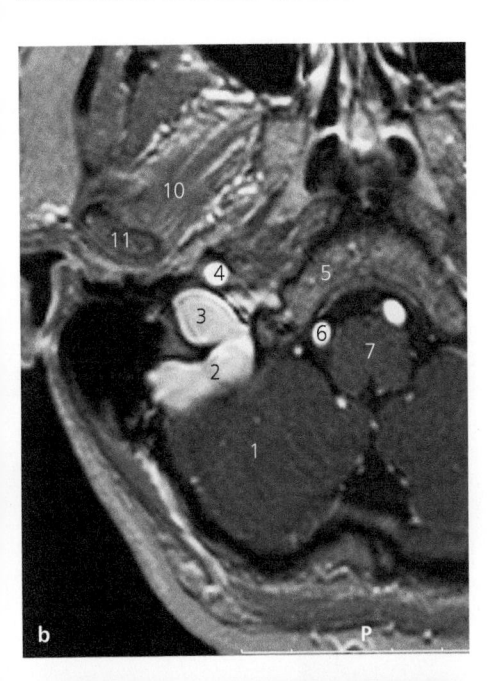

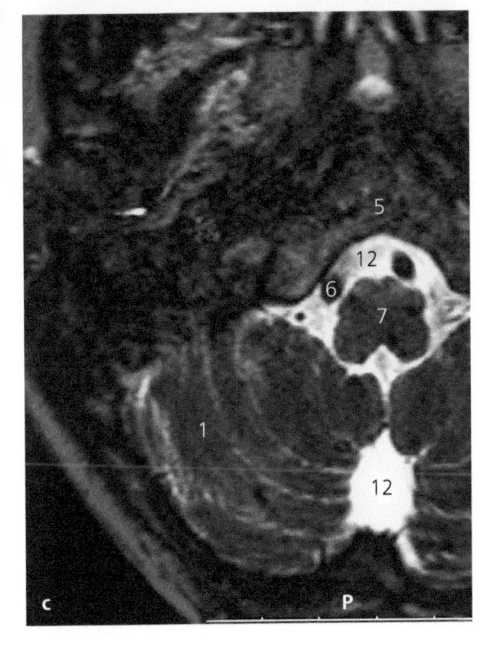

4 Anatomia Radiológica da Base do Crânio 111

Fig. 4.13b, c

Planos Variados da Base do Crânio

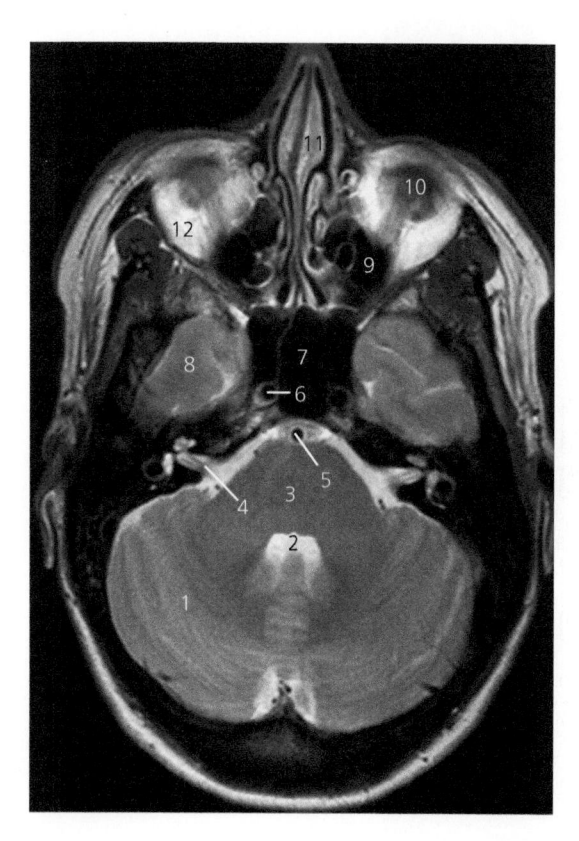

Fig. 4.14 Visão Axial da base do crânio na RM.
1 Cerebelo
2 Quarto ventrículo
3 Tronco encefálico
4 Conduto auditivo interno
5 Artéria basilar
6 Artéria carótida interna
7 Seio esfenoide
8 Lobo temporal
9 Seio etmoidal
10 Globo ocular
11 Septo nasal
12 Gordura orbitária

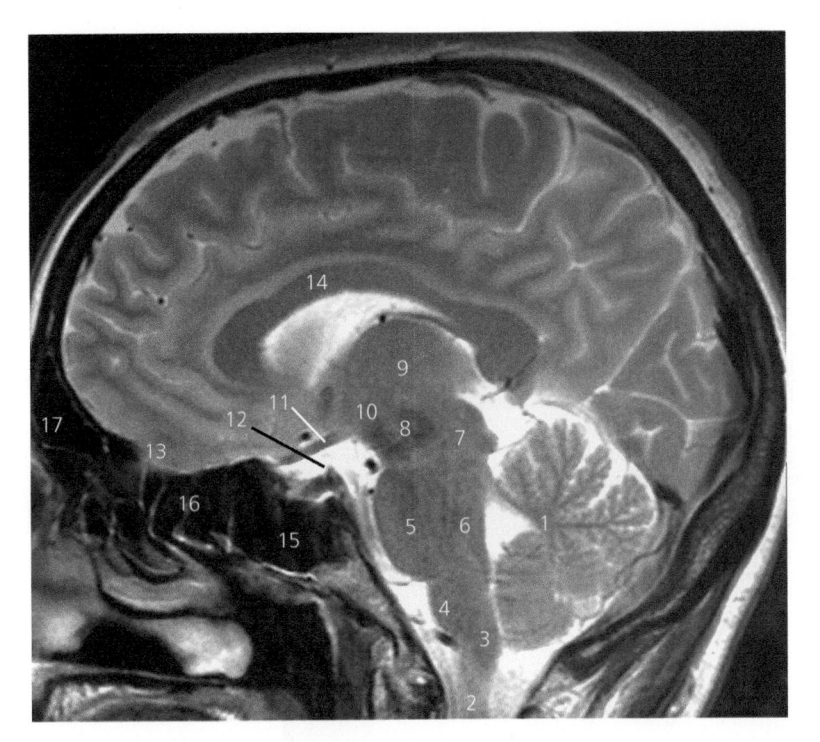

Fig. 4.15 Visão sagital do crânio na RM.

1 Cerebelo (*arbor vitae* ou árvore da vida)
2 Medula
3 Núcleo cuneato
4 Núcleo olivar
5 Núcleo e trato pontino
6 Tegmento pontino
7 Lemnisco medial e tegmento mesencefálico
8 Mesencéfalo
9 Tálamo
10 Hipotálamo
11 Quiasma óptico (II nervo craniano)
12 Fossa hipofisária
13 Bulbo olfatório (I nervo craniano)
14 Corpo caloso
15 Seio esfenoide
16 Seio etmoidal
17 Seio frontal

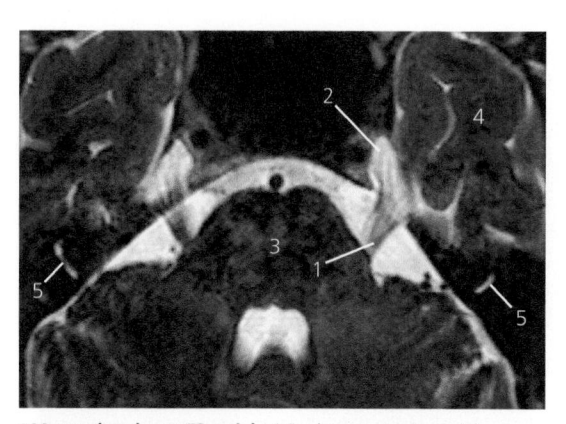

Fig. 4.16 Nervo trigêmeo.

RM, ponderada em T2, axial. Visão do nervo trigêmeo (1) e do gânglio trigeminal no cavo de Meckel (2). O nervo deriva da ponte (3). O lobo temporal (4) e a parte superior do ducto semicircular anterior (5) também são observados. Distal ao gânglio, o nervo se divide em três partes: o nervo oftálmico, que sai do crânio pela fissura orbital superior; o nervo maxilar, que sai através do forame redondo; e o nervo mandibular, que sai pelo forame oval.

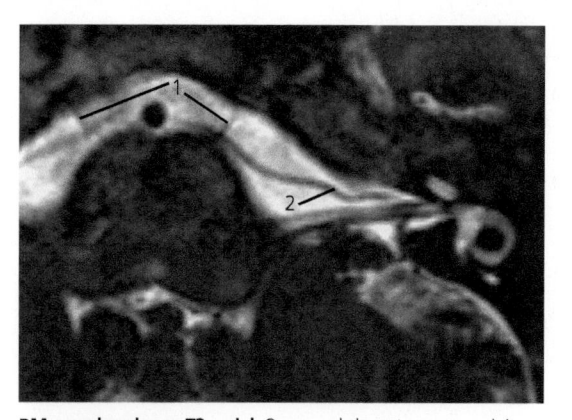

Fig. 4.17 Nervo abducente.

RM, ponderada em T2, axial. O nervo abducente, que se origina na ponte, é bilateralmente visível em sua passagem anterior (1) através do líquido cefalorraquidiano. A artéria cerebelar anteroinferior (2) também é observada passando através do líquido cefalorraquidiano até o ângulo pontocerebelar, formando uma alça no interior do conduto auditivo interno.

4 Anatomia Radiológica da Base do Crânio   115

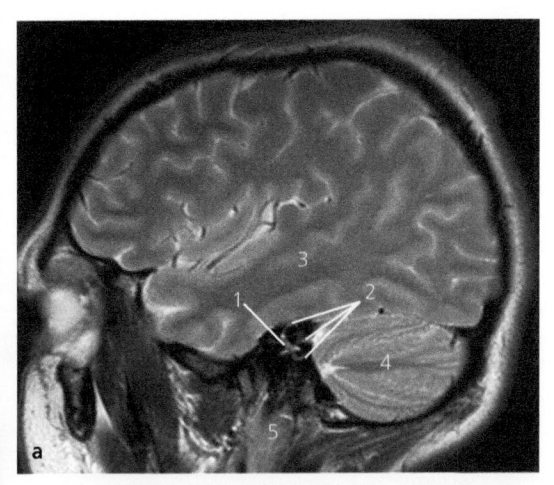

Fig. 4.18a, b   Visão sagital das estruturas da orelha interna.

a   RM, ponderada em T2, sagital. Visão dos conteúdos líquidos do vestíbulo (1) e ductos semicirculares (2) entre o cérebro (3), o cerebelo (4) e a ponte (5).

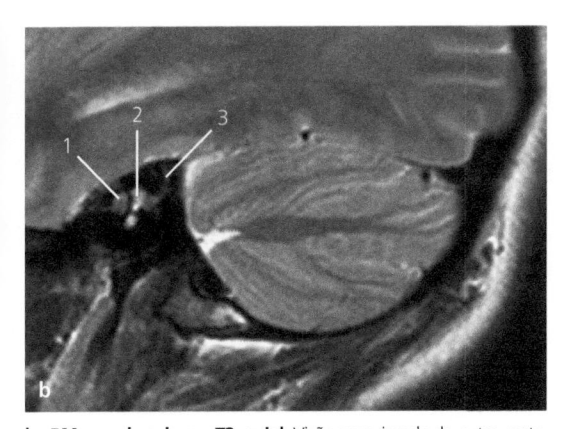

b   RM, ponderada em T2, axial. Visão aproximada de outro corte exibe os conteúdos líquidos dos giros cocleares (1), vestíbulo (2) e do ducto semicircular posterior (3).

5 Patologia da Base do Crânio

Patologia da Porção Média da Base do Crânio

Lesões no ângulo pontocerebelar (APC) podem ser avaliadas como demonstrado na **Tabela 5.1**, ou seja, de acordo com a intensidade (imagem ponderada em T1/T2), com o realce de contraste e aspectos radiológicos comuns ou característicos. Portanto, em conjunto com os sintomas clínicos, o diagnóstico mais provável pode ser estabelecido. Notar que a **Tabela 5.1** não é abrangente e variações na apresentação clínica podem ser observadas. Uma variedade de patologias do APC será discutida neste capítulo.

Tabela 5.1 Diagnóstico diferencial das lesões no ângulo pontocerebelar (APC)

Intensidade da imagem ponderada em T1	Ponderada em T2[a]	Realce de contraste	Características radiológicas	Características clínicas	Diagnóstico
Hipo/iso	Hipo	Sim	Hipertrofia dural, *halo* geralmente fino e hiperintenso	Sintomas meníngeos, cefaleia, febre, torpor, disfunção e nervos cranianos	Paquimeningite
Hipo	Hipo	Variável	Vazio de fluxo em T1 e T2	Relação mulheres: homens: 2:1	Aneurisma
Hipo	Hipo	Variável	Vazio de fluxo em T1 e T2, alongamento da artéria basilar. Algumas vezes colicobasilar	Compressão de nervos cranianos ou do tronco encefálico: neuralgia do trigêmeo, espasmo hemifacial. Hidrocefalia obstrutiva	Malformação arteriovenosa
Hipo	Hiper	Variável	Aspecto exofítico, expansão do tronco encefálico	Sintomatologia clínica rapidamente progressiva, disfunção motora, cefaleia e comprometimento visual	Astrocitoma
Hipo	Hiper	Variável	Sinal heterogêneo, calcificações, *halo* hipointenso de hemossiderina	Disfunção facial precoce, algumas vezes relacionada com hormônios, progressão durante a gravidez	Hemangioma cavernoso
Hipo	Hiper	Não	Irregular, lobulado, inclusão de vasos sanguíneos	5% de todas as lesões que ocorrem no APC, disfunção progressiva do cerebelo e nervos cranianos V e VII	Cisto epidermoide

Tabela 5.1 Diagnóstico diferencial das lesões no ângulo pontocerebelar (APC) *(Cont.)*

Intensidade da imagem ponderada em T1	Ponderada em T2ª	Realce de contraste	Características radiológicas	Características clínicas	Diagnóstico
Hipo	Hiper	Não	Compressões vasculares, císticas	Mesma sintomatologia, porém menos frequente do que nos cistos epidermoides, geralmente assintomático	Cisto aracnoide
Hipo	Hiper	Sim	Próximo à fissura petro-occipital, halo hiperintenso, calcificações, hipointenso na TC	Disfunção vestibulococlear, cefaleia, hematoma da ponte, disfunção do III nervo craniano	Condroma
Hipo	Hiper	Sim	Próximo a fissura petro-occipital, halo hiperintenso, calcificações, hipointenso na TC	Ver também condroma, ocasionalmente também diplopia e disfunção do V nervo craniano	Condrossarcoma
Hipo	Hiper	Sim	Lobulado, erosões ósseas irregulares, calcificações ao redor do *halo* tumoral	Geralmente, disfunção do VI nervo craniano, ataxia e neuralgia facial, relação homens: mulheres: 2:1	Cordoma
Hipo	Hiper	Sim	Massa sólida com captação de contraste ao redor da sela túrcica, algumas vezes invadindo o seio esfenoide	Comprometimento visual, *Cushing*, diabetes *insipidus*, hipertireoidismo	Adenoma hipofisário
Hipo	Hiper	Sim	Lesão em cone de sorvete no APC, espaço cisternal distendido, crescimento intra e extracanalicular	Padrão de crescimento lento e sintomatologia tardia, 70-80% de todas as lesões do APC	Schwannoma

(Continua)

Base do Crânio

Tabela 5.1 Diagnóstico diferencial das lesões no ângulo pontocerebelar (APC) *(Cont.)*

Intensidade da imagem ponderada em T1	Ponderada em T2[a]	Realce de contraste	Características radiológicas	Características clínicas	Diagnóstico
Hipo	Hiper	Sim	Massa homogênea com realce intenso	Associado à imunossupressão, crescimento relativamente rápido	Linfoma
Hipo	Hiper	Sim	Lobulado, calcificações, hemorragias focais, neoformação de vasos, geralmente hidrocefalia	Origina-se no plexo coroide do quarto ventrículo. Cefaleia, edema papilar, vômitos	Papiloma
Hipo	Hiper	Sim	Depende do tumor primário, edema peritumoral	Geralmente lesões múltiplas, histórico oncológico	Metástase
Hipo	Hiper	Sim	Massa cística homogênea com uma alta vascularidade	Associado à doença de Von Hippel-Lindau, ocasionalmente ataxia cerebelar	Hemangio-blastoma
Hipo	Hiper	Sim	Aspecto homogêneo arredondado ou oval, halo irregular entre o tumor e o cérebro	Tumor neuroepitelial frequente em crianças, geralmente metástase ao longo do neuroeixo	Medulo-blastoma
Hipo	Hiper	Sim	Superfície irregular lobulada, isointenso, microcistos, necrose e hemorragias, calcificações na TC	Geralmente crescimento localizado na região do quarto ventrículo, ocasionalmente cefaleia e edema papilar	Ependimoma
Hipo	Hiper	Sim	Configuração em sal e pimenta em razão de hemorragia intratumoral/ vazio de fluxo, aspecto espiculado na TC	Geralmente, origina-se no *glomus* timpânico ou jugular, ocasionalmente disacusia condutiva	Paraganglioma

Tabela 5.1 Diagnóstico diferencial das lesões no ângulo pontocerebelar (APC) *(Cont.)*

Intensidade da imagem ponderada em T1	Ponderada em T2[a]	Realce de contraste	Características radiológicas	Características clínicas	Diagnóstico
Hipo	Hiper	Sim	Opacidades destrutivas com captação de contraste no ápice petroso, efusão na orelha média	Severa otalgia, no caso da síndrome de Gradenigo: disfunção do V ou VI nervo craniano, disacusias condutivas	Petrosite apical
Hiper	Gordura iso	Não	Hiperintenso, sinal homogêneo, intensidade reduzida após supressão de gordura	Disfunção vestibulococlear por compressão	Lipoma
Hiper	Hipo/iso	Sim	Lesão homogênea, similar ao meningioma, geralmente na região meníngea	Geralmente metástase, ocasionalmente aumento da pressão intracraniana e meningismo	Melanoma
Hiper	Hipo	Não	Heterogêneo, geralmente de aspecto cístico	Muito raro, 50% dos teratomas são encontrados em neonatos	Teratoma
Hiper	Hipo	Não	Irregular avascular, massa lobulada, calcificações periféricas na TC	Poucas queixas vestibulococleares, cefaleia e disfunção do V e IX nervos cranianos	Cisto dermoide
Hiper	Hipo	Sim	Realce no interior do labirinto, alertar para opacidades no lobo temporal	Vertigem severa e aguda, disacusia e zumbido, possível origem viral ou bacteriana	Labirintite
Hiper	Hiper	Não	Lesão lítica expansiva anterior ao ápice petroso, halo hipointenso	Geralmente, começa com queixas vestibulococleares, ocasionalmente envolvimento da orelha média	Granuloma de colesterol

(Continua)

Tabela 5.1 Diagnóstico diferencial das lesões no ângulo pontocerebelar (APC) *(Cont.)*

Intensidade da imagem ponderada em T1	Ponderada em T2[a]	Realce de contraste	Características radiológicas	Características clínicas	Diagnóstico
Variável	Hiper	Sim	Cístico, altamente vascularizado e rico em proteína, vazio de fluxo, disseminação infiltrativa para o osso temporal/intracraniano	Frequentemente começa com queixas vestibulococleares ou disfunção do nervo facial, massa azulada na porção posterior da membrana timpânica	Tumor do saco endolinfático
Iso	Hipo	Não	Massa lobulada, geralmente nos espaços subaracnoides com hipointensidades marginais	Disacusia de percepção progressiva, ataxia cerebelar, sintomas piramidais	Siderose
Iso	Hipo	Sim	Placas difusas no interior e ao redor das meninges	Déficits neurológicos, disfunção de nervos cranianos, em combinação com lesões pulmonares	(Neuro) sarcoidose
Isso	Hiper	Sim	Tumor hemisférico com sinal da cauda dural, ocasionalmente calcificações e vazio de fluxo	Nistagmo, ataxia, 10-15% de todas as lesões do APC	Meningioma
Variável	Variável	Variável	Calcificações em casos de reabsorção	Histórico de traumatismo craniano	Hematoma

[a]RM padrão em T2; nas sequências CISS *(constructive interference steady state)* (hiperintensidade liquórica máxima), o processo é visualizado como uma lesão hipointensa.

Pseudotumores no Ápice do Osso Petroso

Diagnóstico Diferencial

- Hemangioma, cisto (granuloma) de colesterol, colesteatoma, cisto epidermoide e linfangioma.

Pontos de Avaliação

- Geralmente, os pseudotumores do ápice petroso são encontrados incidentalmente em virtude das variações normais na anatomia. É importante estar ciente de sua natureza inofensiva e tranquilizar o paciente.
- Hemangiomas demonstram uma configuração em sal e pimenta, embora sejam raros no ápice petroso.
- Um cisto (granuloma) de colesterol é hiperintenso em imagens ponderadas em T2 em decorrência da estase de muco e hiperintenso em imagens ponderadas em T1 em razão das alterações hemorrágicas, com possível realce de contraste da cápsula e características expansivas.
- O sinal do colesteatoma é menos intenso nas imagens ponderadas em T1.
- Epidermoides exibem sinal hipointenso em imagens ponderadas em T1 e T2.
- Para o linfangioma, ver seção separada.

Base do Crânio

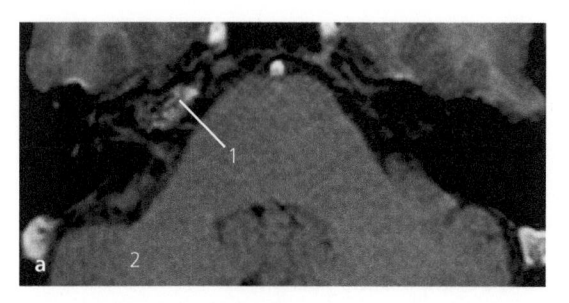

Fig. 5.1a-c Paciente com zumbido, que foi encaminhado para outro hospital com uma massa na região do ápice petroso direito.

a RM, ponderada em T1, axial. A imagem ponderada em T1 demonstra que a lesão (1) possui um sinal hiperintenso quando comparado com o tecido cerebral (2). O ápice petroso contralateral apresenta um sinal hipointenso. Com a administração de gadolínio (não demonstrado), nenhum realce foi observado.

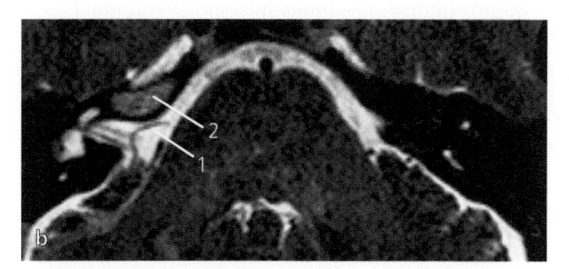

b RM, ponderada em T2, axial. Nesta imagem fortemente ponderada em T2, um fluido (p. ex., o líquido cefalorraquidiano [1] na cisterna pontocerebelar) apresenta um sinal hiperintenso.
A lesão (2) apresenta uma intensidade de sinal ligeiramente maior que o tecido cerebral, porém não tão intensa quanto à do fluido. Combinado com a informação da imagem ponderada em T1, este é um caso clássico de um pseudotumor causado pela pneumatização assimétrica do ápice petroso. O ápice petroso direito contém medula óssea gordurosa (sinal hiperintenso em imagens ponderadas em T1), enquanto o ápice pneumatizado contralateral contém somente ar, com sinal hipointenso nas imagens ponderadas em T1 e T2.

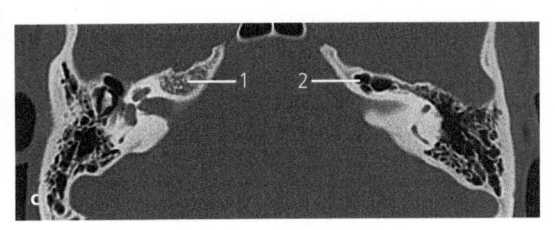

5 Patologia da Base do Crânio – Porção Média da Base do Crânio

Fig. 5.1c

c TC, axial. TC do mesmo paciente confirma a diferença na pneumatização e, em particular, a aeração do ápice petroso.
Observação: Medula óssea normal está presente no ápice petroso direito (1). Ápice petroso pneumatizado no lado esquerdo (2).

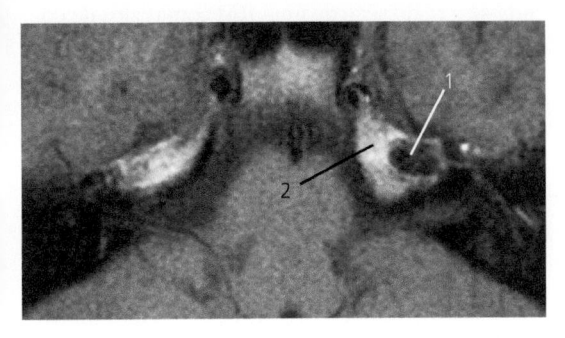

Fig. 5.2 Paciente com disacusia de percepção no lado esquerdo. A avaliação foi realizada para excluir patologia retrococlear.

RM, ponderada em T1, axial. Uma lesão (1) no ápice petroso do lado esquerdo. Este tipo de lesão, que aparece preta nas sequências ponderadas em T1 ou sem contraste, assim como nas sequências ponderadas em T2, é indicativa de **osso** ou **células petrosas aeradas**. Nesta imagem, o ápice petroso (restante) está preenchido por medula óssea gordurosa (2).

Schwannoma do Conduto Auditivo Interno

Diagnóstico Diferencial

- Schwannoma vestibular, schwannoma facial, tumores vasculares, processos inflamatórios como meningite, neurite e goma. Raro: meningioma, lipoma, metástases, linfoma.

Pontos de Avaliação

- O schwannoma vestibular é a patologia mais frequentemente (90%) encontrada nesta área. A apresentação clínica facilita o diagnóstico em razão dos sintomas auditivos (vestibulococlear).
- Déficits em múltiplos nervos cranianos sugerem a presença de processos inflamatórios.
- É possível, porém extremamente raro, um meningioma originado e localizado somente no conduto auditivo interno; estes tumores são, geralmente, lesões do APC que se expandem para o interior do conduto. Em casos de uma lesão suspeita no APC, recomenda-se a realização de uma RM com realce de contraste.

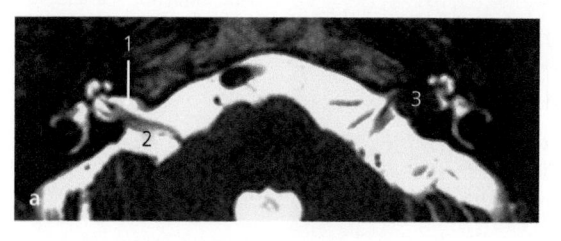

Fig. 5.3a-c Paciente com disacusia sensorioneural lentamente progressiva no lado esquerdo.

a RM, ponderada em T2, axial. Nesta imagem ponderada em T2, o líquido cefalorraquidiano apresenta um sinal hiperintenso. Normalmente, o conduto auditivo interno (1) e o ângulo/cisterna pontocerebelar (2) estão preenchidos por líquido cefalorraquidiano, enquanto as estruturas neurais (ou seja, nervos facial e vestibulococlear) são observadas como estruturas hipointensas. A orelha interna também exibe um sinal hiperintenso em razão da presença de fluido na orelha interna. No entanto, neste paciente, uma massa está presente no conduto auditivo interno do lado esquerdo (3), ocultando parcialmente os conteúdos líquidos normais, com a permanência de um pouco de fluido no *fundus* da orelha interna. Os contornos são lisos, sugerindo uma lesão expansiva.

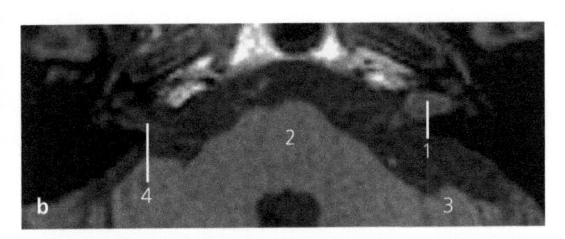

Fig. 5.3b, c

b RM, ponderada em T1, axial. Esta imagem ponderada em T1 exibe a lesão localizada no conduto auditivo interno esquerdo, isointensa com relação ao tronco encefálico (2) e cerebelo (3). A visualização dos conteúdos normais do conduto auditivo interno (4) é menos satisfatória, quando comparado com a sequência ponderada em T2. Comparar com a **Fig. 5.3a**.

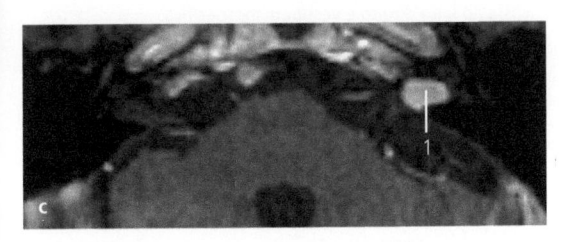

c RM, ponderada em T1 realçada por gadolínio, axial.
Embora a presença de um schwannoma nesta região seja altamente provável, o uso de gadolínio ajuda a confirmar o diagnóstico, pois os schwannomas geralmente exibem um realce intenso e homogêneo (1).

Schwannoma Vestibular

(Para diagnóstico diferencial e pontos de avaliação, ver Schwannoma Coclear.)

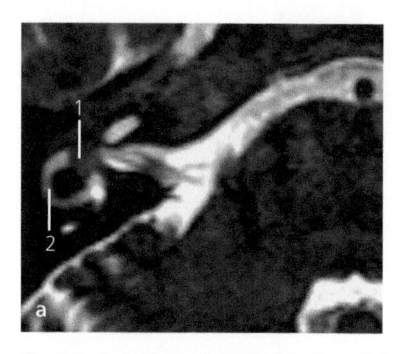

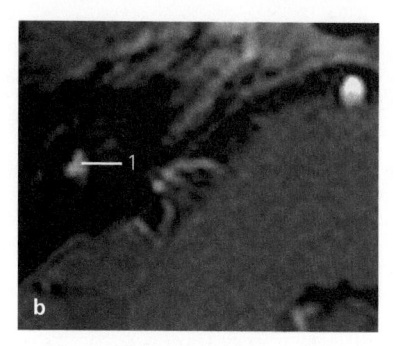

Fig. 5.4a, b Paciente com hipoacusia no lado direito e vertigem inespecífica.

a RM, ponderada em T2, axial.
Uma ausência parcial de fluido no vestíbulo e ducto semicircular horizontal é evidente (1). Uma lesão tumoral está presente no vestíbulo. O estado do ducto semicircular horizontal é incerto, visto que há apenas redução do conteúdo líquido, como demonstrado por sua hipointensidade (2) e nenhuma massa definida.

b RM, ponderada em T1 realçada por gadolínio, axial. Há realce intenso do vestíbulo (1), que é um grande indicativo de um schwannoma vestibular. O ducto horizontal não exibe qualquer realce.
Uma explicação clara para a hipoacusia não pôde ser fornecida neste paciente, visto que não havia envolvimento do *fundus*.

Schwannoma Coclear

Diagnóstico Diferencial
- Além de uma alta chance de schwannoma: processos inflamatórios ou imunológicos, calcificações secundárias, deformidades congênitas da orelha interna.

Pontos de Avaliação
- Realces discretos e difusos também sugerem a presença de patologias imunologicamente ativas ou de infecções intralabirínticas.
- Fibrose ou ossificação pode ocorrer durante um período de meses, excluindo a possibilidade de implante coclear na surdez bilateral.
- A TC pode ser capaz de diferenciar entre a fibrose intraluminal e a ossificação.

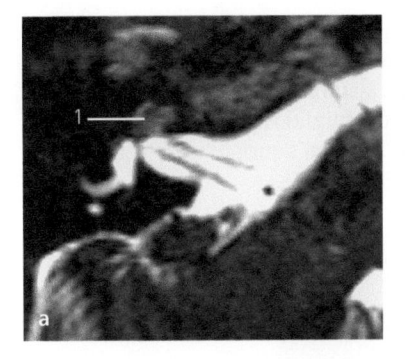

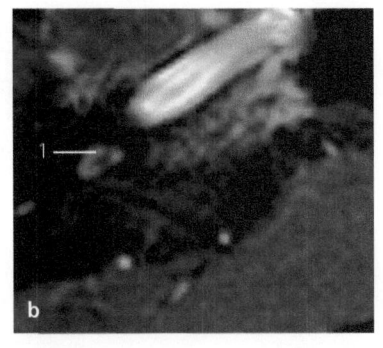

Fig. 5.5a, b Paciente com surdez súbita no lado direito.

a RM, ponderada em T2, axial. A RM é um exame padrão na presença de surdez súbita e revelou ausência parcial de fluido no interior da cóclea (1). A porção vestibular da orelha interna e o conduto auditivo interno estavam normais.

b RM, ponderada em T1 realçada por gadolínio. Toda a cóclea exibe um leve realce (1). Visto que não havia sinais de infecção no exame clínico e nos testes laboratoriais, os achados são altamente sugestivos de um schwannoma intracoclear.

Schwannoma do Ângulo Pontocerebelar

Diagnóstico Diferencial

- Schwannoma vestibular, schwannoma facial, tumores vasculares, processos inflamatórios, como meningite, neurite e goma. Raro: lipoma, metástases, linfoma.

Pontos de Avaliação

- O schwannoma vestibular é a patologia mais frequentemente (90%) encontrada nesta área. Sua apresentação clínica inicial irá ajudar a determinar a origem da lesão, ou seja, sintomas auditivos (vestibulococlear) ou paresia facial.
- Um meningioma pode exibir o suposto sinal da cauda dural, embora este sinal nem sempre esteja presente e envolvimento do conduto auditivo interno é menos comum.
- Cistos epidermoides possuem uma aparência mais arredondada, com conteúdos que também podem ser hiperintensos em imagens ponderadas em T1, porém exibem ausência de realce após a administração de contraste.
- Cistos aracnoides no APC podem ser confundidos com tumores císticos.
- Localização anterior também pode indicar um neurinoma do trigêmeo.

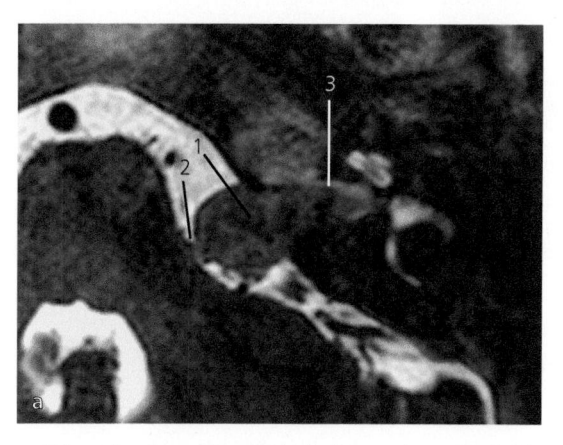

Fig. 5.6a, b Paciente com disacusia de percepção unilateral lentamente progressiva.

a RM ponderada em T2, axial. Lesão de tamanho moderado (1), parcialmente no interior do conduto auditivo interno e parcialmente no APC, tocando o tronco encefálico (2). Embora a porção lateral *(fundus)* do conduto auditivo interno não esteja claramente preenchida por fluidos, certa quantidade ainda está presente (3) com o tumor confinado à porção medial do conduto.

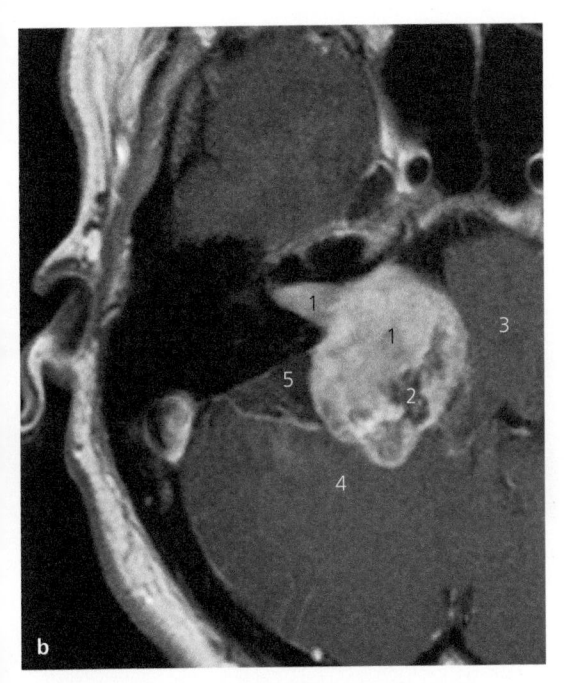

5 Patologia da Base do Crânio – Porção Média da Base do Crânio

Fig. 5.6b Paciente com surdez subaguda unilateral.

b RM, ponderada em T1 realçada por gadolínio, axial.
Exemplo de um schwannoma vestibulococlear mais expansivo.
O tumor intensificado pelo contraste está preenchendo o conduto auditivo interno com uma grande extensão para o APC (1).
Em virtude do forte realce e localização do tumor, os achados são altamente sugestivos de um schwannoma vestibulococlear.
Áreas sem captação de contraste (2) provavelmente representam degeneração cística, que é frequentemente encontrada em schwannomas maiores. Notar a compressão do tronco encefálico (3) e cerebelo (4). Um sinal da cauda dural discreto está presente, que é mais característico de meningioma. Posteriormente, um cisto aracnoide pode estar presente (5); ocasionalmente, isto é o resultado de um acúmulo de líquido cefalorraquidiano pela oclusão e efeito de massa causado pelo tumor.

Fig. 5.7a-d Este menino de 9 anos de idade com incapacidade intelectual foi examinado por diversos otorrinolaringologistas por vários anos, que atribuíram a disacusia às bolsas de retração timpânicas, até que uma pressão intracraniana causou déficits neurológicos.

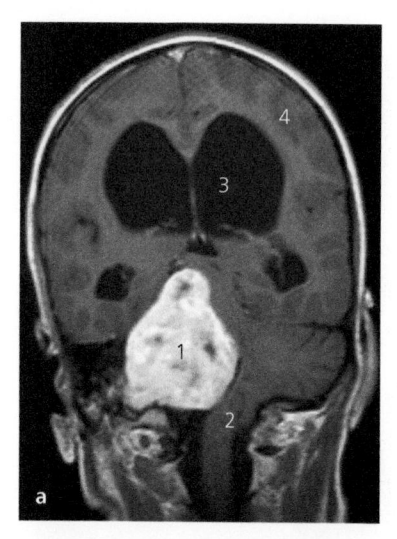

a RM ponderada em T1 realçada por gadolínio, coronal. O mesmo schwannoma (1) com alguns componentes císticos, esta imagem exibe sua extensão superior e a severa compressão e deslocamento do tronco encefálico (2). Os ventrículos dilatados (3) indicam hidrocefalia por obstrução com perda do aspecto cortical normal (4).

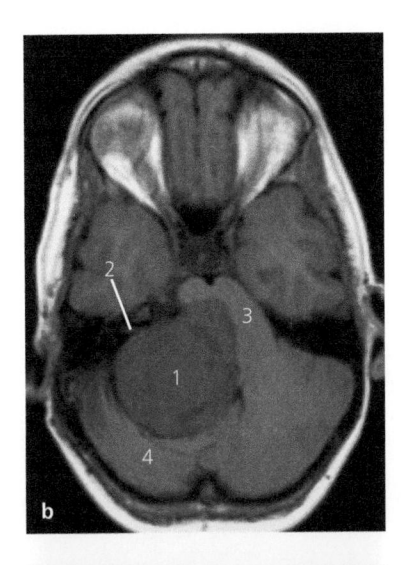

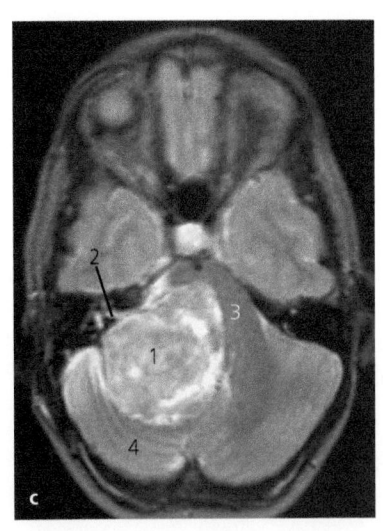

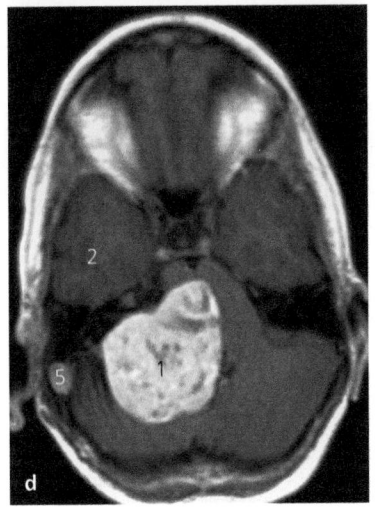

Fig. 5.7b-d RM, ponderada em T1 (b), ponderada em T2 (c) e ponderada em T1 realçada por gadolínio (d), axial.

Enorme massa na imagem hipointensa ponderada em T1 do ACP (1), em grande parte hiperintensa na imagem ponderada em T2 realçada por gadolínio. Nenhum realce de contraste é observado no conduto auditivo interno (2). Embora isso seja menos típico de um schwannoma, não exclui o diagnóstico em razão de suas características e aparência arredondada. Há severa compressão do tronco encefálico (3) e cerebelo (4) e realce dos conteúdos do seio sigmoide direito (5), que, em combinação com a imagem hiperintensa ponderada em T1, sugerem a presença de trombose do seio sigmoide.

Cistos Aracnoides

Diagnóstico Diferencial

- Cistos epidermoides, granuloma de colesterol, schwannoma vestibular cístico. Raro: cisticercose, cistos congênitos.

Pontos de Avaliação

- Cistos epidermoides, que também são hipointensos em sequências ponderadas em T1 e hiperintensos em sequências ponderadas em T2, podem ser diferenciados com imagens ponderadas em difusão (DWI).
- Em contraste, os lipomas são hiperintensos em imagens ponderadas em T1 e hipointensos em sequências *spin*-eco ponderadas em T2.
- A cisticercose é observada em áreas endêmicas e as lesões, geralmente, são menores.

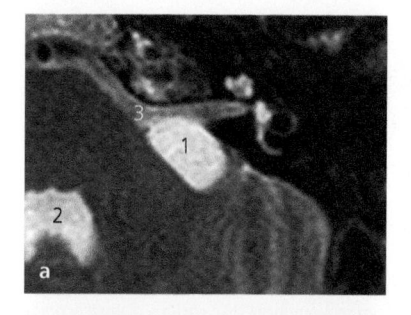

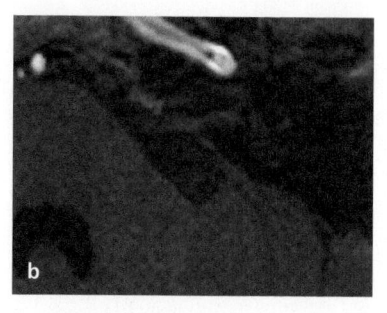

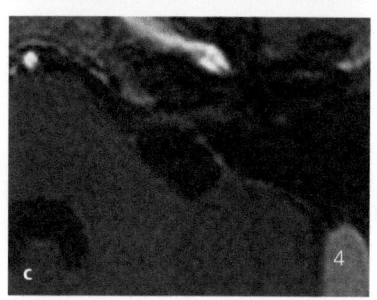

Fig. 5.8a-e Pacientes avaliados por queixas de zumbido incapacitante.

a-c RM, ponderada em T2 (a), ponderada em T1 (b) e ponderada em T1 realçada por gadolínio (c), axial. Há uma lesão ovoide de borda lisa (1) no APC, posterior ao meato interno do conduto auditivo interno. A intensidade do sinal desta lesão é comparável com o fluido no quarto ventrículo (2) e cisterna pontocerebelar (3) nas imagens ponderadas em T1 e T2. Na imagem ponderada em T1 realçada por gadolínio, há realce do seio sigmoide (4), porém não há realce da lesão. Com base nas características destas imagens, o diagnóstico diferencial é limitado a um cisto aracnoide. Cistos aracnoides podem comprimir estruturas, resultando em déficits neurológicos, porém uma exata relação com os sintomas clínicos permanece incerta na maioria dos casos.

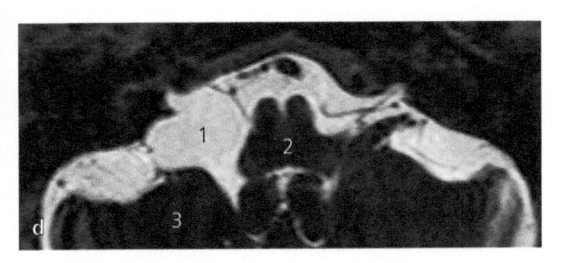

Fig. 5.8d, e

d RM, ponderada em T2, axial. Cistos aracnoides são frequentemente assintomáticos e observados como achados incidentais na TC ou RM. Eles podem ser de difícil diagnóstico em decorrência da similaridade na intensidade do sinal entre os conteúdos do cisto e o líquido cefalorraquidiano adjacente, como demonstrado nesta figura no lado direito (1): há alguma assimetria do tronco encefálico (2) e cerebelo (3) nos dois lados, provavelmente em virtude de uma leve compressão.

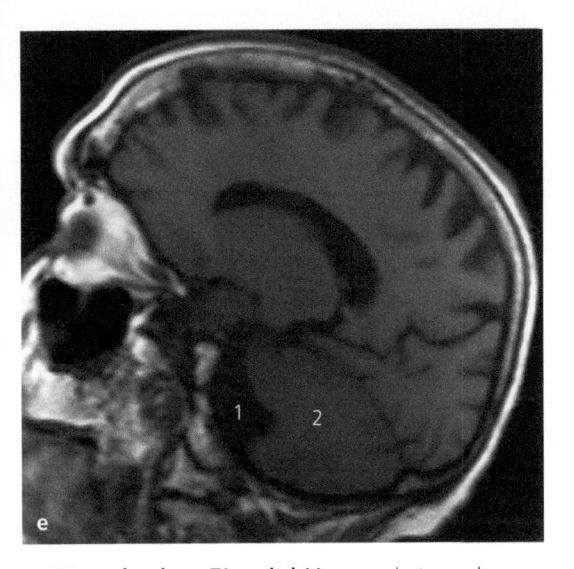

e RM, ponderada em T1, sagital. Mesmo paciente que da **Fig. 5.8d**. O cisto aracnoide no lado direito (1) está comprimindo o cerebelo (2) anteriormente. A lesão não possui componentes sólidos, como é algumas vezes observado nos schwannomas com degeneração cística (mostrado em outra parte).

Cisto (Epi)dermoide

Diagnóstico Diferencial

- Cisto aracnoide, granuloma de colesterol, schwannoma cístico, tumores vasculares (hemangioma, tumor do saco endolinfático). Raro: cisticercose, cisto dermoide e congênito.

Pontos de Avaliação

- Cistos epidermoides podem ser diferenciados de outras patologias, como cistos aracnoides, com a DWI. Cistos aracnoides e outros tumores e cistos preenchidos por água apresentam um sinal hipointenso na DWI.
- Na RM, lipomas são hiperintensos em sequências ponderadas em T1 e hipointensos em sequências ponderadas em T2.
- Cisticercose é observada em áreas endêmicas e as lesões, geralmente, são menores.

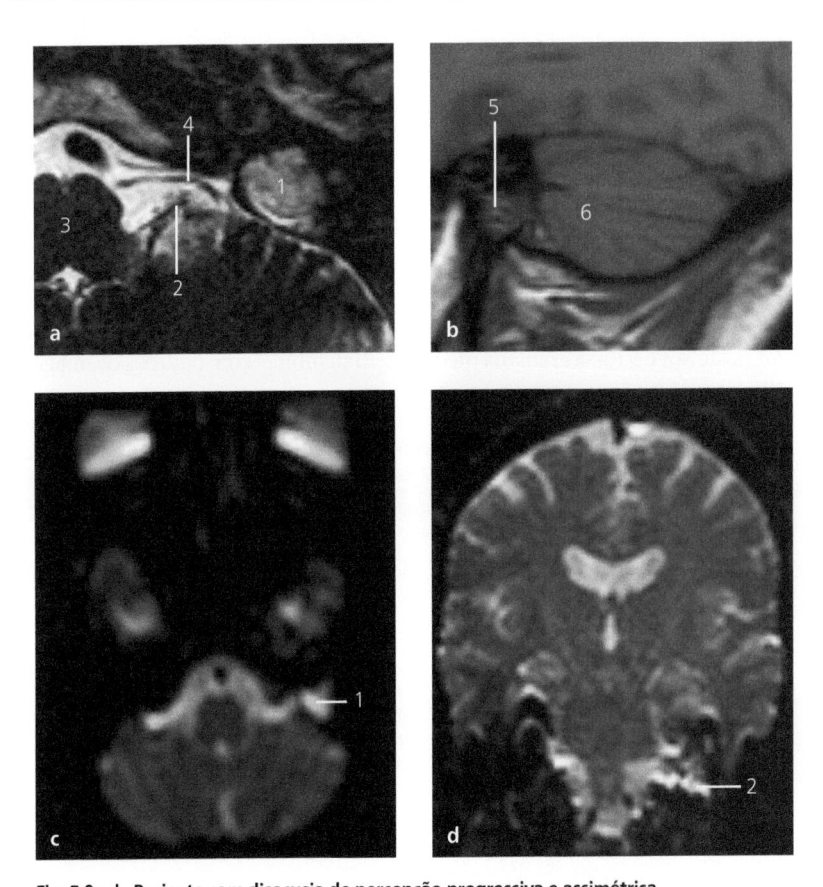

Fig. 5.9a-d Paciente com disacusia de percepção progressiva e assimétrica.

a, b RM, ponderada em T2, axial (a) e ponderada em T1, sagital (b). A RM revelou um pequeno schwannoma no *fundus* do conduto auditivo interno esquerdo (não demonstrado). No entanto, em cortes mais inferiores da imagem ponderada em T2, uma lesão hiperintensa na base do crânio foi observada como um achado coincidente (1). Observar o nervo glossofaríngeo e/ou vago (2) surgindo do tronco encefálico (3) e a artéria cerebelar anteroinferior (4). Na imagem ponderada em T1, a lesão é isointensa (5) e localizada anterior ao cerebelo (6).

c, d Imagem ponderada em difusão. A lesão é hiperintensa, como demonstrada no plano axial (1) e coronal (2), sendo típico de um colesteatoma e de cistos epidermoides. Na imagem coronal, as linhas hiperintensas coronal na borda do lobo temporal são provavelmente um artefato.

Colesteatoma com Envolvimento Intracraniano

Diagnóstico Diferencial

- Lesões na região mastóidea da base do crânio: colesteatoma congênito ou adquirido, cisto epidermoide e dermoide, mucocele, tumor do saco endolinfático, lesões inflamatórias ou autoimunes, meningo(encéfalo)cele, meningioma.

Pontos de Avaliação

- Cistos epidermoides e granulomas de colesterol estão geralmente localizados no ápice petroso.
- Tumores do saco endolinfático se originam na região entre o ducto semicircular posterior e a fossa craniana média e seio sigmoide, com padrões de imagem típicos (ver seções separadas).
- Um meningo(encéfalo)cele ou meningioma demonstra destruição óssea na base média e posterior do crânio, assim como continuidade com as estruturas durais ou intracranianas.

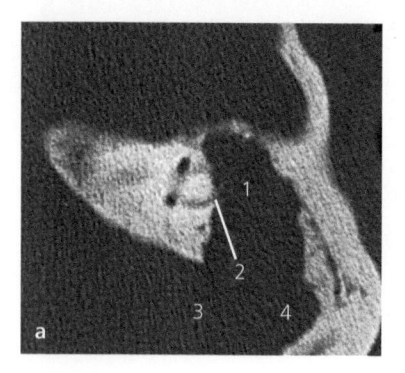

Fig. 5.10a-g Paciente com otite média crônica com secreção purulenta.
a TC, axial. A orelha média estava completamente opacificada, com destruição da cadeia ossicular. Neste corte, a opacificação do espaço epitimpânico e mastóideo (1) é sugestiva de uma massa, com erosão do ducto semicircular horizontal (2) e destruição óssea em direção à fossa craniana posterior (3) e seio sigmoide (4).

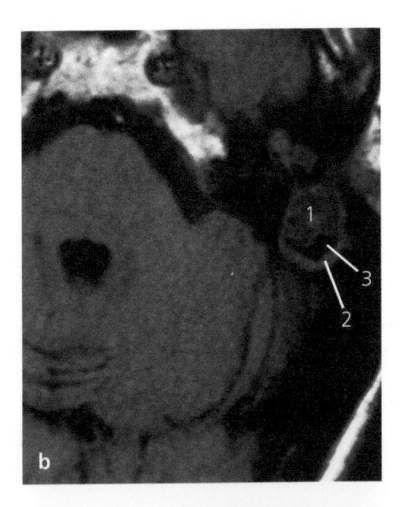

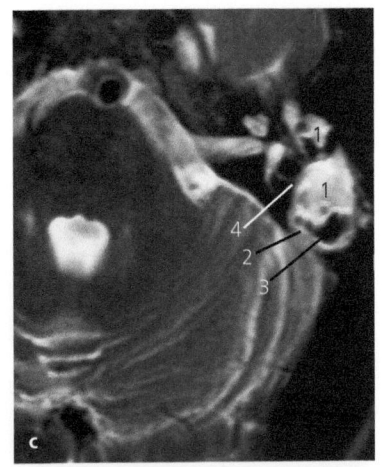

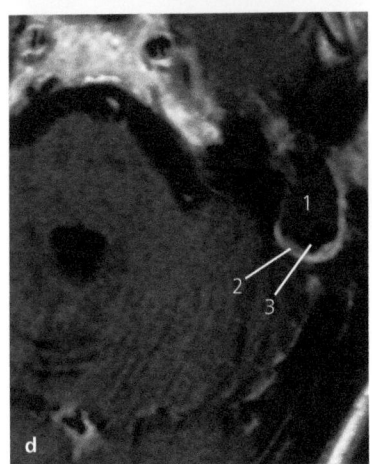

Fig. 5.10b-d
b-d RM, ponderada em T1 (b), ponderada em T2 (c) e ponderada em T1 realçada por gadolínio (d), axial. A RM exibe um maior grau de detalhes das características e da relação da lesão com as estruturas adjacentes. A massa (1) é hipointensa em imagens ponderadas em T1 e hiperintensa em imagens ponderadas em T2. A cápsula (2) exibe realce por gadolínio e, provavelmente, consiste de tecido de granulação altamente vascularizado em decorrência da inflamação crônica. Estes achados são consistentes com um colesteatoma, em que a queratina intralesional não realça com o gadolínio. Na porção posterior da lesão (3), um pouco de ar está provavelmente preso, demonstrado pela ausência de sinal em todas as sequências. Há contato entre a lesão e o ducto semicircular horizontal (4), como observado na **Fig. 5.10a** (2).

Fig. 5.10e-g ▷

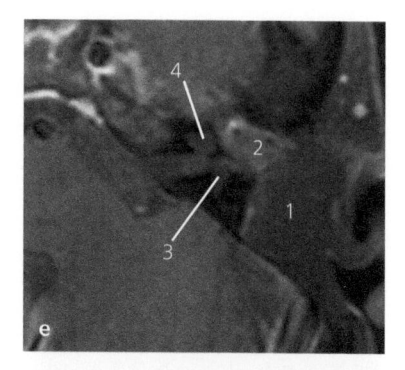

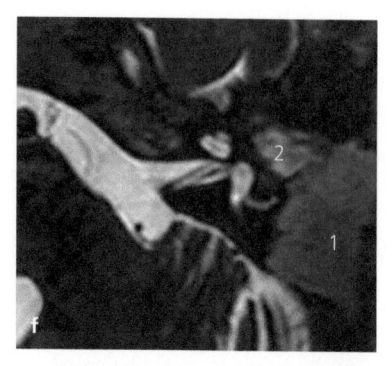

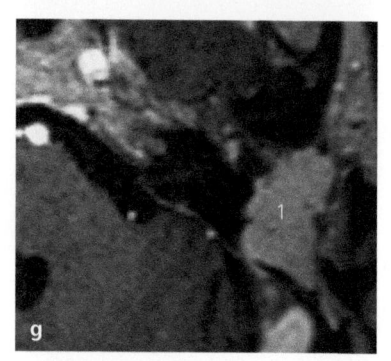

Fig. 5.10e-g

e-g RM, ponderada em T1 (e), ponderada em T2 (f) e ponderada em T1 realçada por gadolínio (g), axial. Mesmo paciente das figuras anteriores, 5 anos após a remoção cirúrgica do colesteatoma por petrosectomia subtotal, fechamento do conduto auditivo externo e obliteração da cavidade com gordura abdominal (1). Anteriormente, nas imagens ponderadas em T1 e T2, uma lesão levemente hiperintensa (2) é observada, que pode ser um colesteatoma residual. As estruturas da orelha interna, com seus conteúdos líquidos, são mais bem visualizadas na imagem ponderada em T2; há destruição parcial do ducto semicircular horizontal (3), porém a cóclea está intacta (4).

Degeneração Cística no Schwannoma do APC

Diagnóstico Diferencial
- Cisto aracnoide, mucocele, hemangioblastoma.

Pontos de Avaliação
- Um cisto aracnoide pode ser secundário a dobras ou inclusão das membranas aracnoideas por compressão provocada por um schwannoma ou meningioma. Estes cistos estão geralmente localizados fora da margem da lesão causal.
- Uma mucocele pode ser considerada quando o cisto está localizado em uma estrutura revestida por mucosa.
- Embora um hemangioblastoma somente raramente se manifeste na forma de uma lesão no APC, pode rapidamente sofrer progressiva e massiva degeneração cística com realce parcial de suas partes sólidas, como frequentemente observado na doença de Von Hippel-Lindau.

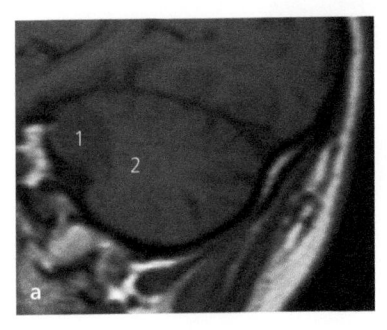

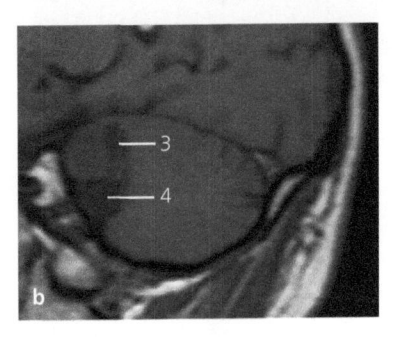

Fig. 5.11a-d Paciente com um schwannoma vestibular em conduta expectante.

a, b RM, ponderada em T1, sagital.
A imagem esquerda exibe um schwannoma (1) do APC com leve compressão do cerebelo (2). Na imagem da direita, após 1 ano de conduta expectante, pode-se observar que houve uma rápida expansão da lesão em virtude das alterações císticas nas regiões cranial (3) e caudal (4) posterior, enquanto a parte primária (sólida) do schwannoma não aumentou em tamanho.

Fig. 5.11c, d ▷

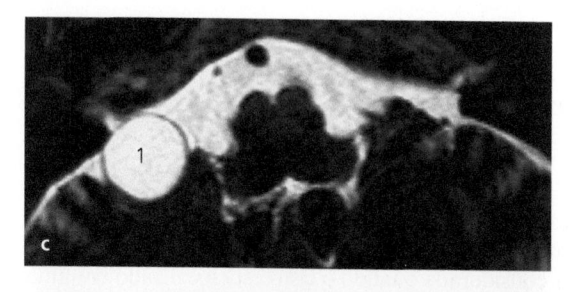

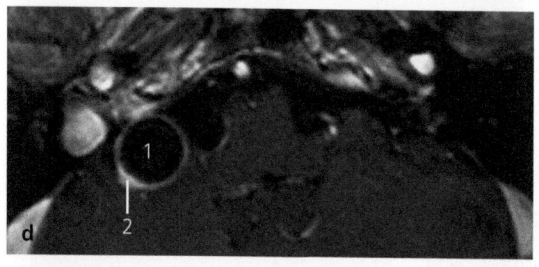

Fig. 5.11c, d

c, d RM, ponderada em T2 (c) e ponderada em T1 realçada por gadolínio (d), axial.
Um corte caudal (esquerdo) demonstra uma lesão cística arredondada (1) com uma cápsula fina. A intensidade do sinal é idêntica ao líquido cefalorraquidiano adjacente. Partes sólidas não são visíveis neste nível. Para prevenir um diagnóstico errôneo da lesão como um cisto aracnoide, a continuidade da área cística com a parte sólida do schwannoma deveria ser estabelecida nos cortes adjacentes. Com o gadolínio, a parte cística da lesão não é realçada (1), enquanto realce é observado nas partes sólidas (2). Embora haja opções terapêuticas disponíveis para lesões de rápida expansão, ainda é difícil predizer o efeito destas terapias pré-operatoriamente.

Efeitos da Radioterapia sobre o Schwannoma do APC

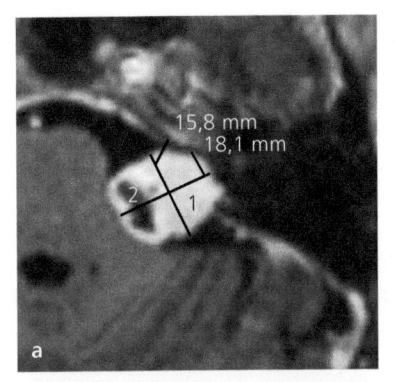

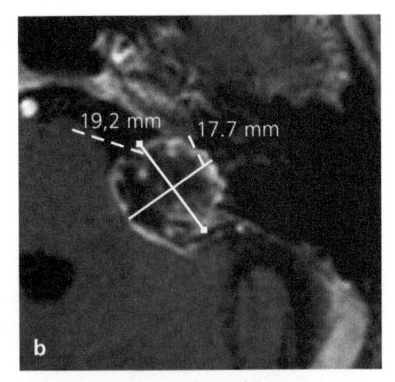

Fig. 5.12a, b Paciente com um schwannoma vestibular em crescimento tratado com radioterapia estereotáxica fracionada.

a RM, ponderada em T1 realçada por gadolínio, axial. Em uma tentativa de preservar audição residual, o paciente optou por uma radioterapia estereotáxica fracionada. Anterior ao tratamento foi observado um tumor sólido e com captação de contraste no APC (1) com um pequeno cisto (2).

b RM, ponderada em T1 realçada por gadolínio, axial. Após a radioterapia, os sintomas do paciente pioraram e uma nova RM exibiu alargamento e severa vacuolização do tumor. Estes sinais são geralmente encontrados logo após a radioterapia, porém com o tempo, o tumor encolhe por causa da fibrose. As chances de preservação da audição são difíceis de determinar antes do tratamento.

Neurofibromatose II (NF II)

Diagnóstico Diferencial

- Múltiplas lesões e envolvimento de órgãos também são observados na doença de Von Hippel-Lindau e nos distúrbios inflamatórios, como sarcoidose e sífilis.

Pontos de Avaliação

- A neurofibromatose pode manifestar-se inicialmente na forma de déficits otológicos.
- O único achado otorrinolaringológico nos casos de doença de Von Hippel-Lindau é a presença unilateral ou bilateral de um tumor do saco endolinfático.
- Doenças inflamatórias normalmente possuem um curso clínico rapidamente progressivo, com déficits em múltiplos nervos cranianos, algumas vezes em combinação com meningite.

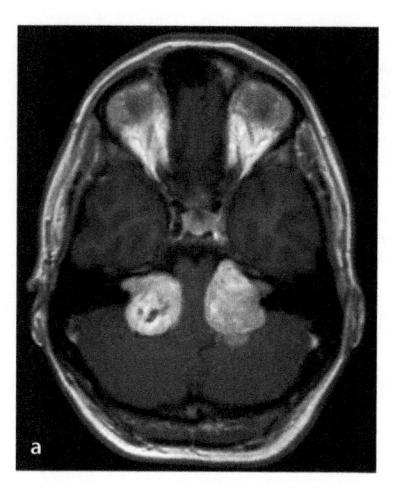

**Fig. 5.13a-f Mulher de 22 anos de idade com cefaleia, fraqueza facial no lado direito e distúrbios sensoriais na hemiface esquerda.
a RM, ponderada em T1 realçada por gadolínio, axial.** Lesões bilaterais no APC, típicas de schwannoma. A massa esquerda apresenta uma extensão anterior, que está comprimindo o nervo trigêmeo. As opções de tratamento dependem dos níveis de audição e grau de compressão do tronco encefálico entre as duas lesões. Com a radioterapia, há um risco de aumento das lesões irradiadas e simultâneo desenvolvimento de edema no tronco encefálico induzido pela radioterapia. A avaliação genética confirmou o diagnóstico de NF II, sem histórico familiar conhecido.

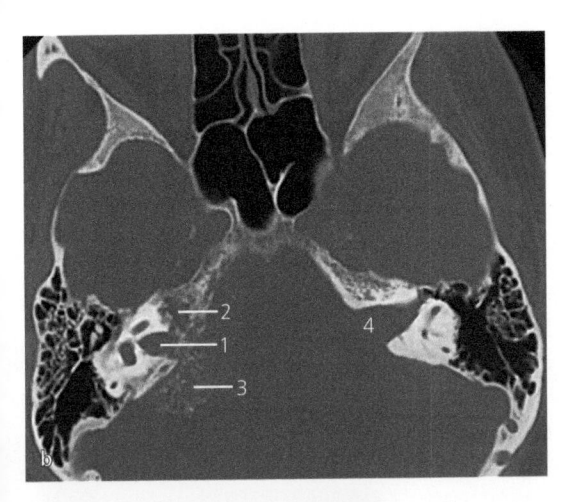

Fig. 5.13b-f Outro paciente com NF II.

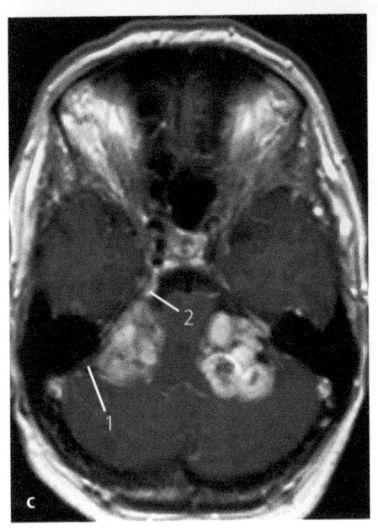

b TC, axial. Observar a pequena expansão do conduto auditivo direito (1), as destruições ósseas irregulares no ápice petroso (2) e as calcificações (3), indicando meningioma. Há uma grande distensão do conduto auditivo interno esquerdo, porém sem a presença de contorno ósseo irregular ou de calcificações (4), que é mais característica do schwannoma.
c RM, ponderada em T1 realçada por gadolínio, axial. RM do mesmo paciente da **Fig. 5.13b**, confirmando a suspeita de lesões bilaterais no APC. Ambos os tumores são multilobulados com componentes císticos. O lado direito que parece exibir uma cauda dural, está em amplo contato com a dura-máter (1) e possui uma extensão dural anterior demonstrada pelo realce de contraste (2), sugerindo meningioma. O tumor esquerdo tem aspecto mais típico de um schwannoma.

Fig. 5.13d, f ▷

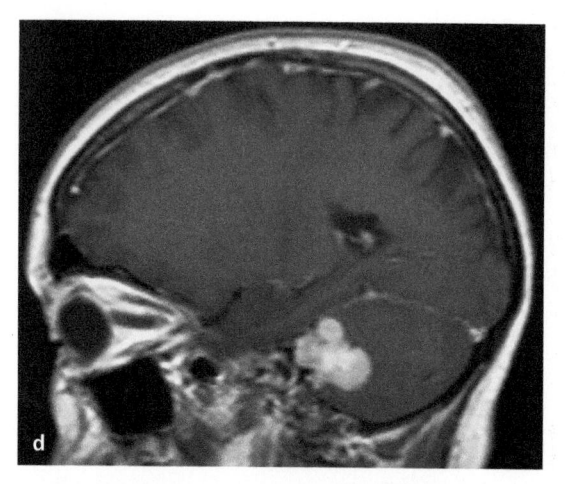

Fig. 5.13d, e

d RM, ponderada em T1 realçada por gadolínio, sagital.
Novamente, desta vez em um plano sagital, a massa multilobulada no lado esquerdo está associada à compressão cerebelar, porém não há sinais de infiltração.

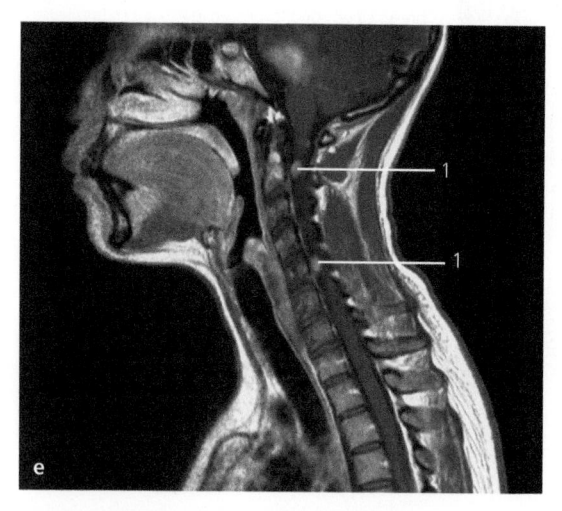

e RM, ponderada em T1 realçada por gadolínio, sagital.
Outros schwannomas na NF II podem originar-se na medula (1), como demonstrado neste corte torácico. Estas lesões podem no futuro causar compressão (intra)medular, com consequentes síndromes dolorosas e uma variedade de déficits neurológicos. Anterior ao cerebelo, a lesão esquerda no APC, exibida na figura anterior, é visível.

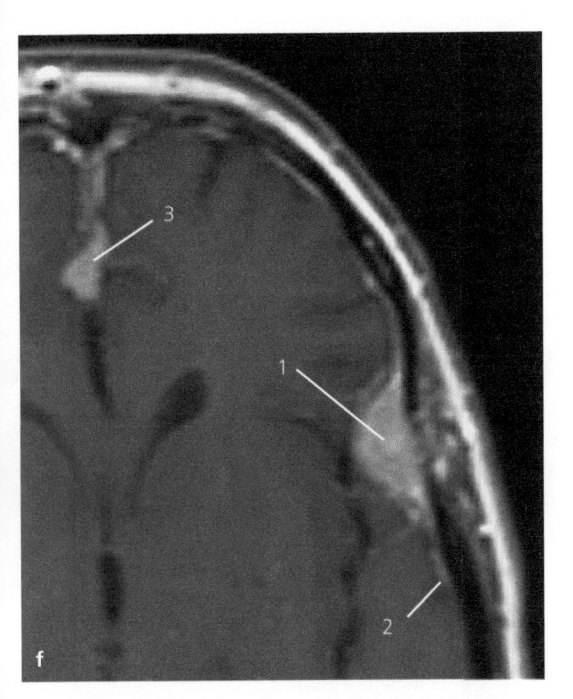

Fig. 5.13f

f RM, ponderada em T1 realçada por gadolínio, axial.
Embora na otoneurologia a varredura seja concentrada no APC, lesões podem ser encontradas em outros sítios intracranianos.
Neste corte axial, um meningioma temporal (1) é demonstrado com uma típica cauda dural acompanhando a dura-máter (2).
Outro meningioma de menor tamanho está presente adjacente à foice cerebral (3).

Meningioma do Ângulo Pontocerebelar

Diagnóstico Diferencial

- Schwannoma, paquimeningite (em casos de massas menores). Menos provável: ependimoma, astrocitoma.

Pontos de Avaliação

- Na TC, o meningioma pode estar associado a calcificações e hiperostose das estruturas ósseas adjacentes. No caso abaixo, embora a audição tenha sido subjetivamente restaurada e confirmada por audiometria, a audiometria do tronco encefálico revelou evidência de patologia retrococlear severa e persistente. Os meningiomas que se originam e permanecem localizados no conduto auditivo interno são possíveis, porém extremamente raros; eles geralmente se expandem de um local no APC para o interior do conduto, como demonstrado neste caso. O conduto auditivo interno pode estar alargado em decorrência da extensão do tumor, ou estreitado em razão das alterações hiperostóticas. A presença de uma cauda dural é sugestiva, porém não patognômica, de meningioma.

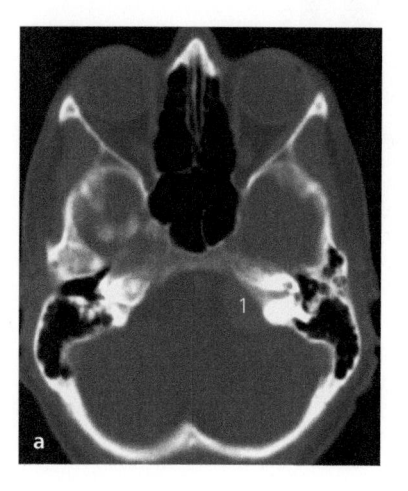

Fig. 5.14a-c Uma mulher de 35 anos de idade que desenvolveu surdez súbita no lado esquerdo e parestesias na hemiface esquerda durante a gravidez.

a TC, axial. Logo antes do nascimento de seu filho, uma TC sem contraste sugeriu uma lesão no APC esquerdo (1). O tamanho do conduto auditivo interno não parece estar afetado. Nenhuma alteração é observada no lado direito. Após o nascimento, a audição foi completamente restaurada. Todavia, uma RM foi realizada para avaliação adicional.

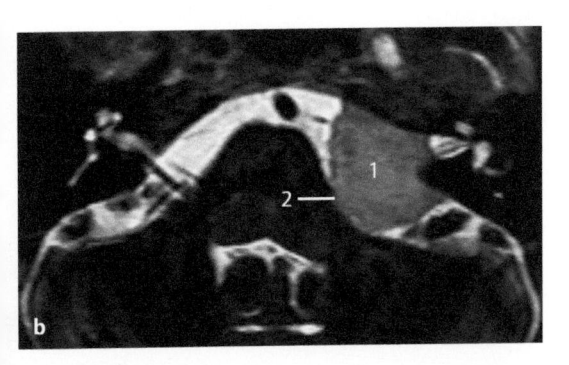

Fig. 5.14b, c

b IRM, ponderada em T2, axial. A RM revelou uma massa no APC (1), que estava em contato com o tronco encefálico (2) e apresentava uma significante extensão anterior, com invasão do conduto auditivo interno.

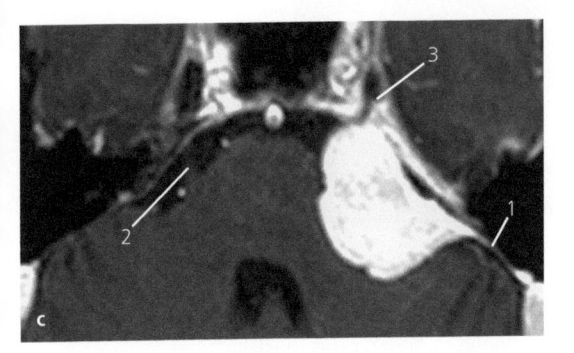

c RM, ponderada em T1 realçada por gadolínio, axial.
Realce intenso da massa com uma cauda dural posteriormente (1). Os distúrbios sensoriais podem ser explicados pela compressão do nervo trigêmio. No lado saudável contralateral, o trajeto do nervo trigêmeo no tronco encefálico é indicado (2). No lado afetado (3), esta área está completamente invadida pelo tumor, com expansão para o cavo de Meckel (3).

Schwannoma do Nervo Trigêmio

Diagnóstico Diferencial
- Ependimoma, granuloma de colesterol (ápice petroso), distúrbios inflamatórios com goma (sarcoidose, sífilis).

Pontos de Avaliação
- Os sintomas clínicos iniciais e tardios sugerem o sítio de origem da lesão, além de ajudar na diferenciação entre um tumor e uma lesão inflamatória.
- Múltiplas lesões ou déficits do nervo craniano e rápida progressão são indicativos de distúrbios inflamatórios.

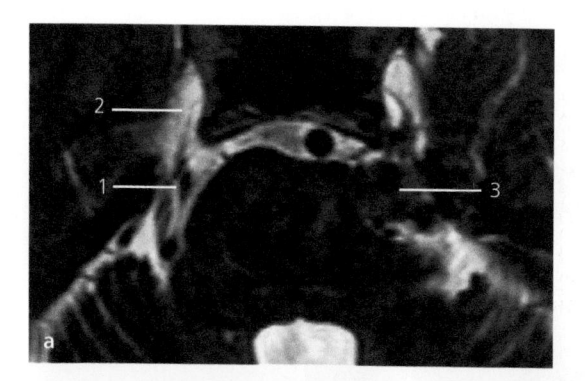

Fig. 5.15a-d Schwannoma do nervo trigêmio.

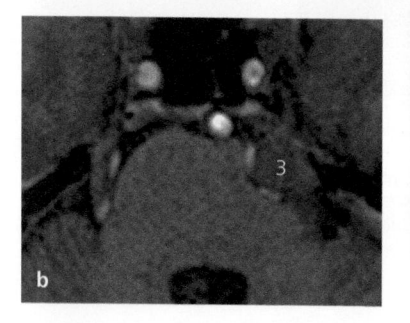

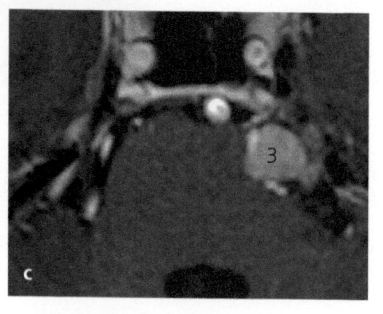

a-c Paciente com déficits sensoriais na hemiface esquerda: RM, ponderada em T2 (a), ponderada em T1 (b) e ponderada em T1 realçada por gadolínio (c), axial. A imagem ponderada em T2 (figura da esquerda) exibe uma aparência normal do líquido cefalorraquidiano adjacente (1) à zona de entrada da raiz do nervo trigêmeo no tronco encefálico e aparência normal do cavo de Meckel no lado direito (2). No lado esquerdo, uma lesão tumoral (3) é observada na posição esperada da zona de entrada da raiz do nervo trigêmeo. Esta massa apresenta um aspecto benigno, arredondado e está homogeneamente realçada.
Estas características de imagem, em conjunto com os sintomas clínicos, são fortemente sugestivas de schwannoma do nervo trigêmio.

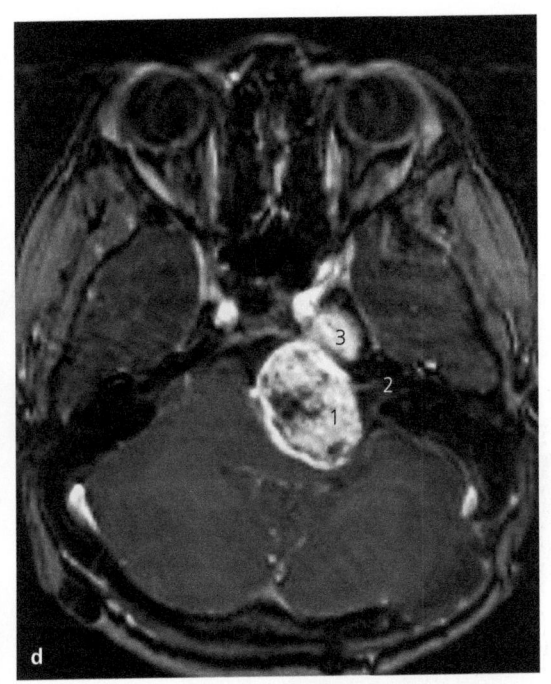

Fig. 5.15d

d RM, ponderada em T1 realçada por gadolínio, axial.
Ocasionalmente, é difícil a localização do tumor primário, como demonstrado neste caso com disfunção do nervo trigêmeo. Há uma massa de bordas lisas no APC. A porção posterior desta massa (1), que está comprimindo o tronco encefálico e o cerebelo, exibe uma captação não homogênea de contraste com severas áreas císticas/necróticas não captantes. O conduto auditivo interno apresenta uma aparência normal (2). A porção anterior da massa, na posição esperada do cavo de Meckel (3), está realçada homogeneamente. Os achados de imagem são inespecíficos e o diagnóstico diferencial inclui schwannoma vestibulococlear e facial (sem extensão para o conduto auditivo interno), meningioma e schwannoma do trigêmeo. Quando combinada à apresentação clínica, a extensão anterior para o cavo de Meckel favorece o diagnóstico de schwannoma do trigêmeo.

Astrocitoma no Ângulo Pontocerebelar

Diagnóstico Diferencial
- Meningioma ou schwannoma com degeneração cística, transformação maligna (raro), ou tumor residual após remoção cirúrgica. Outras lesões primárias do tronco encefálico, como ependimoma e glioma.
- Tumor do saco endolinfático infiltrativo.

Pontos de Avaliação
- Nitidez das margens ajuda a diferenciar entre uma massa benigna e maligna.
- Um tumor do saco endolinfático que se origina próximo à porção óssea da mastoide posterior ao labirinto é geralmente extradural.

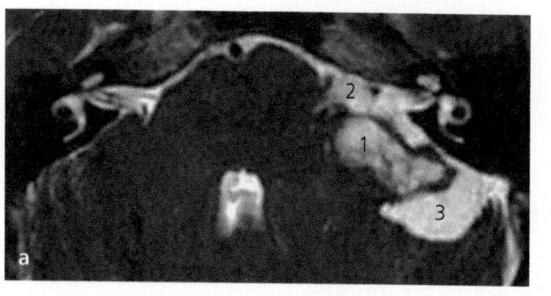

Fig. 5.16a-c Achado incidental de uma lesão na fossa craniana posterior esquerda em uma jovem após traumatismo craniano. Não havia perda auditiva, embora o potencial evocado auditivo de tronco encefálico estivesse anormal.

a RM, ponderada em T2, axial. Uma área rica em fluidos (1) de intensidade heterogênea foi observada intraduralmente no cerebelo, com extensão duvidosa (2) para o orifício do conduto auditivo interno. Uma coleção de líquido cefalorraquidiano circunda a lesão (3).

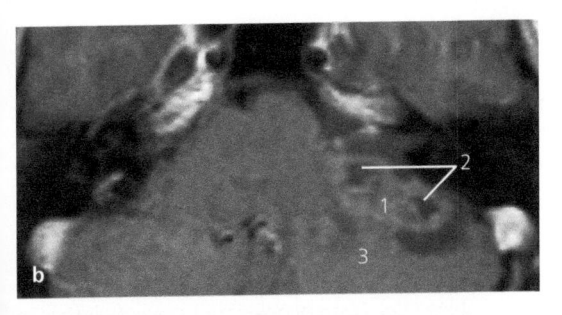

Fig. 5.16b, c

b RM, ponderada em T1 realçada por gadolínio, axial.
Observar o realce de contraste discreto. Os conteúdos sólidos com contornos irregulares (1), os componentes císticos (2) e a invasão do cerebelo (3) são mais claramente visíveis.

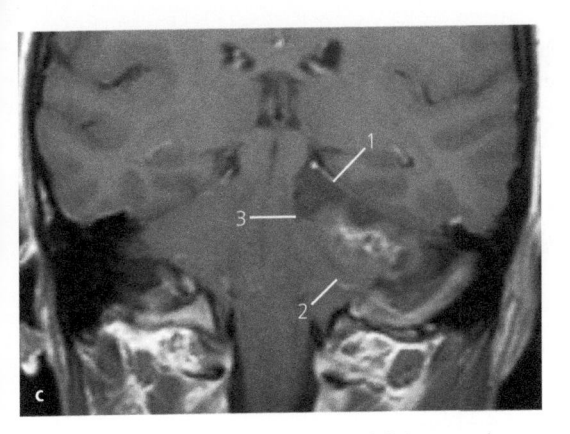

c RM, ponderada em T1 realçada por gadolínio, coronal.
O padrão normal de realce do tentório é satisfatoriamente demonstrado neste plano coronal (1) e separa o tumor cerebelar parcialmente realçado das estruturas supratentoriais normais. Além disso, a margem caudal (2) e medial (3) do tumor são mais bem visualizadas, como demonstrado pela ampla extensão para o hemisfério cerebelar esquerdo.

Labirintite e Meningite Subclínica

Diagnóstico Diferencial

- Geralmente labirintite viral; a labirintite bacteriana pode ser secundária a doenças na orelha média (invasão bacteriana ou secundária ao transporte de endotoxinas), distúrbios autoimunes (doença de Cogan) ou disseminação a partir de uma patologia retrococlear (ver também a próxima seção sobre otossífilis).

Pontos de Avaliação

- Otoscopia pode excluir as infecções de orelha média, embora a TC seja indicada em alguns casos. A RM irá exibir realce (retro)coclear nos casos de infecção (aguda).
- Envolvimento inflamatório das estruturas intralabirínticas pode resultar em fibrose e ossificação. Em casos bilaterais, isto pode impedir a inserção de um implante coclear.

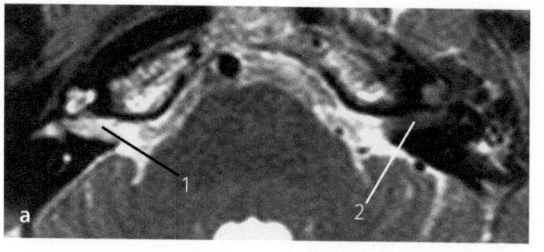

Fig. 5.17a-e Paciente encaminhada de outra instituição com patologia suspeita na região do conduto auditivo interno esquerdo. Ela tinha apresentado-se 6 meses antes com surdez súbita do lado esquerdo e paresia parcial temporária do nervo facial esquerdo.

a RM, ponderada em T2, axial. Observar o conteúdo líquido normal do conduto auditivo interno no lado direito (1), enquanto no lado afetado, o conteúdo do conduto auditivo interno (2) e da orelha interna estão hipointensos.

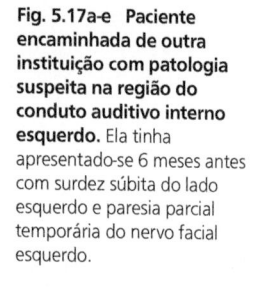

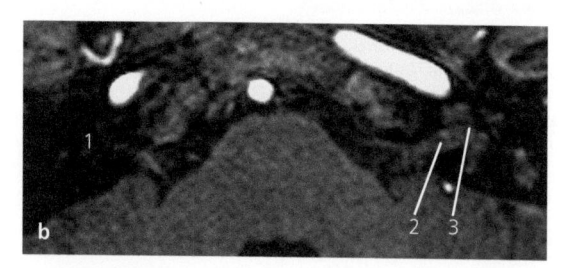

b RM, ponderada em T1, axial. Normalmente, como observado no lado saudável, as estruturas da orelha interna são pouco visíveis nas imagens ponderadas em T1 (1). No entanto, nesta paciente, os conteúdos do conduto auditivo interno esquerdo (2), assim como as estruturas da orelha interna (3) são bem visualizados em razão da intensidade de sinal intermediária, patológica.

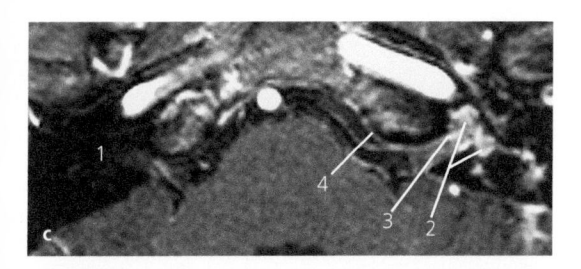

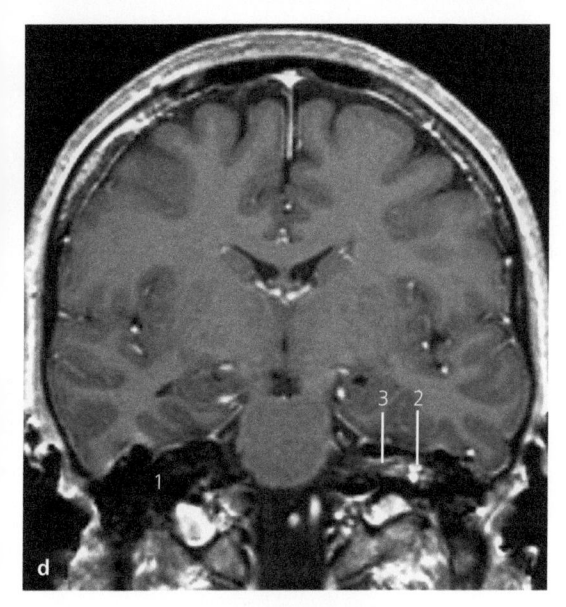

5 Patologia da Base do Crânio – Porção Média da Base do Crânio   153

Fig. 5.17 c-e
c, d RM, ponderada em T1 realçada por gadolínio, axial (c) e coronal (d). RM com contraste não exibe realce do lado direito normal (1). No lado esquerdo, há um realce intenso da cóclea, vestíbulo (2) e uma pequena porção do conduto auditivo interno (3). Observar o espessamento meníngeo discreto e realce ao longo da cisterna pontocerebelar (4). Todos esses achados são indicativos de labirintite com fibrose intraluminal e/ou ossificação, em combinação com meningite subclínica.

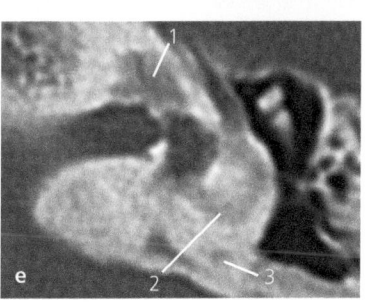

e TC axial. Adicional avaliação com TC confirmou a ossificação suspeita da cóclea (1) e dos canais semicirculares horizontal (2) e posterior (3).

Otossífilis e Complicações Intracranianas

Diagnóstico Diferencial

Paquimeningite pode ser causada por:

- *Infecções* outras que a sífilis *(Treponema pallidum):* tuberculose, doença de Lyme *(Borrelia burgdorferi)*, fúngica, cisticercose, vírus linfotrófico de células T.
- *Doenças autoimunes*, como artrite reumatoide, granulomatose de Wegener, sarcoidose, poliarterite nodosa, doença de Behçet, doença de Sjögren.
- *Neoplasias*, como linfoma, plasmacitoma, meningioma, metástases.

Pontos de Avaliação

- Déficits de nervos cranianos, rápida progressão e múltiplas lesões são fortemente indicativos de distúrbios inflamatórios. Na suspeita de malignidade, atentar para o envolvimento de outros órgãos como sítios primários de possíveis metástases.
- O envolvimento inflamatório das estruturas intralabirínticas pode resultar em fibrose e/ou ossificação. Em casos bilaterais, isto pode impedir a inserção de um implante coclear, embora seu sucesso também possa ser limitado por déficits retrococleares.

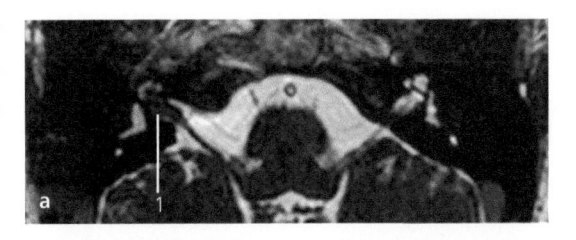

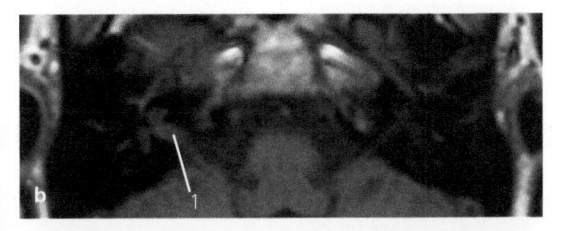

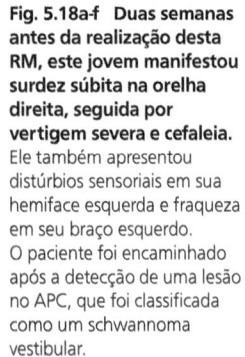

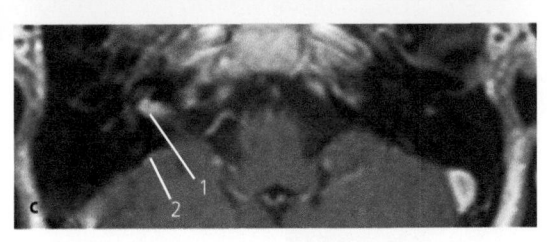

5 Patologia da Base do Crânio – Porção Média da Base do Crânio

Fig. 5.18a-f Duas semanas antes da realização desta RM, este jovem manifestou surdez súbita na orelha direita, seguida por vertigem severa e cefaleia. Ele também apresentou distúrbios sensoriais em sua hemiface esquerda e fraqueza em seu braço esquerdo.
O paciente foi encaminhado após a detecção de uma lesão no APC, que foi classificada como um schwannoma vestibular.

a-c RM, ponderada em T2 (a), ponderada em T1 (b) e ponderada em T1 realçada por gadolínio (c), axial. As imagens ponderadas em T2 demonstram ausência de fluido no conduto auditivo interno, próximo ao *fundus* (1), indicativa de schwannoma. No entanto, na imagem ponderada em T1, a lesão no conduto auditivo interno (1) e as estruturas da orelha interna apresentam uma intensidade de sinal intermediária, patológica (comparado com o lado esquerdo normal). Após a injeção de gadolínio, há realce da lesão no conduto auditivo interno (1), porém não das estruturas da orelha interna. Na área adjacente, há um pequeno realce dural discreto ao longo do cerebelo (2).

Fig. 5.18d, f ▷

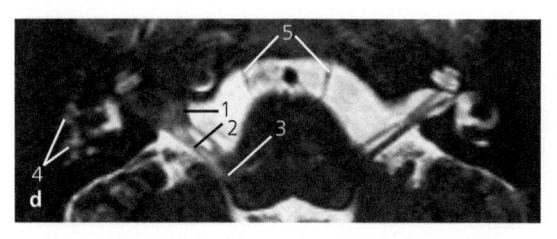

Fig. 5.18d, e

d RM, ponderada em T2, axial. Após encaminhamento, uma paresia facial parcial progressiva se desenvolveu. Por esta razão e outras queixas persistentes, uma segunda RM foi realizada 11 dias mais tarde, demonstrando aumento da lesão do conduto auditivo interno com abaulamento para o interior da cisterna pontocerebelar (1). Os nervos cranianos passando pelo conduto auditivo interno (2) estão espessados ao longo de todo o seu trajeto, desde a zona de entrada da raiz no tronco encefálico (3). Além disso, as células aeradas da mastoide ao redor do labirinto agora contêm fluido (4). Observar a aparência normal bilateral dos nervos abducentes (5).

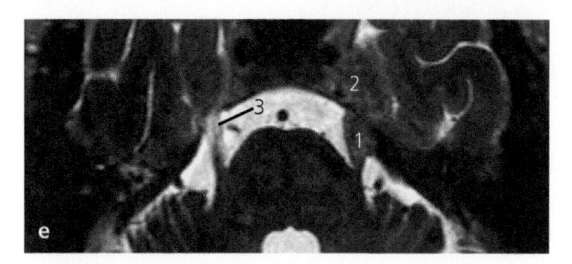

e RM, axial, configuração indicada. O exame retrospectivo da RM inicial revelou uma massa tumoral no nervo trigêmeo esquerdo, se estendendo a partir da zona de entrada da raiz (1) em direção ao gânglio trigeminal no cavo de Meckel (2). Isto explicaria os distúrbios faciais sensoriais no lado esquerdo. O nervo trigêmeo direito estava normal em seu trajeto através do líquido cefalorraquidiano (3).

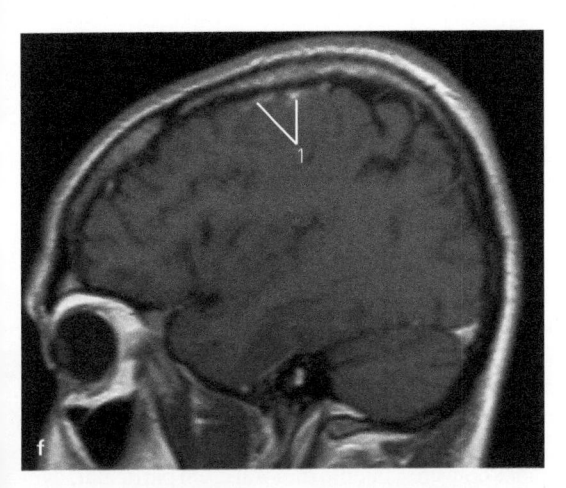

Fig. 5.18f

f RM com gadolínio, sagital. Há realce paquimeníngeo na convexidade (1), sugestivo de meningite, o que explica as severas cefaleias sofridas por este paciente. As cefaleias severas foram explicadas pela meningite, que foi confirmada pela captação de contraste na região superior do lobo temporal (1). Além disso, o paciente tinha distúrbios sensoriais da hemiface esquerda (contralateral) e perda de força no braço esquerdo. Um fluido turvo com leucócitos foi obtido na punção lombar. O exame sorológico foi positivo para *Treponema pallidum*.

Destruição Óssea do Osso Temporal
Tumor do Saco Endolinfático
Diagnóstico Diferencial

- *Glomus* jugulotimpânico, hemangioma, meningioma, tumores da orelha média (adenoma, colesteatoma), malignidades hematológicas, condrossarcoma, metástases.

Pontos de Avaliação

- Tumor do saco endolinfático originado no terço médio do saco endolinfático. É um tumor hipervascular, que pode exibir calcificação intratumoral. Destruição óssea é característica, especialmente em pacientes com doença de Von Hippel-Lindau.
- Ao discutir com o paciente as demais opções cirúrgicas ciente, considerar a possibilidade de destruição óssea na região do bulbo jugular e forame jugular e os sintomas clínicos esperados com crescimento tumoral e, em particular, os efeitos sobre os nervos cranianos VII-XI.
- Um tumor do saco endolinfático está associado a um alto risco de morbidade progressiva e complicações cirúrgicas em razão do sangramento excessivo e lesão de nervos cranianos. Quando possível, recomenda-se a realização de embolização pré-operatória.

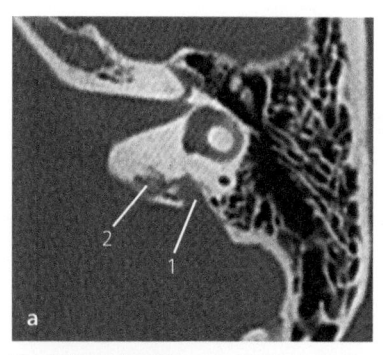

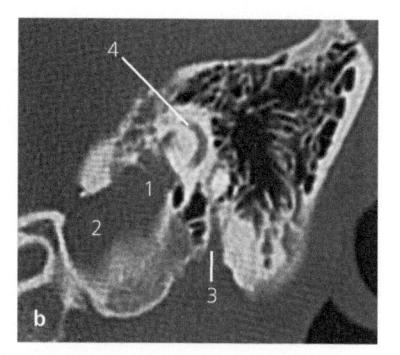

Fig. 5.19a-e Paciente com a doença de Von Hippel-Lindau encaminhado para avaliação otorrinolaringológica.

a TC, axial. Este plano axial exibe destruição da porção posteromedial do osso temporal na posição esperada do saco endolinfático, característico de tumor do saco endolinfático. O aqueduto vestibular pode estar alargado (1) e, na maioria dos casos, há invasão do osso adjacente (2) com extensão para o bulbo jugular, conduto auditivo interno, mastoide e estruturas da orelha interna. O envolvimento intracraniano é mais bem avaliado com a RM.

b TC, coronal. A parte mais ampla do tumor (1) está sobre o teto do bulbo jugular (2), com infiltração de células mastóideas mediais até a fossa craniana média. Notar o forame estilomastóideo intacto (3) e ducto semicircular posterior (4). Como neste caso, estes tumores são geralmente encontrados em pacientes com a doença de **Von Hippel-Lindau**. Salvo estes casos, o tumor do saco endolinfático é uma entidade rara.

5 Patologia da Base do Crânio – Destruição Óssea

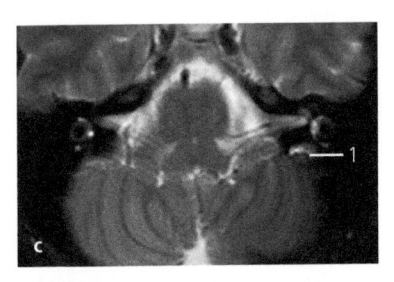

Fig. 5.19c-e

c RM, ponderada em T2, axial. O tumor é visível como uma área de sinal hiperintenso na porção posteromedial do osso temporal (1), posterior à intensidade normal do sinal do fluido do ducto semicircular posterior, confirmando os achados da TC.

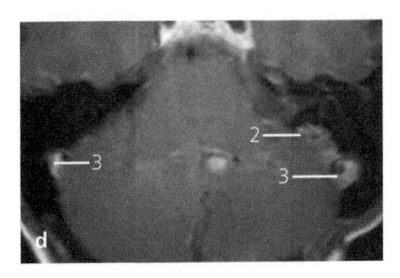

d RM, ponderada em T1 realçada por gadolínio, axial. A imagem obtida após injeção de contraste exibe realce intenso da lesão no lado esquerdo (2), confirmando sua hipervascularidade, assim como o fluxo normal no seio sigmoide em ambos os lados (3).

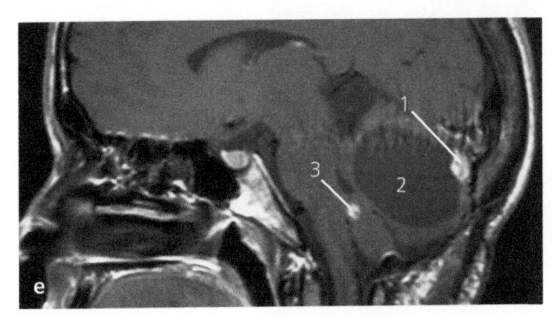

e RM, ponderada em T1 realçada por gadolínio, sagital.
Pacientes com a doença de Von Hippel-Lindau podem possuir diversos outros tumores associados a intensa morbidade por causa da compressão das estruturas vitais e hidrocefalia secundária. Neste caso, **hemangioblastoma**, com um componente cístico sólido com captação de contraste (1) e um grande componente cístico sem captação de contraste (2) está comprimindo severamente o cerebelo. Um tumor secundário, pequeno e com captação de contraste é observado mais anteriormente (3).

Glomus *Jugular (Paraganglioma)*
Diagnóstico Diferencial
- *Glomus* timpânico, hemangioma, tumores da orelha média (adenoma, colesteatoma), malignidades hematológicas, metástases.

Pontos de Avaliação
- O assoalho hipotimpânico também pode estar erodido em decorrência do crescimento inferior de um *glomus* timpânico. Erosão do contorno cortical da fossa jugular, do assoalho hipotimpânico e do canal ósseo da artéria carótida na TC, assim como intensidades heterogêneas, vazio de fluxo e compressão ou obstrução concomitante do fluxo do bulbo jugular na RM, são altamente sugestivos de *glomus* jugular ou *glomus* jugulotimpânico.

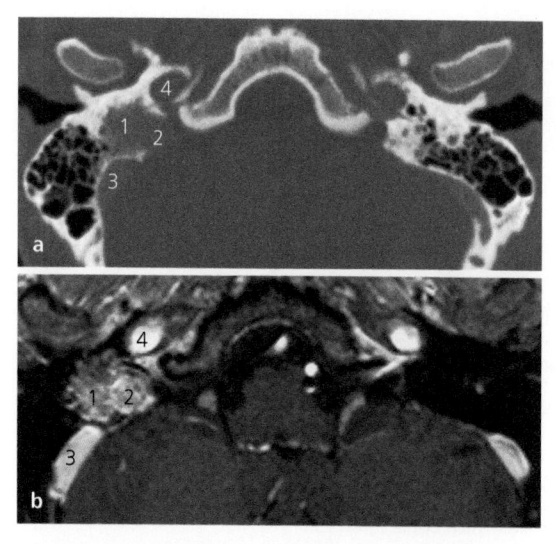

Fig. 5.20a-c Paciente com zumbido pulsátil, sem qualquer achado patológico na porção posterior do tímpano.

a, b TC e RM, ponderada em T1 realçada por gadolínio, axial.
A TC exibe destruição óssea em roido de traça do forame jugular, característico de um paraganglioma jugular. A imagem de RM obtida após a injeção de gadolínio exibe um realce intenso, ligeiramente não homogêneo, do paraganglioma (1); a área do bulbo jugular também parece estar envolvida (2), com algumas áreas de ausência de sinal representando os vasos intratumorais (denominado de padrão em sal e pimenta). O seio sigmoide (3) e a artéria carótida interna (4) não estão afetados.

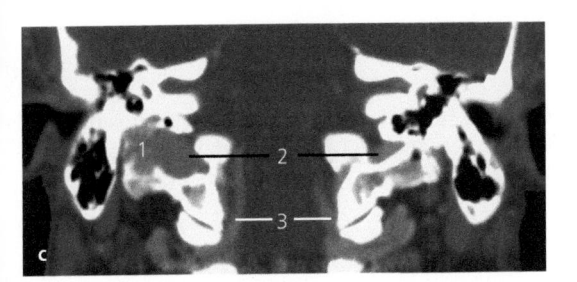

Fig. 5.20c

c TC com realce de contraste intravenoso (VER), coronal.
Massa intensificada pelo contraste (1) com destruição óssea no interior e ao redor do forame jugular, que está ampliado quando comparado com o lado esquerdo normal (2). Há realce normal bilateral das artérias carótidas ou artérias vertebrais (3). Observar que o assoalho da cavidade timpânica está intacto, tornando a lesão um *glomus* jugular verdadeiro. Se este tipo de lesão cresce através da parede inferior da cavidade timpânica, deveria ser classificada como um *glomus* jugulotimpânico.

Linfangioma

Diagnóstico Diferencial
- Pseudotumores, mucocele, cisto (granuloma) de colesterol; menos provável em virtude dos seus conteúdos: hemangioma, colesteatoma, cistos epidermoides e cisto aracnoide do ápice petroso.

Pontos de Avaliação
- Presença de septações (como observado neste paciente) na lesão favorece o diagnóstico de linfangioma.
- Pseudotumores do ápice petroso são geralmente achados incidentais (ver seção separada).
- O hemangioma possui uma configuração em sal e pimenta, embora seja muito raro no ápice petroso.
- Um cisto (granuloma) de colesterol é hiperintenso em sequências ponderadas em T2 em razão da estase de muco e hiperintenso nas sequências ponderadas em T1 em razão das alterações hemorrágicas, com possível realce de contraste da cápsula de características expansivas.
- Colesteatoma é menos hiperintenso nas sequências ponderadas em T1.
- Os cistos epidermoides demonstram sinais hipointensos em imagens ponderadas em T1 e hiperintensos em imagens ponderadas em T2.

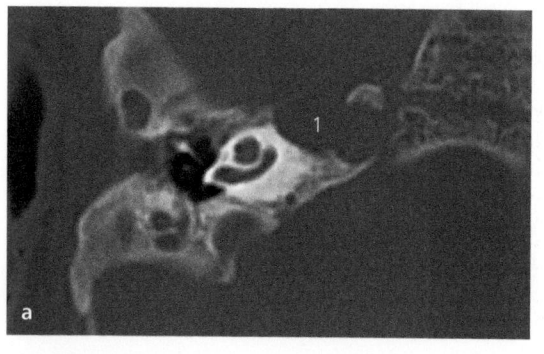

Fig. 5.21a-c Um jovem manifestando episódios repetidos de meningite de causa desconhecida.

a TC, axial. No ápice petroso, uma lesão expansiva de bordas lisas (1) destruiu algumas células ósseas no ápice, assim como parte da cápsula ótica. O lúmen coclear está intacto. Algumas células mastóideas estão visíveis e opacificadas.

5 Patologia da Base do Crânio – Destruição Óssea

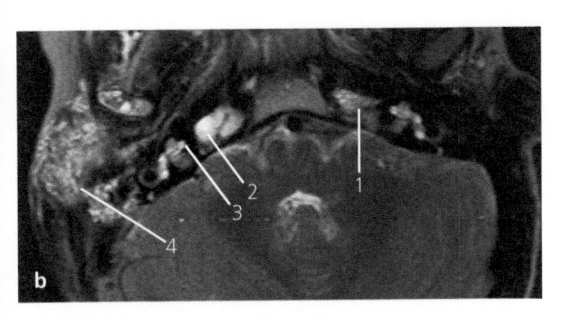

Fig. 5.21b-c

b RM, ponderada em T2, axial. As diferenças entre as opacidades são mais nítidas na RM do que na TC. No ápice petroso esquerdo, a medula óssea gordurosa está hiperintensa (1). A lesão visível na TC apresenta um sinal hiperintenso uniforme (2), idêntico ao fluido normal presente na cóclea (3), vestíbulo e canais semicirculares. Isto confirma a natureza cística desta lesão expansiva. Anteriormente, assim como em outros cortes, observa-se estase das secreções mucosas na mastoide (4) em decorrência da compressão da tuba auditiva.

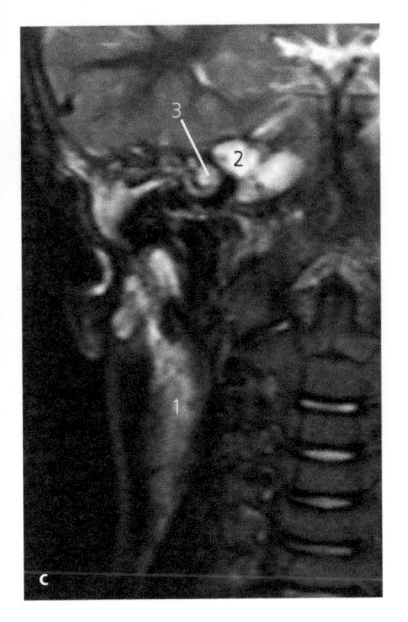

c RM, ponderada em T2, coronal. A maioria dos linfangiomas é encontrada no pescoço, assim como neste paciente, que apresentou disseminação extensa do linfangioma no lado direito de seu pescoço (1). Em alguns pacientes, o linfangioma pode não apenas se espalhar por todas as estruturas cervicais como também se expandir rapidamente com consequentes complicações em virtude da compressão de estruturas vitais. A lesão (2), como demonstrada nas figuras anteriores, está separada do lúmen intracoclear (3).

Infecção da Base do Crânio e Síndrome de Gradenigo

Diagnóstico Diferencial

- Infecções comuns se disseminando a partir da orelha média e mastoide.
- Infecções afetando múltiplos nervos cranianos (ver seção sobre otossífilis acima).
- Tumores solitários do nervo trigêmeo ou abducente.
- Compressão concomitante pelos tumores da base do crânio (schwannoma, meningioma, dermoide, cordoma, condrossarcoma).

Pontos de Avaliação

- Na síndrome de Gradenigo, os ramos durais da primeira divisão do nervo trigêmeo estão envolvidos nos sintomas de dor; o nervo abducente está paralisado em decorrência da compressão no canal de Dorelo no ápice petroso. Pseudo-Gradenigo pode ser em razão de um carcinoma nasofaríngeo invadindo a base do crânio.
- Otite externa maligna pode resultar em infecção da base do crânio. Pacientes imunocomprometidos e diabéticos são propensos a infecções bacterianas (p. ex., *Pseudomonas*) ou fúngicas (p. ex., *Aspergillus*). Imagem radiográfica e cintilográfica (p. ex., tecnécio e gálio) sequencial pode ser utilizada para monitorar a eficácia do tratamento. Complicações podem resultar da disseminação da infecção para estruturas da cabeça e pescoço ou estruturas intracranianas adjacentes.

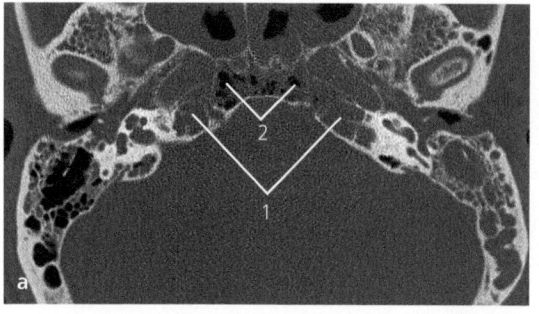

Fig. 5.22a-c Paciente com secreção purulenta na orelha esquerda, cefaleia, sinais de meningite e diplopia por causa da disfunção unilateral do nervo abducente esquerdo, todos os aspectos clássicos da síndrome de Gradenigo.

a TC, axial. Em ambos os lados, o ápice petroso (1) está opacificado. Isto pode ser por causa da medula gordurosa normal, porém considerando a opacificação na mastoide e os sintomas clínicos, é mais sugestivo de fluido detido nos ápices pneumatizados. Além disso, o clivo contém múltiplas bolhas de ar (2), o que é macroscopicamente anormal. Estes achados são consistentes com a presença de uma infecção necrotizante (provavelmente bacteriana) da base do crânio, com envolvimento primário ou secundário dos ossos temporais.

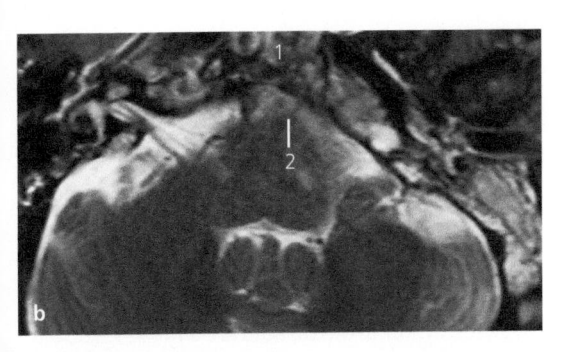

Fig. 5.22b, c

b RM, ponderada em T2, axial. Uma opacificação de toda a mastoide esquerda e parte da mastoide direita sem destruição óssea é confirmada. A mastoide está hiperintensa, comparável com o líquido cefalorraquidiano. Os ápices petrosos exibem um sinal de intensidade intermediária àquela do clivo (1). Neste corte, o nervo abducente esquerdo é satisfatoriamente visualizado em seu trajeto do tronco encefálico (2) para a área de sinal de intensidade intermediária anormal (o paciente está posicionado ligeiramente fora do plano axial; portanto, o nervo abducente direito não é visível).

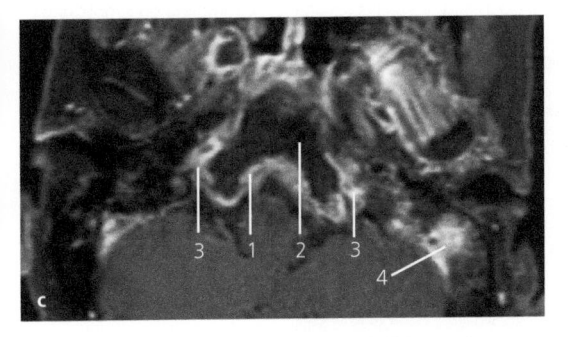

c RM, ponderada em T1 realçada por gadolínio, axial.
Há realce anormal dos contornos do clivo (1), com hipointensidade central (provavelmente necrose) e bolhas de ar (2). Além disso, os ápices petrosos estão realçados (3). Notar que o fluido retido na mastoide esquerda também está exibindo realce (4). Os achados de imagem são indicativos de um processo infeccioso disseminado.

Petrosite

Diagnóstico Diferencial
- Pseudotumores, lesões císticas (granuloma de colesterol, mucocele, epidermoide), tumores sólidos (cordoma, condroma, condrossarcoma, tumor de células gigantes, metástases), tumores do saco endolinfático.

Pontos de Avaliação
- Os sintomas clínicos podem ajudar a diferenciar entre distúrbios inflamatórios, pseudotumores assintomáticos e outras patologias. A TC e a RM são complementares. Sabendo se a origem é intradural ou extradural e a presença de alterações ósseas ajuda a estabelecer o diagnóstico mais provável.

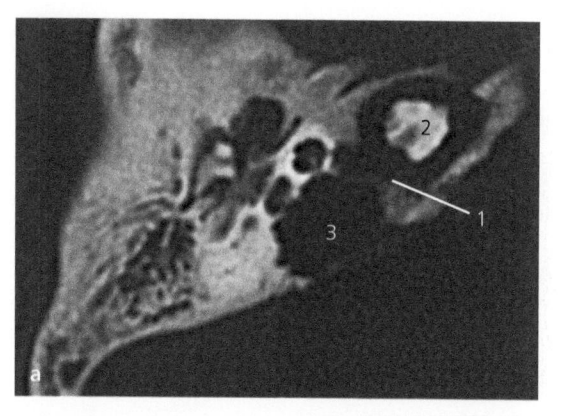

Fig. 5.23a-c Criança com uma otite crônica purulenta e completa opacificação da mastoide e orelha média. Esta otite esteve presente por muitos anos, com surdez negligenciada na orelha direita.

a TC, axial. O conduto auditivo interno é observado (1), porém não é claramente reconhecível. Anteriormente, observa-se uma translucência arredondada no ápice petroso, com um sequestro ósseo central (2). Posteriormente, uma segunda área de lise óssea irregular (3) está localizada imediatamente posterior ao vestíbulo e cóclea.

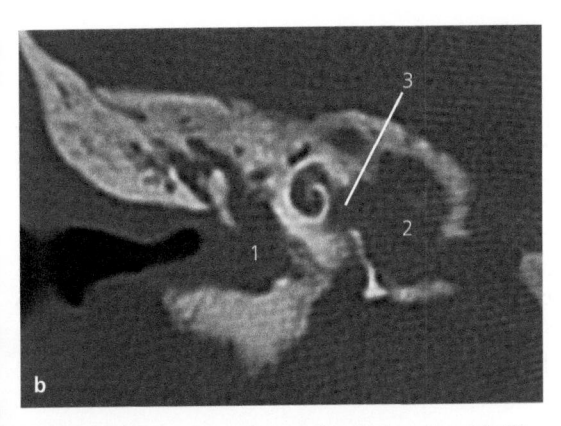

Fig. 5.23b, c

b TC, coronal. Este plano exibe opacificação da orelha média (1) e a lesão lítica expansível observada na **Fig. 5.23a** anterior ao conduto auditivo interno (2), com destruição da cápsula ótica (3) como a razão para a surdez.

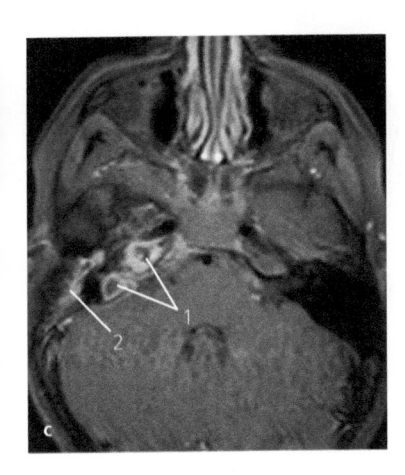

c RM, ponderada em T1 realçada por gadolínio, axial. Anterior e posterior ao conduto auditivo interno (1), lesões esféricas estão presentes com realce da borda e hipointensidade central, sugerindo granulação ou formação de cápsula ao redor das áreas de necrose. A dura adjacente exibe espessamento reativo e hiperintensidade.
Além disso, certo grau de captação de contraste é observado no fluido retido na mastoide (2), indicativo de otite crônica. Os sintomas clínicos e os achados de imagem levam a um diagnóstico de infecção granulomatosa crônica com formação de cápsula no interior e ao redor da orelha interna e ápice petroso, causando extensa destruição óssea, resultando em surdez.

Displasia Fibrosa da Base do Crânio

Diagnóstico Diferencial
- Doença de Paget, osteopetrose (Albers-Schönberg), displasia craniometafisária, síndrome de McCune-Albright.

Pontos de Avaliação
- Nos estágios mais avançados da doença de Paget, a cápsula ótica é completamente reabsorvida. Osteopetrose demonstra uma completa ausência de pneumatização do osso temporal. Displasia craniometafisária é reconhecida pela presença de hiperintensidades ósseas.
- Atentar para a invasão de estruturas vitais e nervos cranianos, assim como a formação de um colesteatoma.

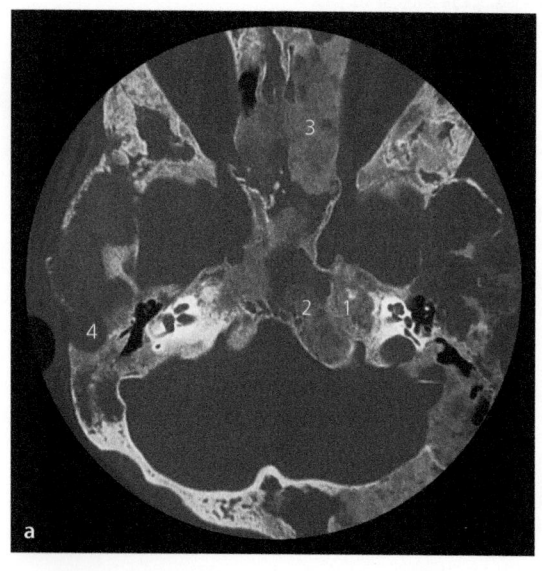

Fig. 5.24a, b Pacientes com a síndrome de McCune-Albright com queixas de edema ósseo subcutâneo e perda da audição.

a TC, axial. Toso os ossos visualizados estão aumentados com um denso aspecto de "vidro fosco" e contornos corticais intactos. Estes achados de imagem são característicos de displasia fibrosa poliostótica. É difícil o reconhecimento do ápice petroso (1) e do clivo (2) e há severa deformidade na área da placa cribriforme (3) na base anterior do crânio. As deformidades podem causar estreitamento dos forames da base do crânio, resultando em progressiva compressão e paralisia de múltiplos nervos cranianos. Outra consequência pode ser estenose do conduto auditivo externo, risco de colesteatoma de inclusão (4) e deformidades da orelha média, resultando em disacusia condutiva.

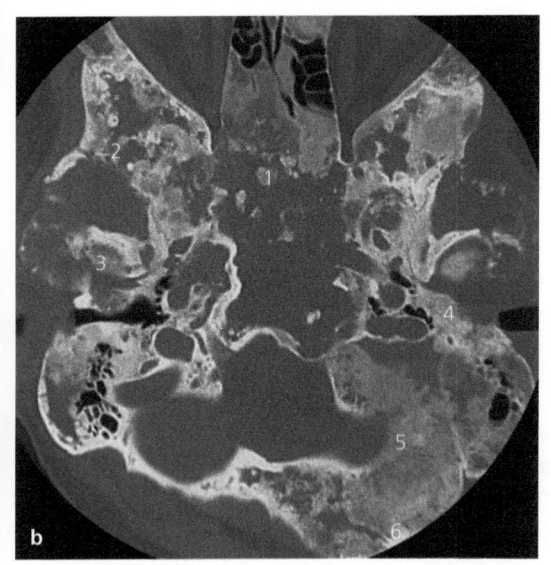

Fig. 5.24b

b TC, axial. As deformidades da base anterior do crânio (1), resultando em anosmia, são claramente visíveis. Além disso, a fossa craniana média e a fossa infratemporal estão envolvidas (2). É difícil o reconhecimento da articulação temporomandibular (3) e há problemas funcionais associados. No lado esquerdo, o conduto auditivo externo está estenosado (4). Há um menor espaço disponível para o cerebelo na fossa craniana posterior (5). O padrão de crescimento protuberante da superfície externa do crânio (6) pode resultar em deformidades cosméticas.

Patologia na Base Anterior do Crânio

Meningioma com Destruição da Base do Crânio

Diagnóstico Diferencial

- Distrofias ósseas, p. ex., displasia fibrosa.
- Tumores dos seios paranasais, p. ex., carcinoma de células escamosas, angiofibroma, fibroma ossificante, cordoma, granuloma eosinofílico.
- Muito raro: schwannoma com degeneração maligna.

Pontos de Avaliação

- Na TC, as alterações ósseas associadas à hiperostose por meningioma em placa podem ser confundidas com displasia fibrosa (poliostótica). Entretanto, no meningioma, as margens corticais dos ossos afetados não são bem delineadas.
- Na displasia fibrosa, as margens corticais estão preservadas (comparar com a seção sobre displasia fibrosa). Os nervos cranianos e a vasculatura intracraniana podem ser invadidos pela lesão. Remoção cirúrgica total é raramente possível.

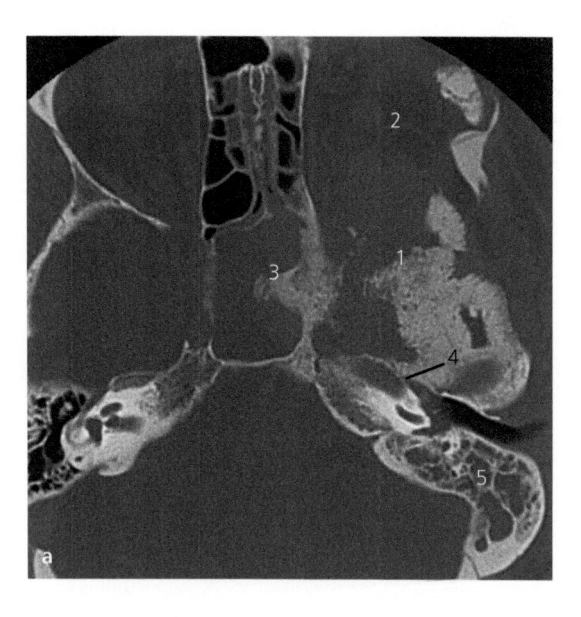

Fig. 5.25a, b Paciente com proptose e amaurose no olho esquerdo.

5 Patologia na Base Anterior do Crânio – Base Anterior do Crânio

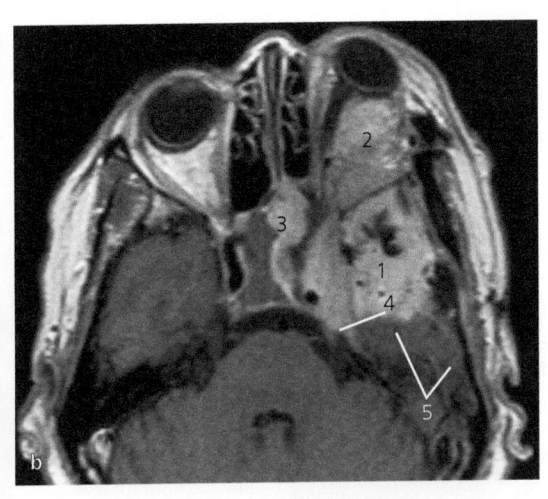

Fig. 5.25b

b RM, ponderada em T1 realçada por gadolínio. A total extensão do meningioma pode ser avaliada com as áreas de hiperostose na imagem de TC em janela óssea exibindo realce intenso (1). Realce do tecido tumoral também está presente na órbita (2) e na região esfenocavernosa (3). A proptose esquerda e o resultante deslocamento e estiramento do nervo óptico é a causa da amaurose do paciente. O seio cavernoso é invadido com o tumor deslocando e circundando a artéria carótida interna. Posteriormente, um sinal da cauda dural está presente (4). As secreções retidas na mastoide não são realçadas pelo contraste (5).

◀ **a TC, janela óssea axial.** No lado esquerdo, as alterações ósseas são observadas na região da fossa anterior (1), órbita (2) e seio esfenoide (3). Os ossos foram remodelados e expandidos em razão da hiperostose. Observar que as margens corticais dos ossos envolvidos não são bem delineadas. A tuba auditiva está estreitado em decorrência da compressão e infiltração pela lesão (4), resultando em estase das secreções mucosas na orelha média e na mastoide (5). Estes achados são característicos de uma "hiperostose por meningioma em placa".

Mucocele do Recesso Frontal

Diagnóstico Diferencial

- Meningoencefalocele, tumores benignos ou malignos dos seios paranasais, schwannoma ou glioma de órbita, tumores intracranianos (p. ex., estesioneuroblastoma de pequeno tamanho).

Pontos de Avaliação

- Cuidados devem ser tomados com grandes lesões ósseas da base do crânio, pois a remoção destas lesões pode resultar em protrusão dos conteúdos intracranianos ou marsupialização da mucocele.
- Na meningo(encéfalo)cele ou tumores intracranianos, fístula liquórica persistente pode-se formar na biópsia.

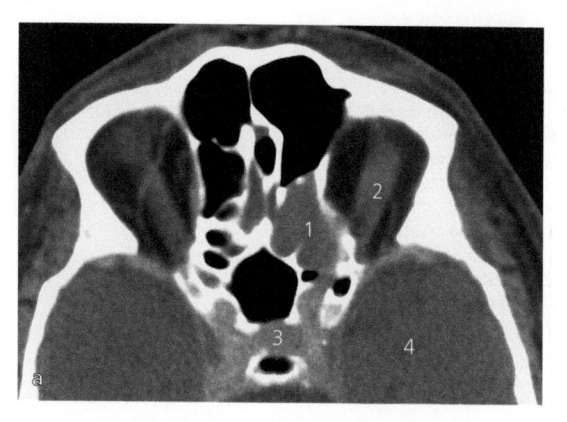

Fig. 5.26a-c Paciente com pressão frontal e leve proptose do olho esquerdo.

a TC com realce pelo meio de contraste venoso, axial.
A lesão na área do recesso frontal na base anterior do crânio (1) exibe sinais de expansão. As margens corticais estão intactas. Áreas relacionadas são a órbita com o reto superior (2), com o nervo óptico abaixo dele e, mais posteriormente, a hipófise (3). Os conteúdos da lesão estão ligeiramente hiperdensos, quando comparados com o tecido cerebral (4).

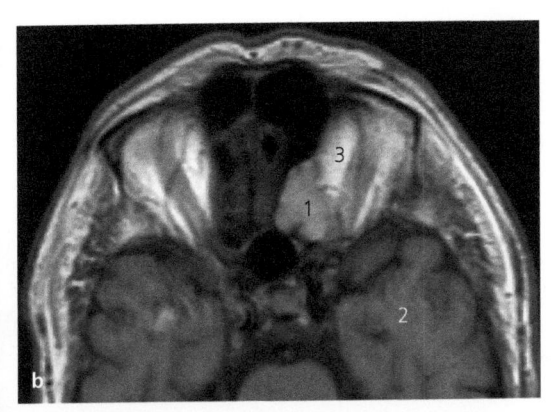

5 Patologia na Base Anterior do Crânio – Base Anterior do Crânio

Fig. 5.26b, c
b RM, ponderada em T1, axial. A lesão lobulada de bordas lisas (1), no mesmo nível que demonstrado na TC, sugere a presença de uma mucocele no recesso frontal. Seu sinal hiperintenso na imagem ponderada em T1 sem contraste indica um conteúdo líquido rico em proteínas (ver Capítulo 1).

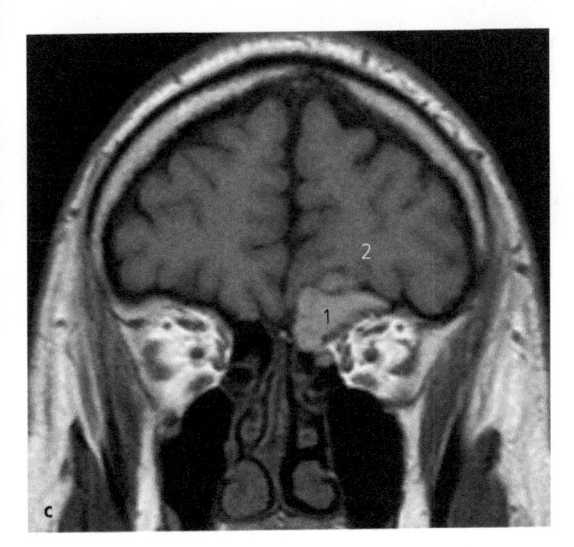

Observar a intensidade intermediária de sinal do tecido cerebral normal (2) e a hiperintensidade da gordura intraorbital (3).

c RM, ponderada em T1, coronal. A lesão (1) está situada no recesso frontal com extensão em direção ao seio frontal. As margens podem ser adequadamente avaliadas em razão da diferença na intensidade de sinal entre a mucocele e o tecido cerebral (2) e gordura intraorbital.

Observar o leve remodelamento do teto da órbita esquerda, indicativo de uma lesão de crescimento lento. Marsupialização seria uma opção de tratamento adequada neste paciente, de preferência com uma abordagem endonasal.

Meningoencefalocele

Diagnóstico Diferencial
- Cistos de inclusão (mucocele, epidermoide, dermoide), neoplasias (meningioma, cordoma), tumores hipofisários. Menos provável, mucocele do saco e ducto lacrimal.

Pontos de Avaliação
- Avaliação dos contornos ósseos é essencial para diferenciar entre os sítios de origem.
- Meningoencefaloceles na base lateral do crânio são algumas vezes difíceis de diferenciar do colesteatoma (residual) ou schwannoma facial.

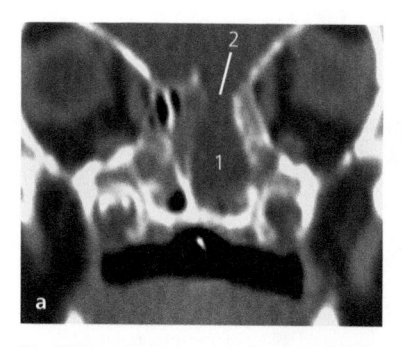

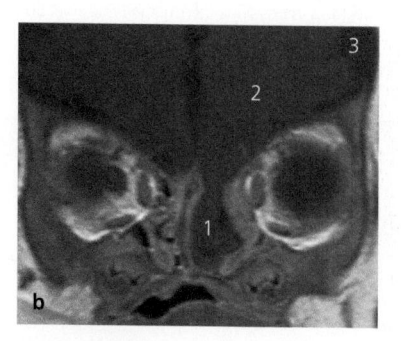

Fig. 5.27a-c Neonato com dispneia e obstrução nasal esquerda.

a TC, coronal. A cavidade nasal esquerda está preenchida com uma massa de tecido mole (1) que parece estar conectada ao cérebro por um defeito no teto do etmoide (2).

b RM, ponderada em T1, coronal. Esta imagem ponderada em T1 confirma os achados da TC. Para uma caracterização adicional da massa (1), é importante observar a intensidade do sinal. Neste caso, a intensidade do sinal da massa é similar à do tecido cerebral (2), se encaixando na descrição de encefalocele. Se a intensidade do sinal fosse igual àquela do líquido cefalorraquidiano (3), este quadro teria sido diagnosticado como meningocele.

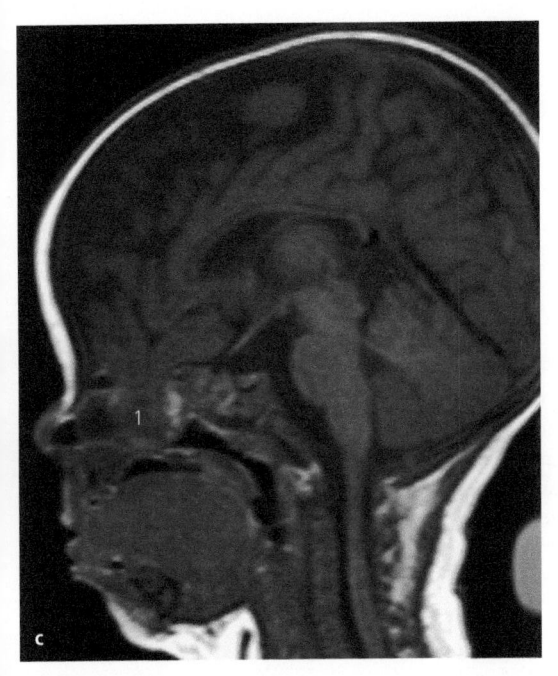

Fig. 5.27 c

c **RM, ponderada em T1, sagital.** O plano sagital confirma prolapso do lobo frontal na fossa nasal (1). Alternativamente, o reposicionamento poderia ser realizado por craniotomia e revestimento do defeito da base do crânio com um transplante muscular no sentido interno-externo.

Estesioneuroblastoma

Diagnóstico Diferencial

- Meningoencefalocele, tumores benignos e malignos dos seios paranasais (linfoma, sarcoma, carcinoma indiferenciado), tumores intracranianos.

Pontos de Avaliação

- O estesioneuroblastoma é um tumor incomum de origem na crista neural que deriva da mucosa olfatória na fossa nasal superior. O início destes tumores polipoides é, geralmente, unilateral e eles podem sangrar profusamente na biópsia. Casos negligenciados aparecem na forma de uma massa bilateral na fossa craniana anterior. Nestes tumores maiores, que geralmente possuem extensão intracraniana, cistos tumorais periféricos podem ocorrer nas margens da porção intracraniana da massa. Estes cistos possuem sua base mais ampla no tumor e, quando presente, são altamente sugestivos do diagnóstico (imagem) de estesioneuroblastoma. Atentar para invasão dos nervos cranianos ou vasos intracranianos, que, durante a remoção, pode ser importante na estimativa da morbidade.

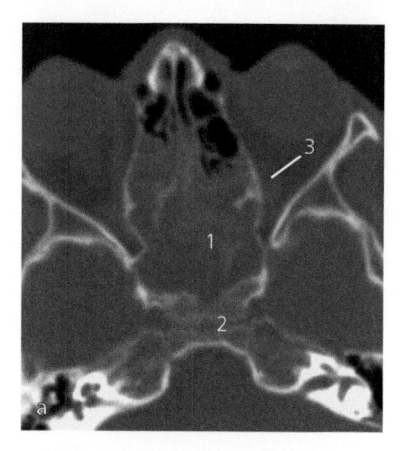

Fig. 5.28a, b Criança com obstrução nasal bilateral rapidamente progressiva.

a TC, janela óssea axial. Há uma completa opacificação bilateral do seio etmoide e esfenoide (1). O córtex anterior do clivo (2) parece estar erodido e há algum tecido mole, possivelmente tumor, na órbita esquerda (3), que é difícil avaliar em uma imagem de TC em janela óssea.

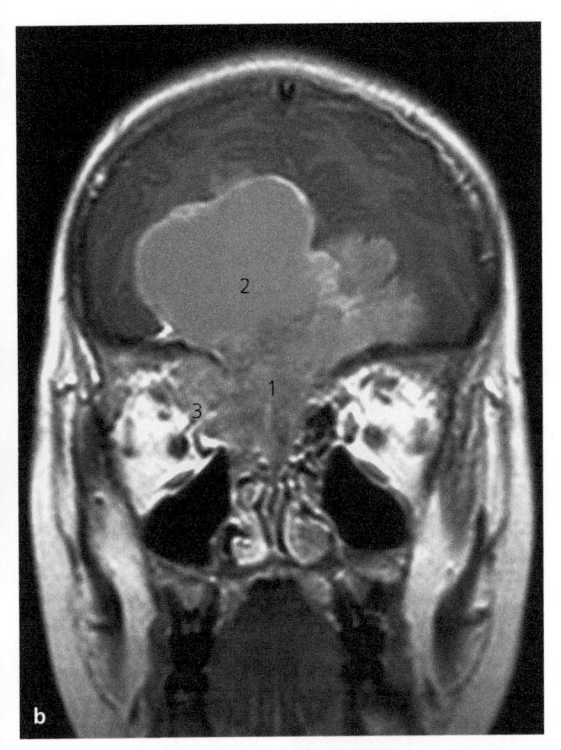

Fig. 5.28b

b RM, ponderada em T1 realçada por gadolínio, coronal.
Uma grande massa multilobulada está presente na base central do crânio, centrada na região da placa cribriforme (1) com extensão bilateral para o interior das fossas nasais, assim como envolvimento intracraniano bilateral. A massa exibe realce intenso, possivelmente com um grande componente cístico (2) preenchido com fluido hiperintenso rico em proteína e comprimindo o lobo frontal.
Neste nível, o tumor está invadindo a gordura da órbita direita (3).
Com base nos achados de imagem, estesioneuroblastoma (neuroblastoma olfatório) é o diagnóstico mais provável.

Patologia da Hipófise

Diagnóstico Diferencial
- Meningo(encefalo)cele, mucocele, hemangioblastoma.

Pontos de Avaliação
- Nas classificações da patologia hipofisária, as lesões selares são classificadas como microadenomas. Microadenomas são geralmente tumores produtores de hormônios com sintomas clínicos específicos (p. ex., galactorreia).
- Tumores com extensão extra-selar são classificados como macroadenomas. A maioria dos macroadenomas são tumores não funcionais. Portanto, estas lesões se manifestam tardiamente e podem atingir dimensões extraordinárias. Grandes adenomas hipofisários podem vir acompanhados de degeneração cística com ou sem hemorragia. Macroadenomas com extensão superior podem comprometer o quiasma óptico, com distúrbios do campo visual e até mesmo amaurose. Com menor frequência, os macroadenomas se disseminam inferiormente para o seio esfenoide.
- Cuidados devem ser tomados com as grandes lesões ósseas da base do crânio, pois a remoção destas lesões pode resultar em protrusão dos conteúdos intracranianos ou marsupialização da mucocele. Na meningo(encefalo)cele ou tumores intracranianos, fístula liquórica persistente pode ocorrer na biópsia. Uma abordagem transeptal é uma abordagem delicada para biópsia ou remoção cirúrgica, com boa visualização e baixo risco de complicações.

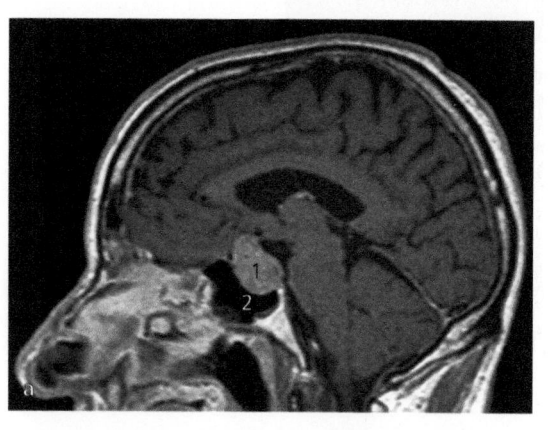

Fig. 5.29a-c Patologias hipofisárias.
Um otorrinolaringologista pode precisar ser consultado para fornecer a abordagem cirúrgica de remoção do tumor para o neurocirurgião.

a RM, ponderada em T1 realçada por gadolínio, sagital.
Esta imagem sagital realçada por contraste exibe um macroadenoma de realce intenso que preenche a fossa selar (1). A sela está aumentada sem destruição e está invadindo o teto do seio esfenoide (2), indicativo de um processo de crescimento lento. Superiormente, ela está se estendendo para a posição esperada do quiasma óptico.

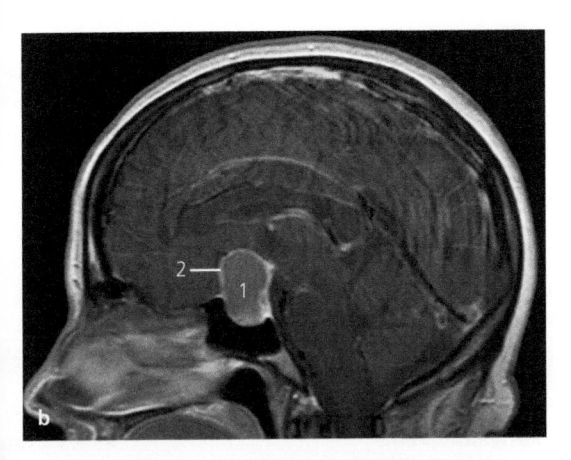

5 Patologia na Base Anterior do Crânio – Base Anterior do Crânio

Fig. 5.29b, c

b RM, ponderada em T1 realçada por gadolínio, sagital.
Adenoma hipofisário cístico (1), com realce da borda (2) e extensão supraselar. Utilizando uma abordagem transeptal ou transesfenoidal endoscópica, estes tumores podem ser ressecados completamente ou parcialmente para resolver a compressão das estruturas vitais, como o quiasma óptico.

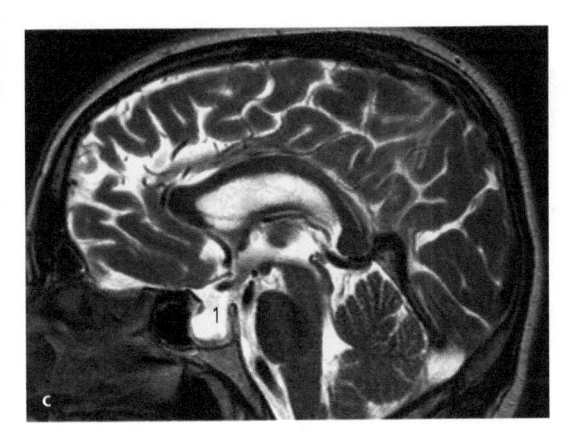

c RM, ponderada em T2, sagital. A hipófise parece estar ausente com a sela preenchida com líquido cefalorraquidiano (1) Este é um caso clássico da assim chamada "sela vazia", que geralmente é um achado incidental sem significância clínica. A glândula está achatada pela compressão do líquido cefalorraquidiano (que herniou através do diafragma selar) e é visível na forma de uma borda fina de tecido ao longo do assoalho selar. O único diagnóstico diferencial é um cisto aracnoide na porção superior da sela túrcica.

Complicações Intracranianas

Trombose de Seios Durais

Fig. 5.30a, b Paciente com otorreia purulenta em orelha esquerda e severa cefaleia.
Para avaliação, a RM com angiografia por ressonância magnética (ARM) é o melhor exame para o diagnóstico de trombose de seios durais.

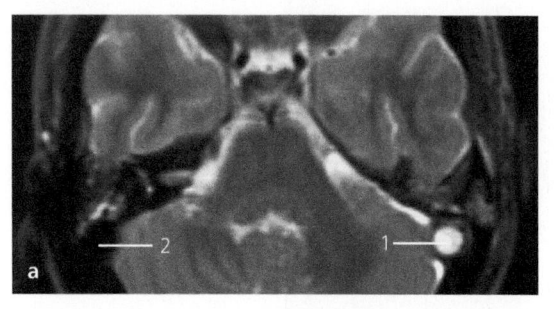

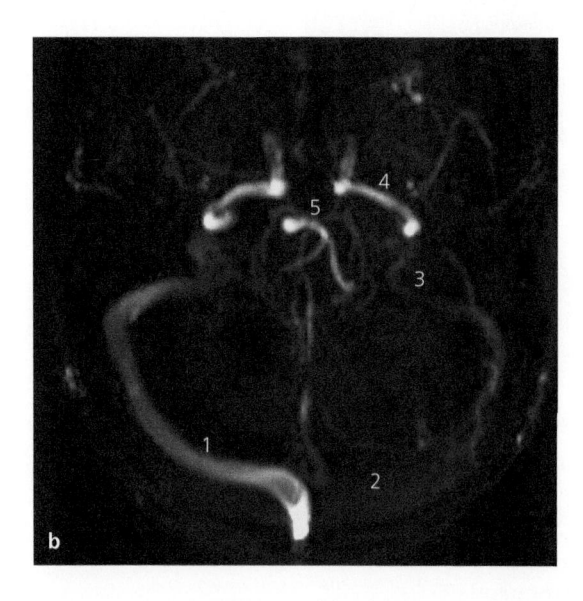

a RM, ponderada em T2, axial. Otomastoidite pode-se disseminar intracranialmente, resultando em tromboflebite de seios durais, que pode comprometer o seio sigmoide e transverso e pode estender-se para a veia ou bulbo jugular. Esta imagem ponderada em T2 exibe um hipersinal anormal no seio sigmoide esquerdo (1), indicativo de trombose. O seio direito normal (2) está patente e, portanto, não exibe sinal (também conhecido como vazio de fluxo). Secreções retidas estão presente nas células mastóideas em ambos os lados.

Abscesso Intracraniano de Origem Otológica

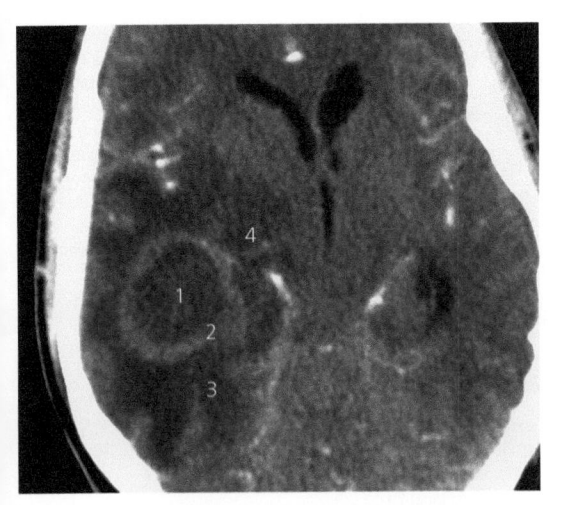

Fig. 5.31 Um jovem com uma cavidade radical cronicamente infectada com um colesteatoma residual.

TC com contraste intravenoso, axial. Otomastoidite pode espalhar-se intracranialmente, resultando em meningite, encefalite e/ou abscesso cerebral. A imagem de TC demonstra um abscesso temporal direito (1) com o típico realce da borda (2). Em volta do abscesso há uma grande área de baixa densidade (3), indicativa de edema cerebral com efeito de massa no corno posterior do ventrículo cerebral lateral direito (4), que está completamente comprimido. Infelizmente, este quadro acabou sendo uma complicação fatal.

◀ Fig. 5.30b
  b ARNM, axial. O seio transverso direito está patente e de aparência normal (1). No lado esquerdo, há completa trombose dural do seio transverso (2) e seio sigmoide estendendo-se para o bulbo jugular (3). Observar a aparência normal da artéria carótida interna (4) e da artéria basilar (5).

Abscesso Intracraniano de Origem Nasossinusal

Fig. 5.32a, b Um paciente operado 2 semanas antes de ser submetido a uma abordagem endonasal para o tratamento de uma completa opacificação de todos os seios no lado esquerdo. Infundibulotomia e antrostomia do seio maxilar no lado esquerdo foram realizados sem complicações. No entanto, alguns dias depois, o paciente desenvolveu convulsões e sinais de meningite.

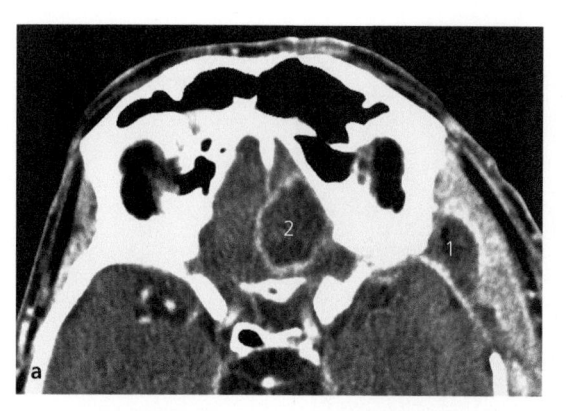

a TC com contraste intravenoso, axial. Após antibioticoterapia inicial, um empiema subdural (1) foi drenado cirurgicamente. Na porção basal do lobo frontal esquerdo, uma área de baixa densidade com realce da borda está presente, indicativo de um abscesso intracraniano (2).

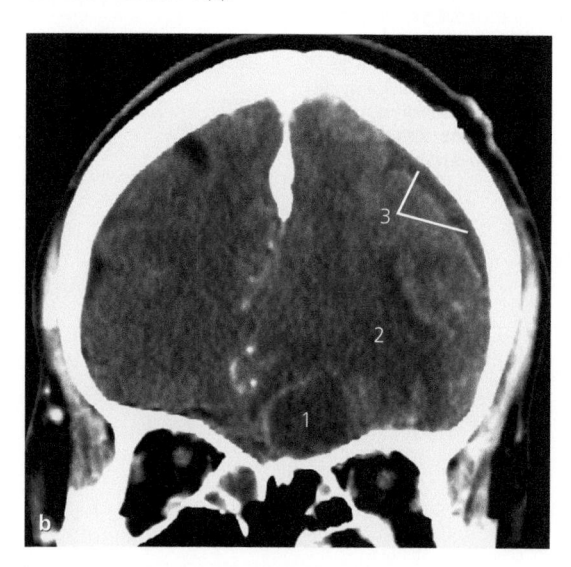

b TC com contraste intravenoso, coronal. Este plano exibe o abscesso (1) no lobo frontal esquerdo em contato com o teto etmoidal. Observar o extenso edema de baixa densidade (2) circundando o abscesso e a coleção líquida subdural (3). O paciente se recuperou após drenagem cirúrgica e vários meses de antibioticoterapia.

Hemorragia Intracraniana Decorrente de uma Falsa Via

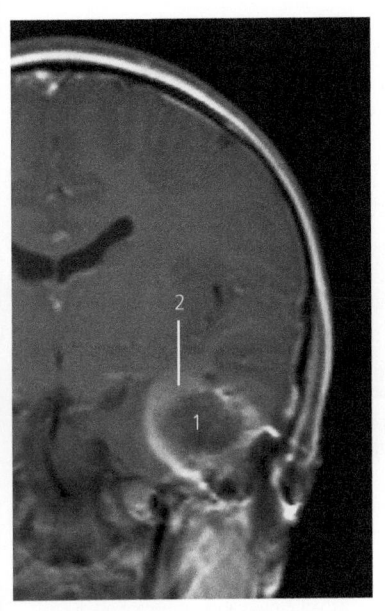

Fig. 5.33 Via falsa em um paciente após uma mastoidectomia. O cirurgião "seguiu o caminho errado" no lobo temporal.

RM, ponderada em T1 realçada por gadolínio. O hematoma (1) apresenta conteúdo hipointenso, indicando seu recente desenvolvimento (ver Capítulo 1) e há realce de suas margens (2). Não há sinais de compressão ou edema adjacente.

Hemorragia Intracraniana Decorrente de uma Abordagem na Fossa Craniana Média

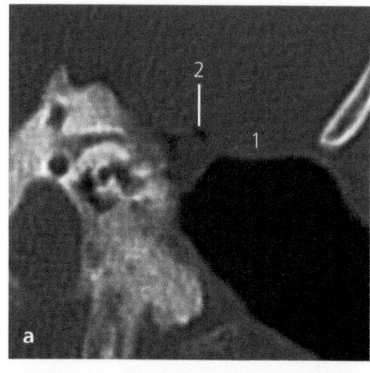

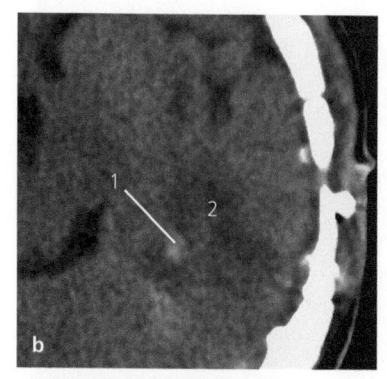

Fig. 5.34a, b Paciente com uma cavidade radical e perda persistente de líquido da cavidade. Foi demonstrado que o líquido era líquido cefalorraquidiano.

a TC, coronal. A imagem coronal exibe a cavidade radical. Um grande defeito ósseo está presente na posição esperada do tégmen (1). Cranial a este defeito, há algumas bolhas de ar (2), nas quais podem estar localizadas no interior da dura-máter Para resolver a fístula liquórica, o neurocirurgião optou por uma abordagem na fossa craniana média para reconstruir o defeito do interior para o exterior, sustentando-o com um transplante muscular.

b TC, axial. Pós-operatoriamente, o paciente desenvolveu afasia. A TC sem contraste exibiu uma pequena área de hiperintensidade (1), provavelmente sangue fresco, com uma grande zona de edema adjacente (2). Estes achados de imagem explicam os sintomas clínicos causados por retração prolongada do lobo temporal durante a cirurgia.

5 Patologia da Base do Crânio – Complicações Intracranianas   185

Defeito Dural após Cirurgia Nasossinusal

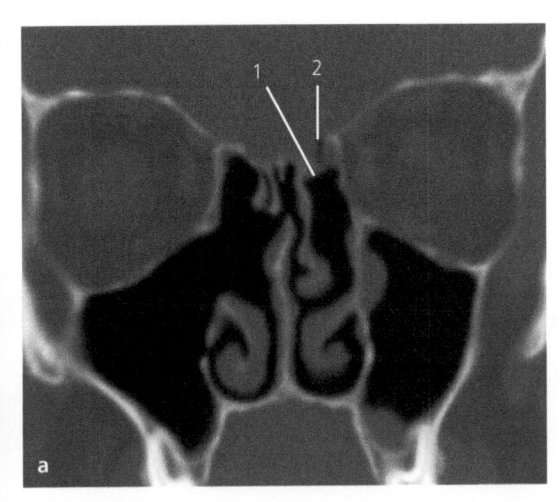

Fig. 5.35a, b Situação após cirurgia endoscópica nasossinusal com perda persistente de líquido cefalorraquidiano.

a TC, coronal. O corte no nível da fossa olfatória exibe um defeito ósseo envolvendo a placa cribriforme esquerda (1), indicando o local da fístula liquórica iatrogênica. Observar a pequena bolha de ar (2) acima da placa cribriforme.

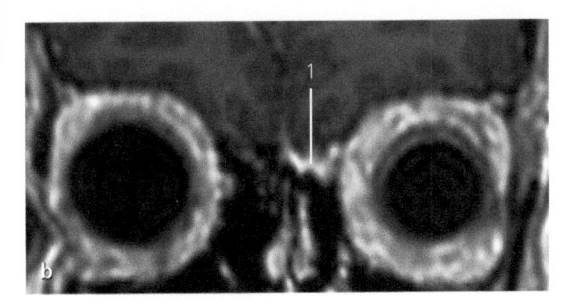

b RM ponderada em T1 com gadolínio, coronal. Nesta imagem ponderada em T1 com gadolínio, há realce intenso na região da fístula liquórica (1). Isto é provavelmente em decorrência do tecido de granulação hipervascular e/ou meningite local.

Nariz

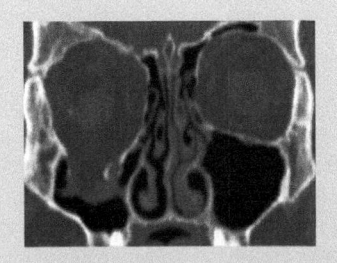

6 Anatomia Radiológica da Cavidade Nasal e Seios Paranasais ... *188*

7 Patologia da Cavidade Nasal e Seios Paranasais ... *203*

Patologia Não Maligna dos Seios (Para)nasais ... *203*

Déficits Congênitos ... *230*

Envolvimento da Órbita ... *237*

Neoplasias dos Seios (Para)nasais ... *254*

6 Anatomia Radiológica da Cavidade Nasal e Seios Paranasais

A radiografia convencional (radiografia simples) dos seios paranasais e outras partes do crânio é frequentemente utilizada como uma ferramenta de triagem no diagnóstico de sinusite, porém possui valor limitado para avaliação detalhada em virtude da sobreposição das estruturas.

Para uma avaliação pré-operatória mais precisa e uso durante a cirurgia, a tomografia computadorizada (TC) é a ferramenta de eleição para visualizar as margens anatômicas e para detectar patologias dos seios paranasais. Embora a TC nem sempre diferencie claramente entre tecidos moles de secreções, ela fornece informações cruciais sobre a localização da doença e a integridade das estruturas ósseas.

A imagem por ressonância magnética (RM) possibilita um melhor discernimento das características das doenças dos tecidos moles e a relação com outras estruturas anatômicas, assim como a disseminação para estas estruturas e invasão destas estruturas. Informações detalhadas são fornecidas sobre os compartimentos intracranianos, assim como as estruturas intraorbitárias. Exemplos da RM são exibidos e discutidos no Capítulo 5.

Na radiografia convencional, as incidências de Caldwell e Waters são as projeções mais comumente utilizadas; ambas se complementam.

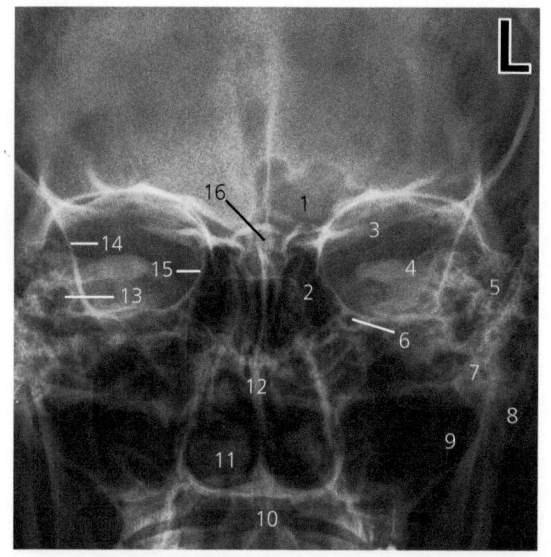

Fig. 6.1 Incidência de Caldwell.
1. Seio frontal esquerdo aplasia do lado direito
2. Seio etimóideo
3. Plano esfenoidal
4. Aspecto superior do osso petroso
5. Células mastóideas pneumatizadas e gaseificadas
6. Forame redondo (canal infraorbitário)
7. Arco zigomático
8. Ápice da mastoide
9. Seio maxilar
10. Maxila
11. Corneto inferior
12. Septo nasal
13. Cóclea
14. Linha inominada da asa maior do esfenoide
15. Lâmina papiracea
16. Crista de galo

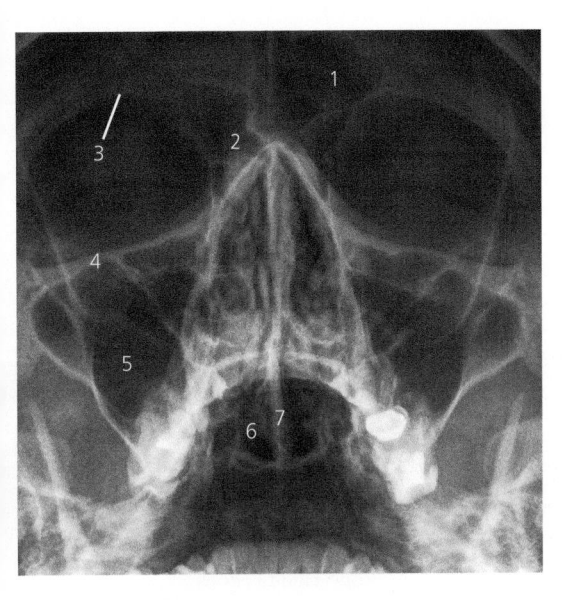

6 Anatomia Radiológica da Cavidade Nasal e Seios Paranasais 189

Fig. 6.2 Incidência de Waters.
1 Seio frontal
2 Recesso frontal
3 Canal do nervo supraorbitário
4 Assoalho orbitário
5 Seio maxilar
6 Seio esfenoidal
7 Septo interesfenoidal

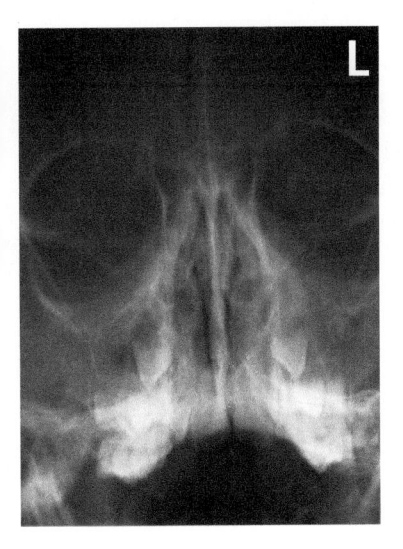

Fig. 6.3 Incidência de Waters. Incidência de Waters de uma criança de 7 anos de idade. Os seios frontais ainda não estão pneumatizados. Na região do seio maxilar, vários dentes não erupcionados estão presentes, limitando os procedimentos cirúrgicos que podem ser realizados nesta área.

Pontos de Avaliação para a TC das Cavidades Nasais e Seios Paranasais

Embora a maioria dos pontos de avaliação mencionados abaixo também possam ser avaliados em radiografias simples, a TC irá demonstrar muito mais detalhes dos contornos e conteúdos ósseos. Avaliação sistemática é mais bem realizada em uma sequência anteroposterior, iniciando com os cortes coronais, seguido por uma sequência craniocaudal dos cortes axiais. Em ambas as sequências, a avaliação começa com os cortes menos complexos. Os seios paranasais, assim como as estruturas restantes, são sistemáticos e bilateralmente examinados de acordo com os pontos mencionados abaixo. Embora uma descrição clínica seja mais longa, sempre vale a pena considerar ambas as partes da avaliação, mesmo em casos em que não há patologia.

Seio Frontal

- Presença, extensão e grau de pneumatização, contornos ósseos.
- Conteúdos: estruturas septais, aeração ou opacificação do seio.
- No caso de opacificação: características como calcificações.
- Recesso frontal: patência e opacificação.

Seio Etmoidal

- Grau de pneumatização, contornos ósseos.
- Opacificação: difusa, localização (anterior/posterior).
- Teto etmoidal: aparência, altura e diferenças entre o lado esquerdo e direito.
- Bula etmoidal: morfologia, grau de extensão caudal.
- Lâmina papirácea.

Infundíbulo

- Patência, morfologia do processo uncinado.
- Obstrução por uma bula etmoidal caudalmente estendida, opacidades.

Seio Maxilar

- Grau de pneumatização, contornos ósseos, elementos dentários, quaisquer fístulas que ocorram na maxila.
- Morfologia do canal ósseo contendo o nervo infraorbitário.
- Presença de cistos de retenção e sua relação com o óstio natural, grau de obstrução, opacificações e suas características.

Seio Esfenoide
- Grau de pneumatização, contornos ósseos, opacificação.
- Canais carotídeo interno e óptico, forame redondo, fossa hipofisária.

Estruturas Restantes
- Septo nasal: desvios, esporão ou espinha nasal, crista Galli.
- Cornetos nasais: morfologia, pneumatização, efeitos obstrutivos.
- Placa cribriforme, diferença de altura na base do crânio, ducto lacrimal, patologia intra orbitária.

Anatomia Radiológica nos Cortes Coronais de TC em uma Sequência Anteroposterior

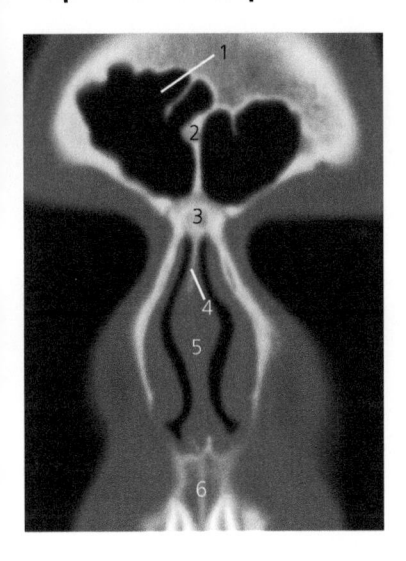

Fig. 6.4 Corte coronal de TC na região nasossinusal.
1 Seio frontal
2 Septo interfrontal
3 Osso nasal/násio
4 Placa perpendicular
5 Cartilagem septal
6 Maxila

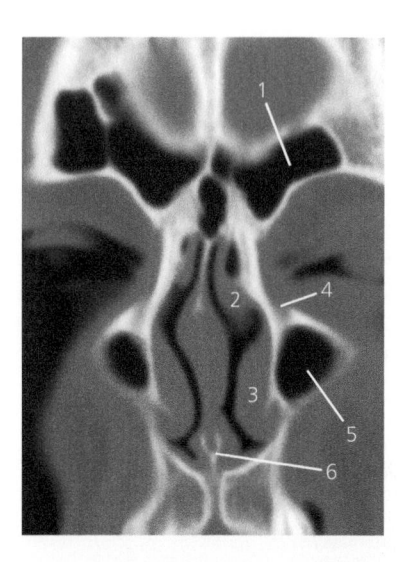

Fig. 6.5 Corte coronal de TC na região nasossinual.
1 Seio frontal
2 Corneto médio
3 Corneto inferior
4 Saco lacrimal
5 Seio maxilar
6 Espinha nasal anterior

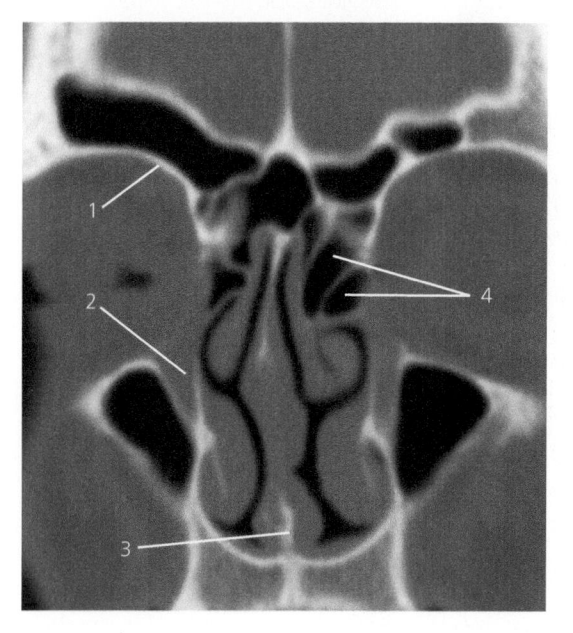

Fig. 6.6 Corte coronal de TC na região nasossinual.
1 Margem orbital superior
2 Ducto nasolacrimal
3 Pré-maxila
4 Células etmoidais anteriores e/ou célula *agger nasi* (localizada anteriormente ao processo uncinado)

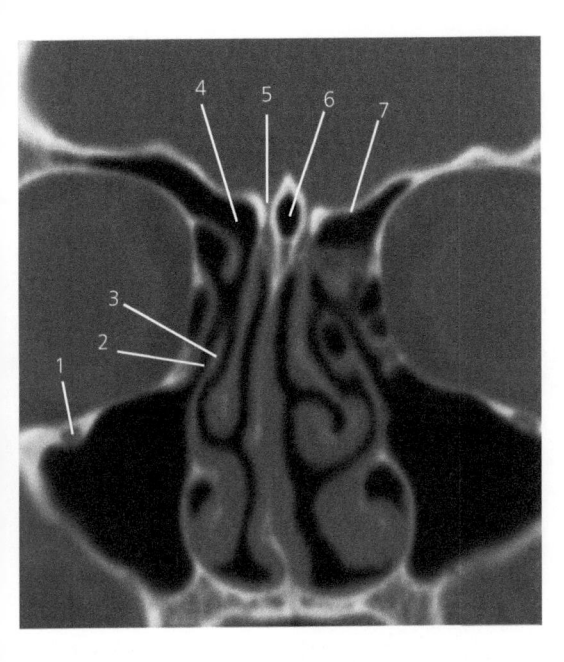

6 Anatomia Radiológica da Cavidade Nasal e Seios Paranasais 193

Fig. 6.7 Corte coronal de TC na região nasossinusal.
1 Canal ósseo contendo o nervo infraorbitário
2 Infundíbulo
3 Processo uncinado (pneumatizado no lado esquerdo)
4 Recesso frontal
5 Placa cribriforme
6 Crista Galli (neste caso, pneumatizada)
7 Fóvea etmoidal

Observação: Neste caso, não há a presença de células de Haller, pois o ponto de avaliação é próximo ao canal infraorbitário.

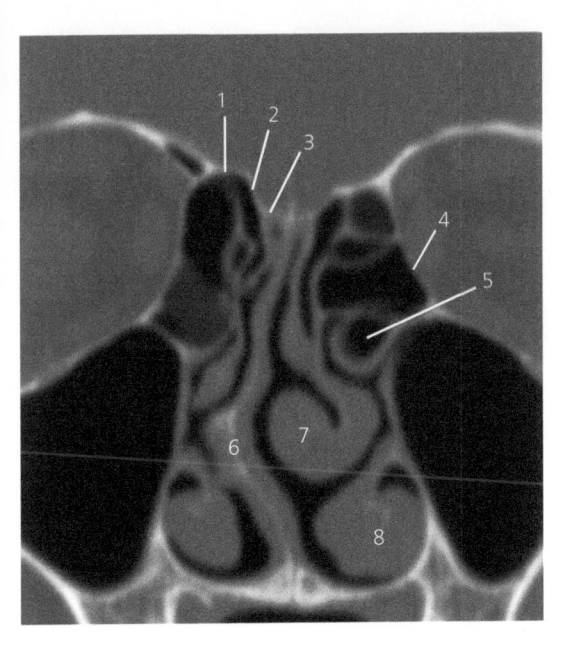

Fig. 6.8 Corte coronal de TC na região nasossinusal.
1 Fóvea etmoidal
2 Lamela lateral da placa cribriforme
3 Placa cribriforme (região do I nervo craniano)
4 Lâmina papirácea
5 Bula etmoidal
6 Desvio septal com esporão nasal
7 Corneto médio paradoxalmente curvado
8 Corneto inferior hipertrófico (pode ser compensatório)

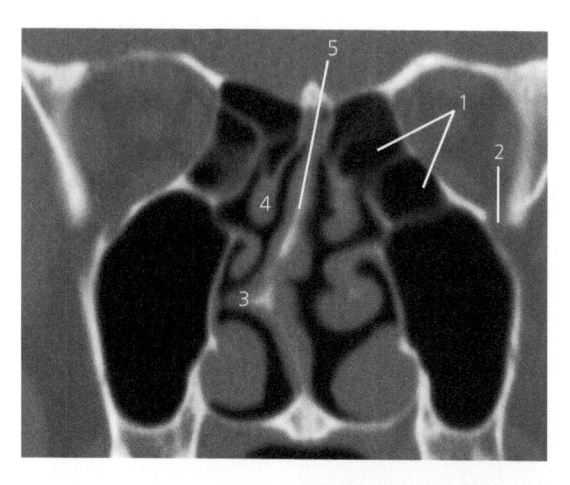

Fig. 6.9 Corte coronal de TC na região nasossinusal.
1 Células etmoidais posteriores
2 Fissura infraorbitária
3 Espinha nasal
4 Corneto superior
5 Placa perpendicular

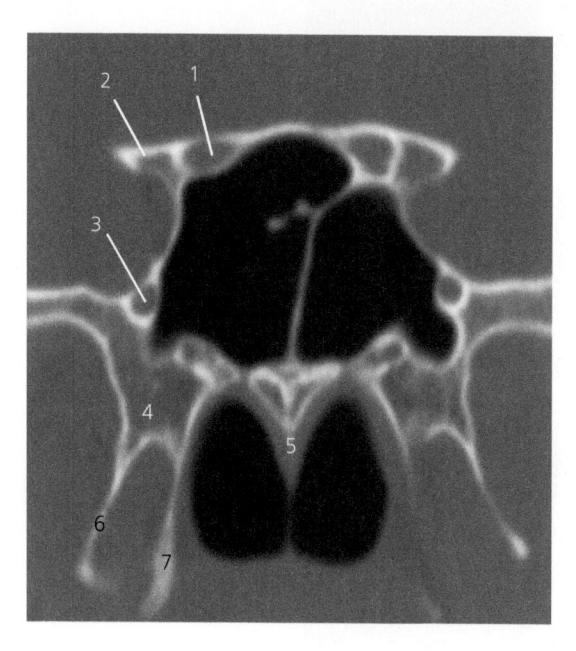

Fig. 6.10 Corte coronal de TC na região nasossinusal.
1 Canal óptico (II nervo craniano)
2 Processo clinoide anterior
3 Forame redondo (nervo craniano V2, ramo maxilar)
4 Processo pterigoide (logo atrás da fossa pterigopalatina, ver cortes axiais)
5 Vômer, entre as aberturas coanais direita e esquerda
6 Lâmina lateral
7 Lâmina medial

Observação: Nesta região, as células de Onodi (célula esfenoetmoidal posterior) podem estar presentes, porém não são observadas nestes casos.

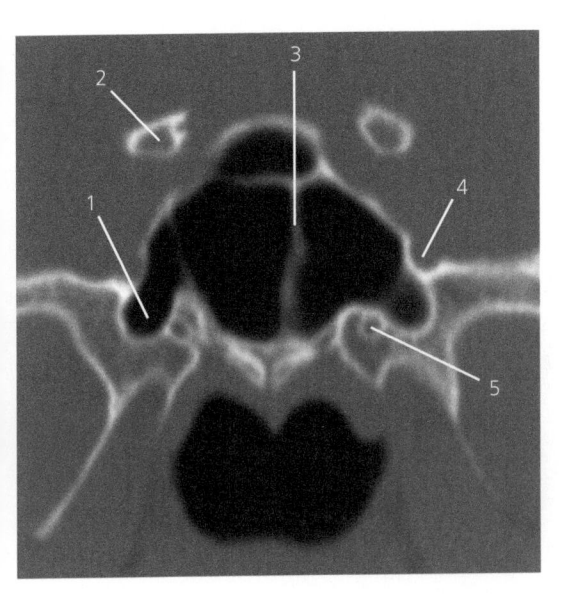

6 Anatomia Radiológica da Cavidade Nasal e Seios Paranasais 195

Fig. 6.11 Corte coronal de TC na região nasossinusal.
1 Recesso pterigoide do seio esfenoide
2 Processo clinoide anterior
3 Septo inter-esfenoidal
4 Forame redondo (nervo craniano V2, ramo maxilar)
5 Canal pterigoide (também denominado de canal Vidiano)

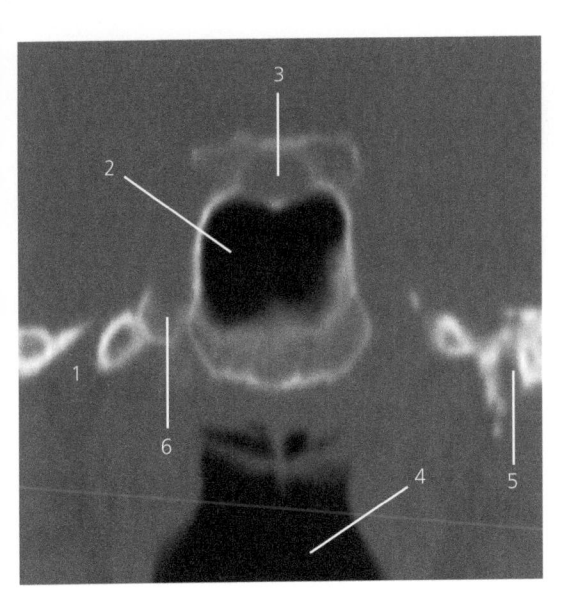

Fig. 6.12 Corte coronal de TC na região nasossinusal.
1 Forame oval (nervo craniano V3, ramo mandibular)
2 Parte posterior do seio esfenoide
3 Glândula hipofisária na fossa hipofisária
4 Nasofaringe
5 Forame espinhal contendo a artéria meníngea média
6 Cavo de Meckel (gânglio trigeminal do V nervo craniano)

Anatomia Radiológica dos Cortes Axiais de TC em uma Sequência Craniocaudal

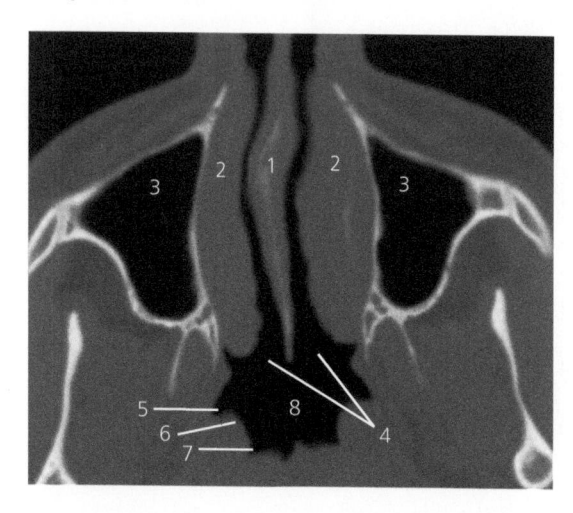

Fig. 6.13 Corte axial de TC na região nasossinusal.
1 Septo nasal
2 Corneto inferior
3 Seio maxilar
4 Abertura coanal
5 Orifício nasofaríngeo da tuba auditiva
6 Toro tubário
7 Fossa de Rosenmüller
8 Espaço nasofaríngeo

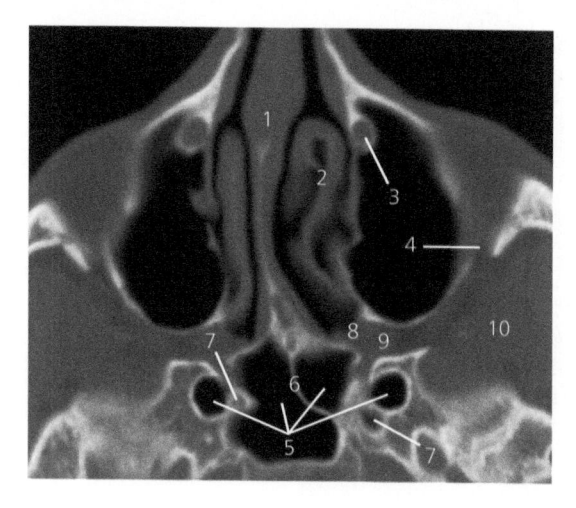

Fig. 6.14 Corte axial de TC na região nasossinusal.
1 Septo
2 Corneto médio ondulado
3 Ducto nasolacrimal
4 Fissura infraorbitária
5 Esfenoide (pneumatização estendida)
6 Septo interesfenoidal
7 Artéria carótida interna
8 Forame esfenopalatino
9 Fossa pterigopalatina
10 Fossa infratemporal

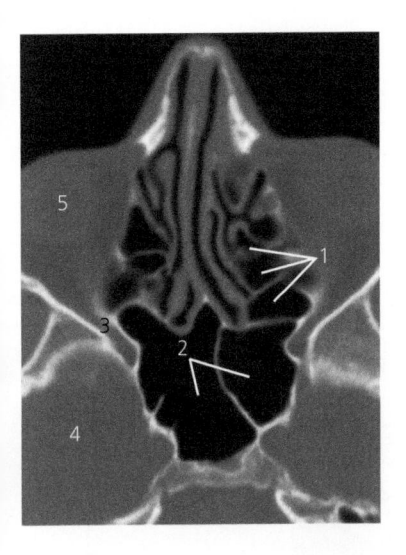

6 Anatomia Radiológica da Cavidade Nasal e Seios Paranasais

Fig. 6.15 Corte axial de TC na região nasossinusal.
1 Células etmoidais posteriores
2 Seio esfenoide
3 Fissura infraorbitária
4 Fossa craniana média
5 Bulbo ocular

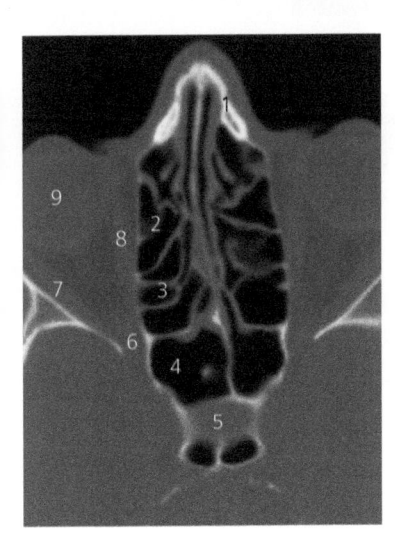

Fig. 6.16 Corte axial de TC na região nasossinusal.
1 Osso nasal
2 Células etmoidais anteriores
3 Células etmoidais posteriores
4 Seio esfenoide
5 Fossa hipofisária
6 Canal óptico
7 Músculo reto lateral
8 Músculo reto medial
9 Bulbo ocular com lente intraocular

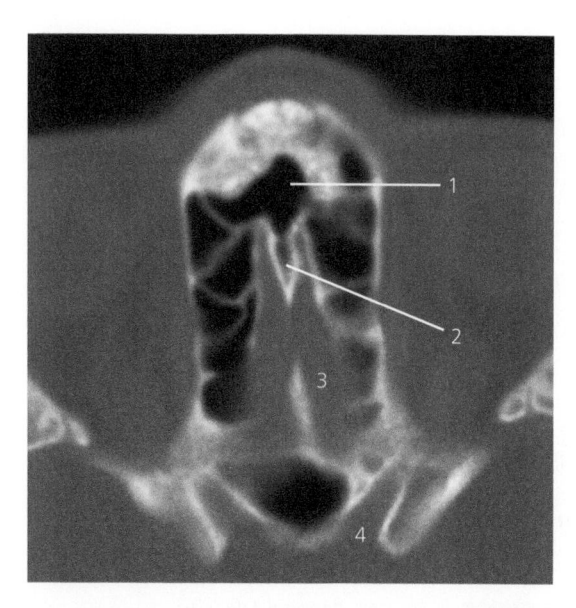

Fig. 6.17 Corte axial de TC na região nasossinusal.
1 Recesso frontal
2 Crista Galli
3 Região olfatória (I nervo craniano)
4 Canal óptico (II nervo craniano)

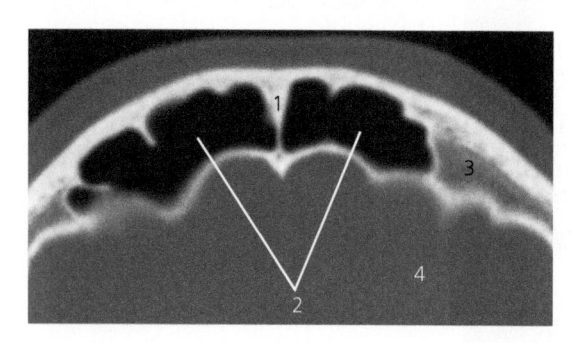

Fig. 6.18 Corte axial de TC na região nasossinusal.
1 Septo interfrontal
2 Seio frontal
3 Osso frontal contendo medula óssea
4 Lobo frontal

6 Anatomia Radiológica da Cavidade Nasal e Seios Paranasais 199

Anatomia Radiológica dos Cortes Sagitais de TC em uma Sequência Lateromedial

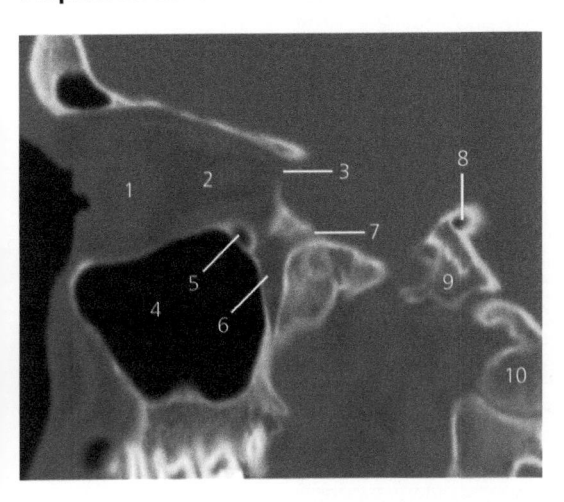

Fig. 6.19 Corte sagital de TC na região nasossinusal.
1 Bulbo ocular
2 Nervo óptico
3 Canal óptico (II nervo craniano)
4 Seio maxilar
5 Célula etmoidal
6 Fossa pterigopalatina
7 Forame redondo
8 Célula mastóidea anterior
9 Osso esfenoide
10 Clivo

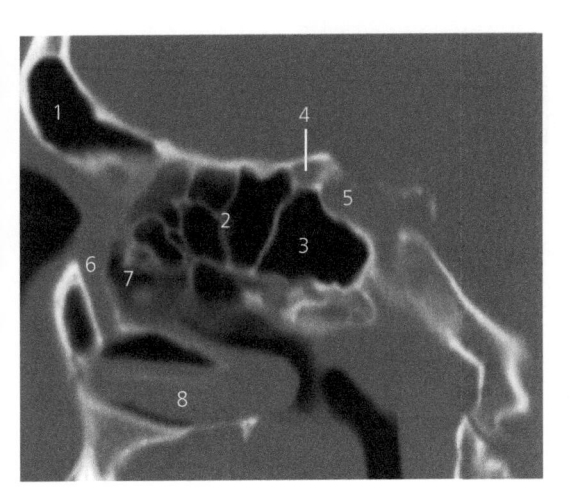

Fig. 6.20 Corte sagital de TC na região nasossinusal.
1 Seio frontal
2 Células etmoidais posteriores
3 Seio esfenoide
4 Canal óptico
5 Fossa hipofisária com glândula hipofisária
6 Ducto nasolacrimal
7 Células *agger nasi*
8 Corneto inferior

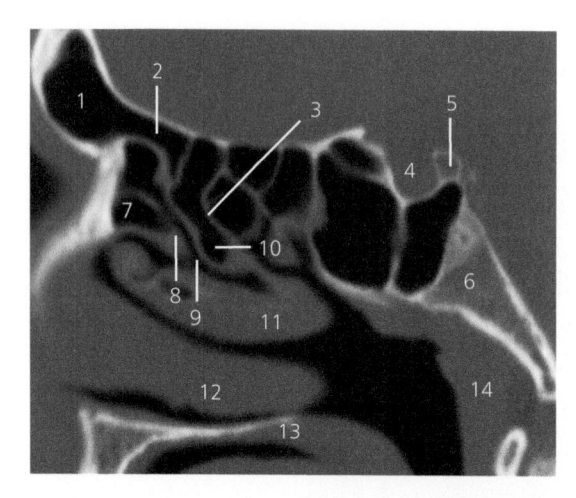

Fig. 6.21 Corte sagital de TC na região nasossinusal.
1 Seio frontal
2 Recesso frontal
3 Lamela intermediária (divisão entre as células etmoidais anteriores e posteriores)
4 Fossa hipofisária com glândula hipofisária
5 Processo clinoide
6 Clivo
7 Célula *agger nasi*
8 Processo uncinado
9 Hiato semilunar
10 Bula etmoidal
11 Corneto médio
12 Corneto inferior
13 Palato
14 Adenoide

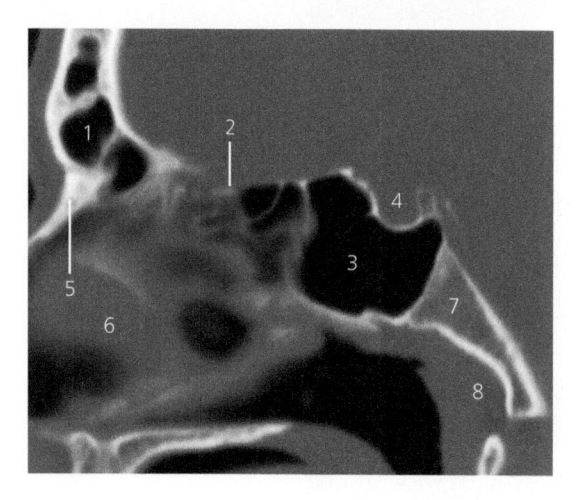

Fig. 6.22 Corte sagital de TC na região nasossinusal.
1 Seio frontal
2 Placa cribriforme e região olfatória
3 Seio esfenoide
4 Fossa hipofisária com glândula hipofisária
5 Osso nasal
6 Septo nasal
7 Clivo
8 Adenoide

Variações Normais da Anatomia Nasossinusal

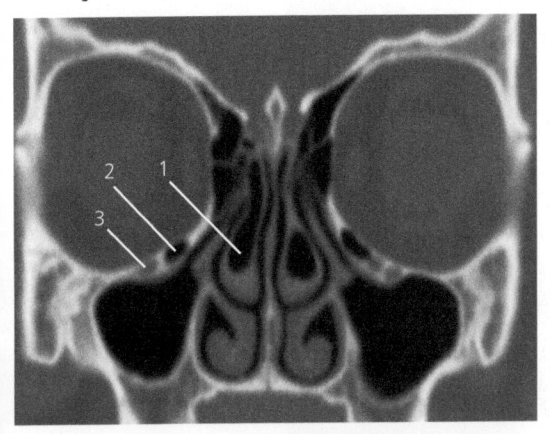

Fig. 6.23 Cornetos médios pneumatizados e células de Haller.

Corte Coronal de TC. O corneto médio está pneumatizado em ambos os lados (1), uma variante normal frequentemente encontrada unilateral ou bilateralmente, sendo algumas vezes considerada a contribuir com a obstrução do fluxo de saída nasossinusal. Uma célula de Haller também é visualizada em ambos os lados (2), que representa extensão anterior do complexo etmoidal. Neste caso, as células estão situadas ao lado do canal infraorbitário (3) e confusão pode surgir em casos de opacificação.

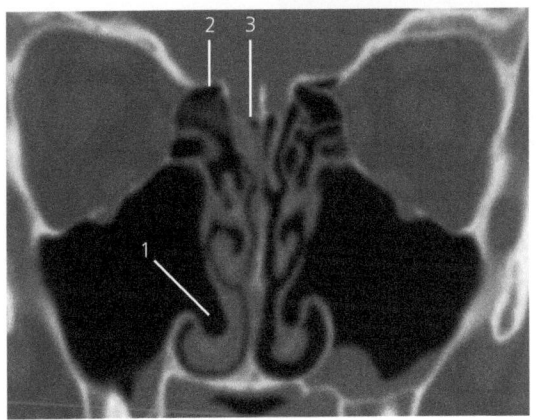

Fig. 6.24 Corneto inferior pneumatizado e placa cribriforme baixa.

Corte coronal de TC. Lúmen nasal reduzido, parcialmente em virtude de um corneto inferior bilateralmente pneumatizado (1). Esta rara variante anatômica representa um dilema durante a redução cirúrgica do corneto, criando uma antrostomia inferior no seio maxilar. Além disso, neste paciente, observar a grande diferença de altura entre a fóvea etmoidal (2) e a placa cribriforme (3), o que pode ser um fator de risco para complicações cirúrgicas.

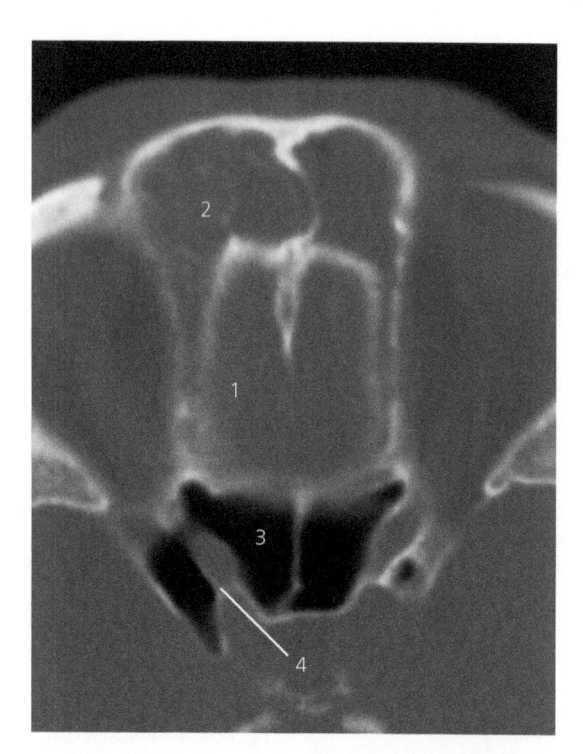

Fig. 6.25 Corte axial no nível do bulbo olfatório e nervo óptico.

Corte axial de TC. O bulbo olfatório (1), com opacificação do recesso frontal (2). No seio esfenoide (3), o nervo óptico (4) corre livremente pelo seio. Esta variante normal deve ser antecipada na cirurgia para prevenir lesão, especialmente em casos de opacificação do esfenoide. O risco é ainda maior quando o nervo corre ao longo ou através da célula de Onodi, que é uma extensão laterossuperior do etmoide posterior, superior e lateral ao seio esfenoide. Uma etmoidectomia posterior, um procedimento frequentemente realizado, pode resultar em perda da visão.

7 Patologia da Cavidade Nasal e Seios Paranasais

Patologia Não Maligna dos Seios (Para)nasais

Sinusite Maxilar

Diagnóstico Diferencial

- Todas as causas de obstrução do seio maxilar que podem induzir níveis líquidos ou sinusite persistente.
- Patologia periapical com inflamação e osteólise.
- Infecção solitária (fúngica).
- Trauma resultando em deslocamento ósseo e obstrução da drenagem sinusal.
- Lesões benignas e malignas.

Pontos de Avaliação

- As incidências de Waters e Caldwell são complementares, devendo sempre estar disponíveis para avaliação abrangente e prevenção de um diagnóstico errôneo em decorrência de sobreposição das estruturas ósseas.
- A área do óstio natural do seio pode estar obstruída. Esta obstrução pode ser exibida em maiores detalhes pela tomografia computadorizada (TC).
- Ficar atento às opacidades unilaterais, que são indicativas de tumor ou infecção odontogênica.
- Completa opacificação pode ser demonstrada após prévia cirurgia do seio por via endonasal, procedimento de Caldwell-Luc ou após descompressões orbitais na doença de Graves. Nestes pacientes, a radiografia convencional não é muito útil e a TC deveria ser utilizada para um exame abrangente e detalhado.

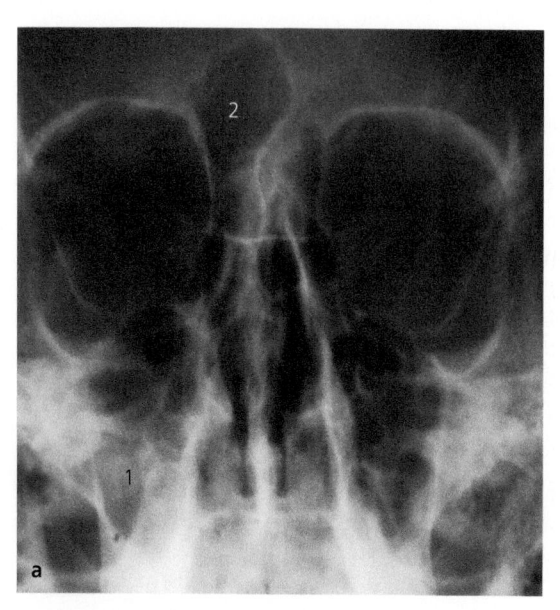

Fig. 7.1a, b Planos radiográficos convencionais para a avaliação sinusal.

a Incidência de Caldwell. Este paciente de 26 anos de idade apresentava dor na região maxilar direita. O seio maxilar direito parecia estar opacificado na porção inferior (1). O seio frontal esquerdo está ausente e o seio frontal direito está hipoplásico (2).

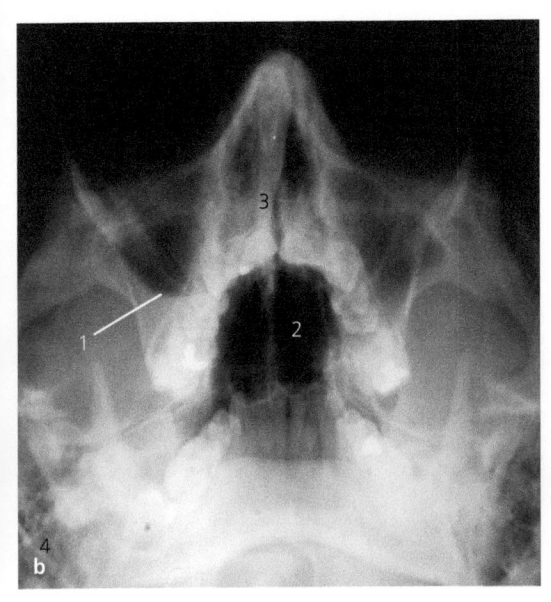

Fig. 7.1b

b Incidência de Waters. Este plano exibe um nível hidroaéreo evidente (1) no seio maxilar direito observado na **Fig. 7.1a**. A aeração do seio maxilar no lado esquerdo é confirmada. O seio esfenoide é visível, exibindo pneumatização e aeração normal (2). Além disso, desvio do septo nasal para a direita (3) é observado e há opacificação das células mastóideas no lado direito (4).

Hipertrofia Adenoideana

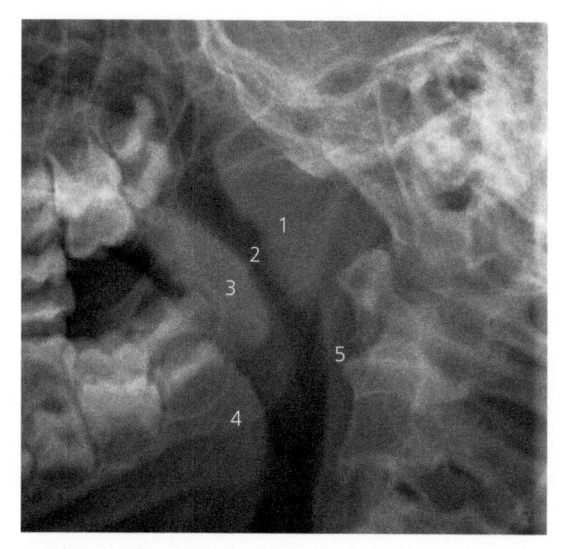

Fig. 7.2 Radiografia simples para avaliação das vegetações adenoides.

Visão Lateral do Crânio. Previamente, na ausência de endoscópios flexíveis ou em casos de dúvida em crianças pequenas, a presença e o tamanho das vegetações adenoides eram avaliados em radiografias simples. Neste plano lateral do crânio, as vegetações adenoides (1) estão extensivamente aumentadas, obstruindo quase completamente a via aérea nasofaríngea (2). Também são observados o véu palatino e a úvula (3), a base da língua (4) e a parede faríngea posterior (5).

Fratura do Osso Nasal e Cistos de Retenção

Diagnóstico Diferencial
- Os aspectos radiológicos, como observados na **Fig. 7.3**, são geralmente patognomônicos de cistos de retenção. Em geral, estes cistos de retenção devem ser considerados achados não patológicos. Clinicamente, eles são geralmente assintomáticos ou encontrados em pacientes com queixas menores. Nos planos radiográficos convencionais, assim como na TC, estes cistos podem ser confundidos com espessamento da mucosa da parede do seio maxilar.

Pontos de Avaliação
- Em casos de grandes cistos obstruindo o seio maxilar e cistos acompanhados por sinais de sinusite, a remoção cirúrgica (marsupialização) pode ser considerada para melhorar a drenagem.

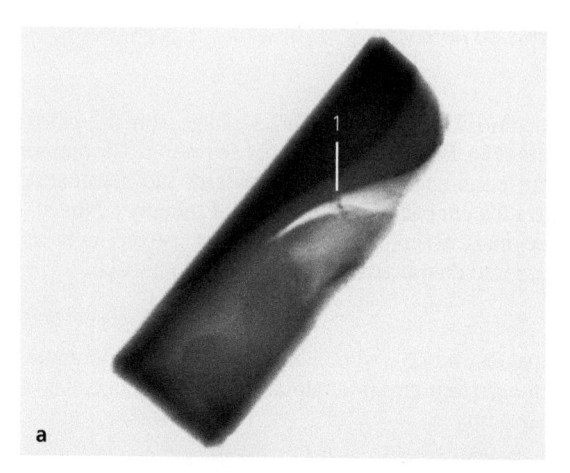

Fig. 7.3a-c Trauma leve no nariz. A palpação, para excluir uma fratura, foi dificultada pelo hematoma.

a Radiografia simples, visão lateral. Esta visão do osso nasal em um paciente com trauma facial demonstra uma **fratura do osso nasal** (1), com leve depressão e deslocamento da porção anterior. Embora o campo de radiação tenha sido limitado o máximo possível, estas radiografias geralmente não são realizadas, visto que, na maioria dos casos, a palpação é suficiente para diagnosticar uma fratura. Tais radiografias podem ser consideradas em casos de edema severo, que impossibilita adequada avaliação por palpação e em casos de violência, por razões médico-legais.
A TC é superior para uma avaliação precisa em casos de extenso traumatismo facial.

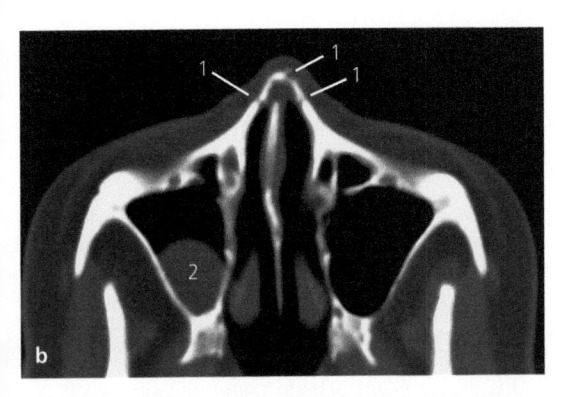

7 *Patologia da Cavidade Nasal e Seios Paranasais* 209

Fig. 7.3b Paciente após traumatismo facial.

b TC, axial. Paciente com trauma facial exibindo múltiplas linhas de fratura no osso nasal (1). Não foram observadas outras fraturas. Um achado coincidente foi uma lesão arredondada com bordas lisas na parede posterior do seio maxilar direito (2). Não foi observada outra patologia (mucosa) do seio maxilar. A lesão é um **cisto de retenção**. Nos planos coronais (não demonstrado), estes cistos são encontrados mais frequentemente no assoalho do seio maxilar.

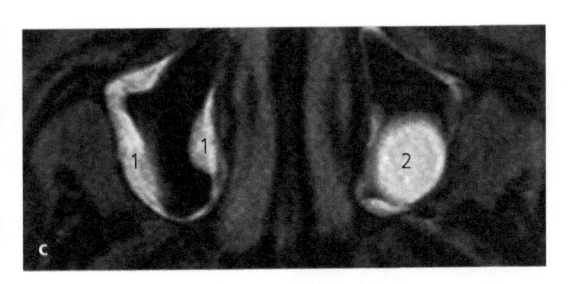

Fig. 7.3c Cistos de retenção.

c RM, ponderada em T2, axial. Este paciente foi visto por um neurologista e se queixou de pressão na região do seio maxilar. No lado direito, o sinal hiperintenso (1) é indicativo de mucosa espessada aderida à parede do seio maxilar. Não há sinais de sinusite e de níveis líquidos no seio. No lado esquerdo, um **cisto de retenção** solitário (2) é observado; está preenchido por fluido hiperintenso e não está obviamente aderido à parede do seio. Há um leve espessamento da mucosa observado na região do cisto.

Pólipos Nasais

Diagnóstico Diferencial
- Todas as etiologias causando edema de mucosa e pólipos.
- Rinossinusite crônica com ou sem pólipos, associada à hiper-reatividade, alergia, tabagismo.
- Menos frequente: granulomatose de Wegener, que está tipicamente associada à destruição do septo nasal; malignidades nasossinusais, as quais geralmente exibem infiltração de estruturas adjacentes e/ou destruição óssea; e sinusite fúngica alérgica.

Pontos de Avaliação
- Doença bilateral dos tecidos moles é um achado tranquilizador, visto que geralmente indica doença benigna, como sinusite crônica ou polipose.
- Estruturas anatômicas obstruindo os seios, formadas durante o surto de crescimento durante a adolescência, podem desempenhar um papel etiológico.
- Uma patologia concomitante secundária é a responsável nos casos em que os sintomas surgem mais tardiamente.
- Destruição óssea é o marco dos processos infiltrativos e comportamento maligno.

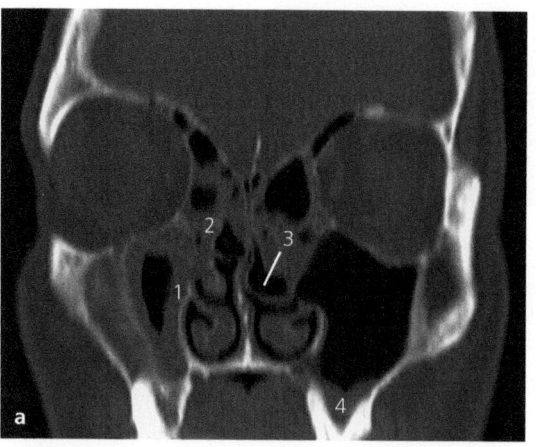

Fig. 7.4a, b Paciente com obstrução nasal, parosmia e rinorreia.

a TC, coronal. A tomografia exibe espessamento da mucosa no seio maxilar direito (1), parcial opacificação das células etmoides (2) em ambos os lados, pneumatização do corneto médio esquerdo (3) e mucosa espessada no assoalho do seio maxilar esquerdo (4).
As raízes dos dentes maxilares estão próximas ao assoalho do seio que se estende inferiormente entre as raízes (ou seja, achado normal).

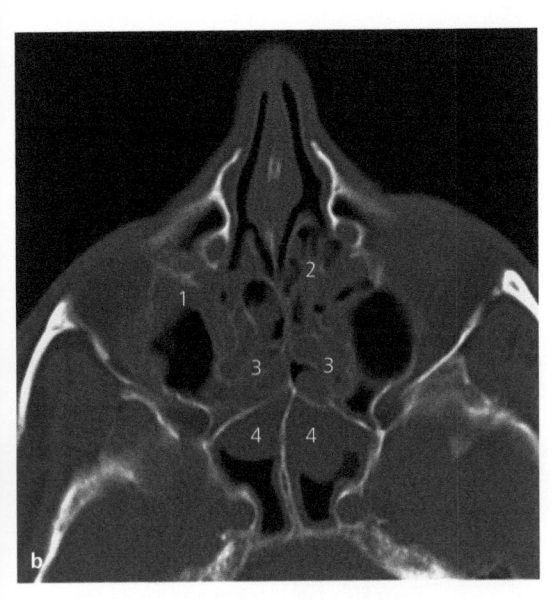

Fig. 7.4b

b TC, axial. Espessamento da mucosa das paredes do seio maxilar (1). A concha bolhosa no lado esquerdo (2) é menos visível neste corte. Observar a opacificação do seio etmoide (3) e espessamento mucoso das paredes anteriores do seio esfenoidal (4), com uma aparência expansível, arredondada, de bordas lisas, sugestiva de pólipos. Destruição óssea não está presente.

Pólipos Nasais Unilaterais

Diagnóstico Diferencial

- Pólipos nasais, pólipos antrocoanais, papiloma invertido, sinusite odontogênica crônica unilateral com pólipos secundários em razão da infecção crônica, sinusite fúngica unilateral, mucocele, malignidade e fibrose cística (aparência similar, porém comumente bilateral).

Pontos de Avaliação

- Destruição dos contornos ósseos (com características infiltrativas) é indicativo de papiloma invertido, malignidades ou infecção fúngica.
- Calcificações na área opacificada sugerem a presença de uma infecção fúngica. Reabsorção do osso ao redor das raízes dentárias sugere infecção odontogênica.
- Atentar para patologia na fossa esfenoetmoidal (ou seja, angiofibroma juvenil).

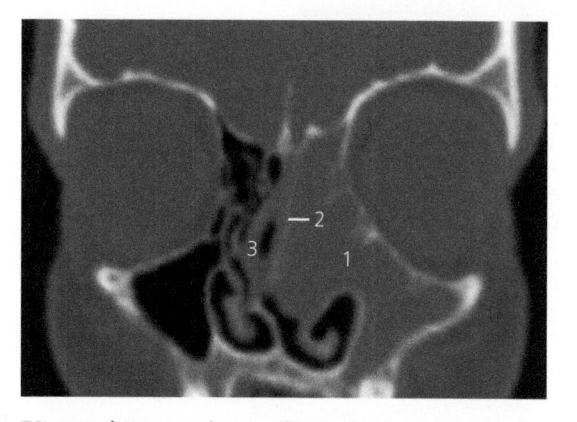

Fig. 7.5 Paciente com obstrução nasal à esquerda.

TC, coronal. Uma completa opacificação do seio maxilar esquerdo e etmoide (1) é observada. O deslocamento medial do corneto médio (2) e septo nasal (3) indica compressão crônica destas estruturas. Não há sinais de destruição óssea do rebordo orbitário ou do seio maxilar, ou de calcificação na área opacificada.

Sinusite Frontal

Diagnóstico Diferencial
- Condições causando edema de mucosa e pólipos, obstruindo o recesso frontal.
- Processos unilaterais, como papiloma invertido ou malignidades.
- Infecções fúngicas.

Pontos de Avaliação
- A anatomia e a patologia do recesso frontal requerem atenção especial.
- Em casos de problemas persistentes de drenagem na região do recesso frontal, o septo entre o seio frontal pode ser removido para estabelecer drenagem via recesso frontal contralateral.
- Destruição óssea com características infiltrativas é indicativa de malignidade.
- Calcificações na área opacificada sugerem a presença de infecções fúngicas.

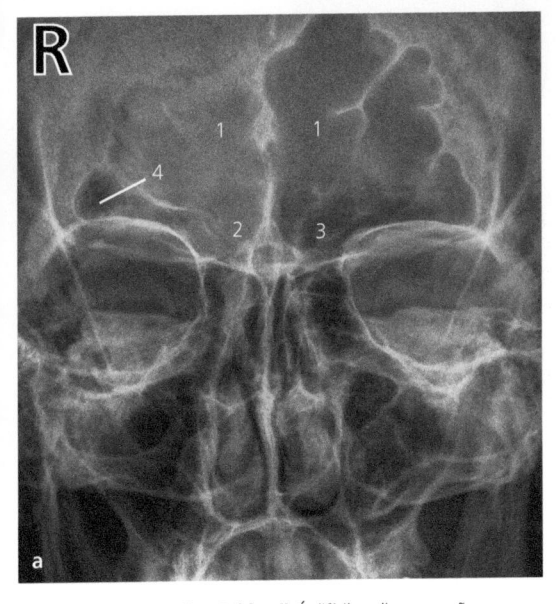

Fig. 7.6a-c Paciente com cefaleia frontal na região do seio frontal direito, com extensa pneumatização de ambos os seios frontais.

a Radiografia simples, Caldwell. É difícil avaliar a porção superior dos seios frontais (1) para determinar se estas estão opacificadas ou limitadas em profundidade. Uma incidência de Waters não ajudou a distinguir entre profundidade e opacificação. O recesso frontal no lado direito (2) parece opacificado quando comparado com o lado esquerdo (3). Aeração parece estar presente (4) na porção mais lateral do seio frontal direito.

Fig. 7.6b, c ▷

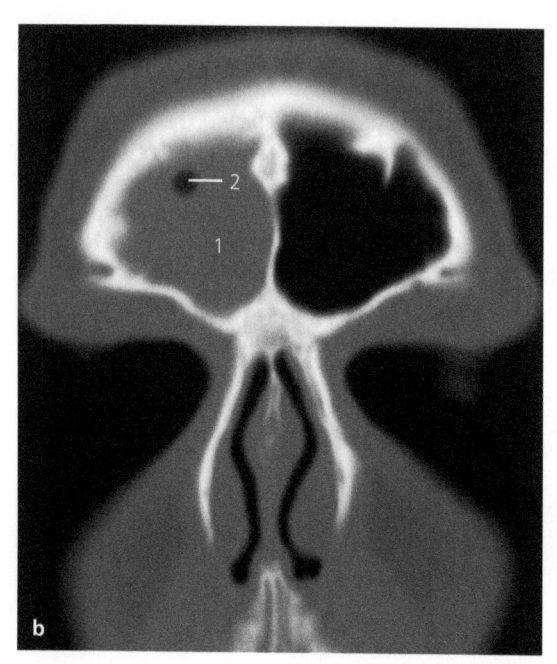

Fig. 7.6b

b TC, coronal. Opacificação do seio frontal direito (1) é confirmada, com mínima aeração central (2). Este caso ilustra uma situação em que a opacificação em áreas de profundidade limitada é difícil de avaliar na radiografia convencional.

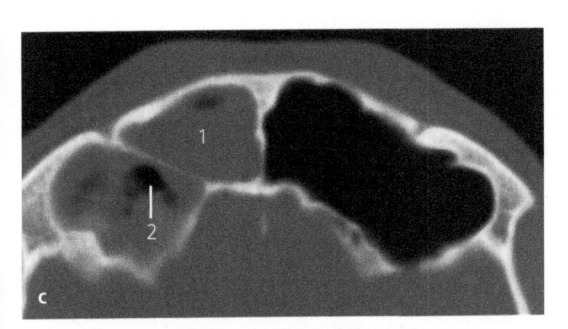

Fig. 7.6c

c TC, axial. Opacificação (1) e parcial aeração (2) do seio frontal direito são observadas. As paredes anterior e posterior do seio frontal estão intactas. Nenhuma calcificação é visível.
Uma obstrução do recesso frontal pode estar presente. Em casos de fracasso em uma abordagem endonasal, o recesso e o seio frontal são facilmente acessíveis por uma abordagem externa em decorrência dos suficientes comprimento e profundidade do seio. Observação: o seio frontal direito está compartimentalizado por um septo ósseo, que pode ser removido para uma drenagem máxima.

Sinusite Odontogênica

Diagnóstico Diferencial
- Pólipos nasais, papiloma invertido, sinusite odontogênica crônica unilateral com pólipos secundários, sinusite fúngica unilateral, fibrose cística (geralmente bilateral), corpos estranhos (p. ex., materiais de obturação dentária).

Pontos de Avaliação
- Destruição dos contornos ósseos com características infiltrativas é indicativo de papiloma invertido, malignidades ou infecções fúngicas.
- Calcificações na área opacificada são sugestivas de infecções fúngicas.
- Histórico de frequentes consultas dentárias e reabsorção do osso ao redor das raízes dentárias podem indicar a presença de infecções odontogênicas.
- Antibioticoterapia é uma parte essencial do tratamento pós-operatório.

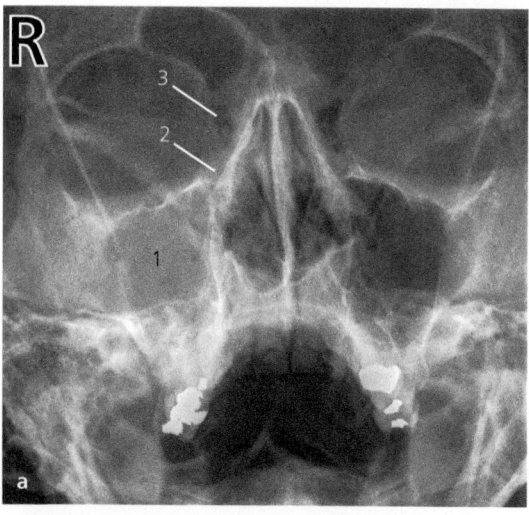

Fig. 7.7a-c Paciente com pressão e dor unilateral na região maxilar direita.

a Radiografia simples, incidência de Waters. Há opacificação do seio maxilar direito (1), como também na região do seio etmoidal direito (2). Quando comparado com o lado contralateral (3), o recesso frontal direito parece estar ligeiramente opacificado. O lado esquerdo não exibe opacificação.

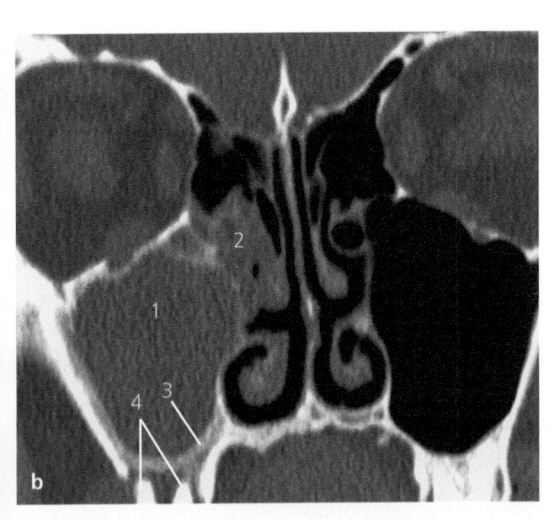

Fig. 7.7b, c

b TC, coronal. Opacificação observada na TC confirma os achados no seio maxilar (1) e infundíbulo (2). Além disso, um periósteo espessado é observado, especialmente no assoalho do seio maxilar (3). Logo abaixo desta estrutura, as raízes de um molar maxilar são visíveis (4) com sinais de reabsorção óssea, indicativo de infecção periapical. Esta é a causa mais provável de sinusite unilateral.

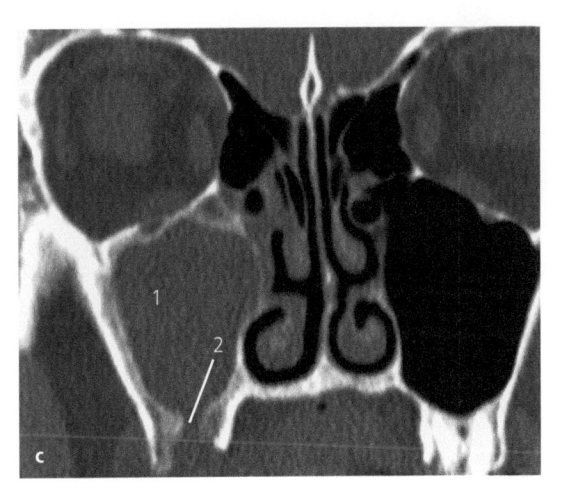

c TC, coronal. Após extração do dente ofensor, a opacificação do seio (1) e os sintomas persistiram em razão da presença de uma fístula oroantral no osso maxilar (2). Eventualmente, o fechamento cirúrgico desta fístula aliviou os sintomas. Nesses casos, cirurgia endoscópica nasossinusal pode facilitar a recuperação.

Fibrose Cística

Diagnóstico Diferencial
- Todas as outras causas de edema de mucosa e pólipos, como alergia.
- Menos frequente: granulomatose de Wegener, que normalmente exibe destruição do septo nasal; e papiloma invertido ou malignidade, geralmente com infiltração do osso adjacente e/ou tecidos ósseos, mas raramente bilateral.

Pontos de Avaliação
- Destruição dos contornos ósseos com sinais de infiltração é mais característico de malignidade.
- Expansão é provavelmente em razão dos processos benignos, como polipose ou mucocele.
- Calcificações na área opacificada sugerem a presença de infecções fúngicas.
- Reabsorção do osso ao redor das raízes dentárias indica infecções da polpa dentária.
- Em crianças, expansão em decorrência de pólipos pode resultar em problemas cosméticos da parte externa do nariz.

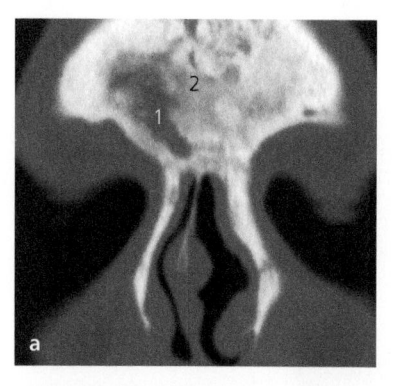

Fig. 7.8a-c Paciente adulto com fibrose cística e sensação de pressão frontal.

a TC, coronal. Há opacificação do seio frontal direito (1) com alterações osteíticas adjacentes (2), como aumento da espessura e esclerose das paredes sinusais. Estes sinais são geralmente observados nas infecções crônicas, particularmente na fibrose cística. Nestes pacientes, a pneumatização dos seios frontais pode ser ausente ou limitada, especialmente em razão da inflamação em um estágio precoce durante o desenvolvimento dos seios. Observar o desvio de septo.

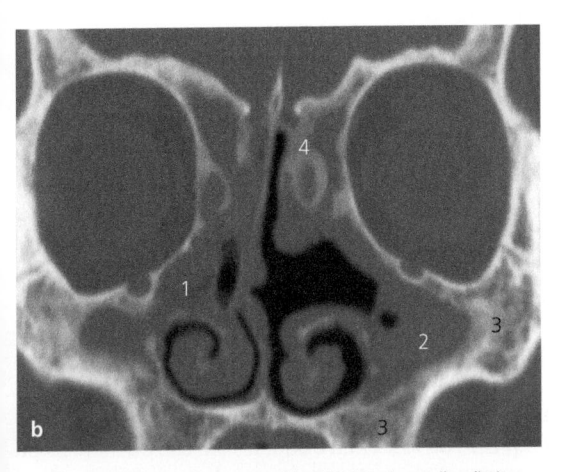

Fig. 7.8b Paciente com fibrose cística e histórico de múltiplos procedimentos cirúrgicos endonasais.

b TC, coronal. Há completa opacificação do seio maxilar direito em virtude do fechamento da antrostomia via meato médio (1), provavelmente por pólipos. O seio maxilar esquerdo opacificado (2), embora uma antrostomia ampla via meato médio seja observada, é sugestivo de pólipos e espessamento de mucosa como resultado de inflamação crônica. Esta inflamação crônica também é evidenciada pelas alterações osteíticas nas paredes do seio maxilar (3) e etmoidal (4).

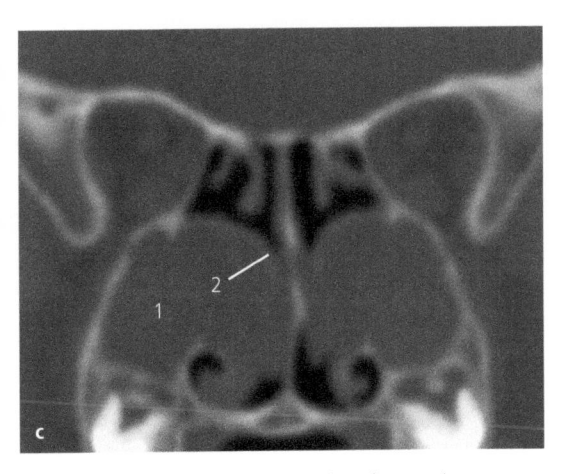

Fig. 7.8c TC de uma criança de 12 anos de idade com fibrose cística.

c TC, coronal. Completa opacificação de ambos os seios maxilares (1), provavelmente em razão da presença de pólipos e estase das secreções mucoides. Sua cronicidade é demonstrada pela erosão de pressão da parede medial (2). Endoscopia do meato médio deveria revelar estes pólipos.

Sinusite Fúngica Não Invasiva

Diagnóstico Diferencial

- Todas as causas subjacentes de espessamento da mucosa e pólipos, como hiper-reatividade, alergia, tabagismo. Excluir distúrbios iatrogênicos secundários a uma prévia cirurgia extensa. Lesões pós-traumáticas. Tumor de Pott. Fistulização na dura-máter (fístula liquórica).

Pontos de Avaliação

- Sinusite do seio maxilar, indiferente a antibióticos ou persistente após antibioticoterapia prolongada, pode ser decorrente de infecções fúngicas. Geralmente, infecções fúngicas afetam o seio maxilar. O seio frontal é afetado com menor frequência.
- Pacientes imunodeprimidos (aqueles com diabetes, infecção pelo vírus da imunodeficiência humana [HIV] ou leucemia e aqueles em uso de medicação imunossupressiva) apresentam um risco elevado para infecções fúngicas.
- Opacificação com aumento geral ou focal da densidade é indicativo de infecção fúngica.
- Infiltração difusa das estruturas adjacentes é observada em algumas infecções fúngicas invasivas (ver também "Sinusite Fúngica Invasiva"), p. 240.

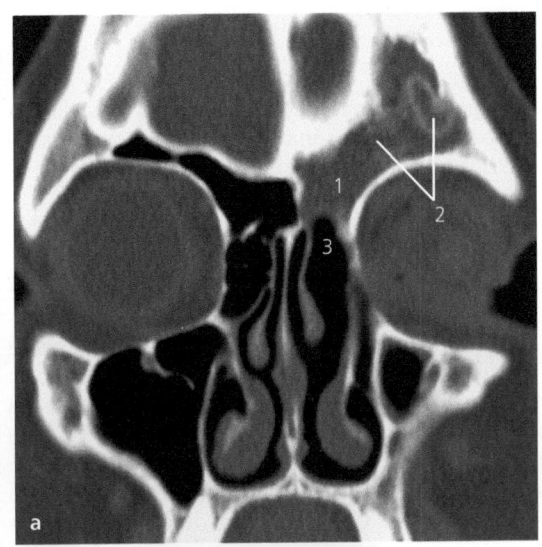

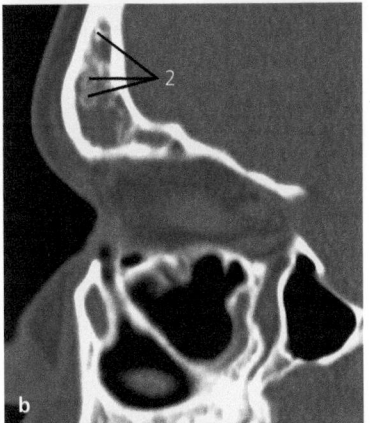

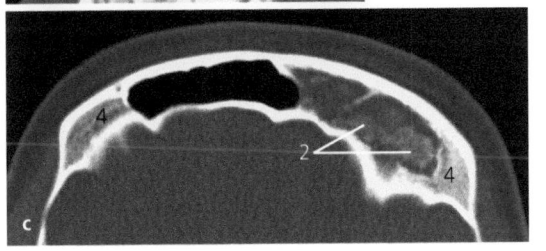

7 *Patologia da Cavidade Nasal e Seios Paranasais* **221**

Fig. 7.9a-c Paciente com pressão constante no seio frontal esquerdo. TC, coronal (a), sagital (b) e axial (c). Há completa opacidade do seio frontal esquerdo (1) neste paciente, que foi previamente operado para uma infecção crônica (1). Na área de opacidade, densidades hiperintensas, arredondadas ou em forma de anel estão presentes (2); estas são provavelmente calcificações, visto que são geralmente observadas nas infecções fúngicas. Não há sinais de invasão ou infiltração óssea das estruturas adjacentes, como é observado nas infecções mais agressivas como a aspergilose ou a mucormicose. Este paciente também foi previamente submetido à drenagem do recesso frontal e seio etmoidal (3). Em ambos os lados, mais lateralmente no seio frontal no corte axial, o osso esponjoso não afetado é observado (4).

Granulomatose de Wegener

Diagnóstico Diferencial

- Outras causas destrutivas que podem, em parte, resultar em destruição da mucosa e estruturas subjacentes: manipulação crônica e remoção de crostas pelo paciente, abuso de cocaína, rinite atrófica, sarcoidose e doenças da linha média, como linfoma.
- Doenças infecciosas, como sinusite fúngica invasiva, tuberculose e sífilis.
- Papiloma invertido e malignidades irão, geralmente, demonstrar uma massa.

Pontos de Avaliação

- Um histórico de sinusite crônica, em conjunto com destruição do septo nasal, é altamente sugestivo de granulomatose de Wegener. Queixas pulmonares e rápida melhora após tratamento com esteroides pode confirmar este diagnóstico. Estes efeitos terapêuticos também podem ser observados em casos de sinusite fúngica alérgica.
- Envolvimento orbital manifesta-se como uma massa resultando em protrusão do globo ocular e diplopia (ver também "Granulomatose de Wegener, Envolvimento Orbital", p. 247).

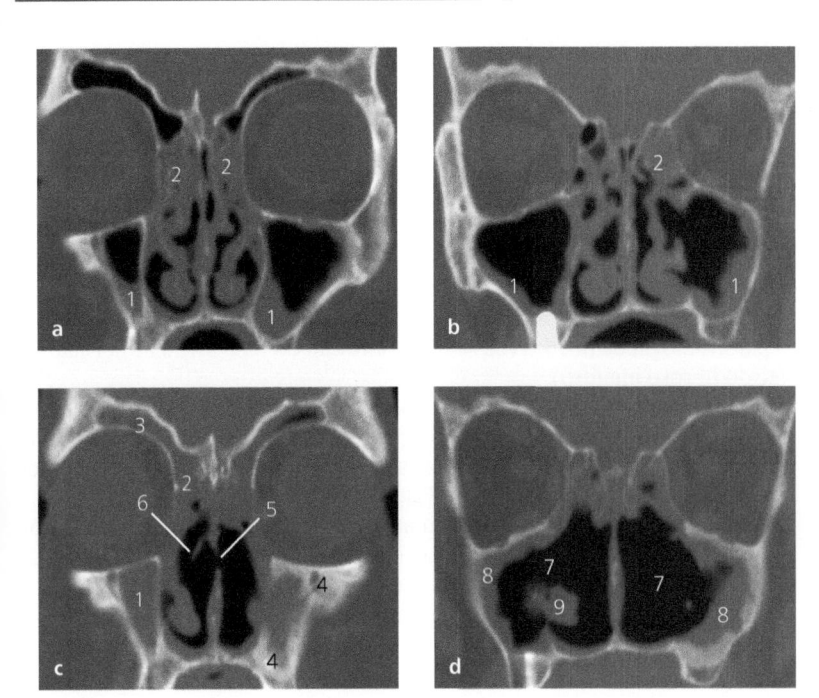

7 Patologia da Cavidade Nasal e Seios Paranasais

Fig. 7.10a-d Paciente com pressão sinusal, secreção nasal, crostas, hiposmia e discreta epistaxe.

a, b TC, coronal. Certo grau de espessamento da mucosa está presente nos seios maxilares (1) e células etmoidais (2) nos cortes anteriores (figura da esquerda) e posteriores (figura da direita). Ausência de sinais de completa opacificação ou destruição óssea. Um *spray* de corticosteroides foi administrado para aliviar os sintomas. Geralmente, alterações atípicas da mucosa podem ser observadas em tais casos.

c, d TC, coronal. Os sintomas do paciente continuaram a piorar nos meses seguintes e uma tomografia de seguimento foi realizada 1 ano após. Os cortes de TC, realizados anterior e posteriormente no mesmo nível, exibem um quadro completamente diferente daquele da **Fig. 7.10a, b**. O corte anterior (figura da esquerda) exibe opacificação (sub)total bilateral (1), seio etmoidal (2) e seio frontal (3). Há sinais de infecção crônica, resultando em aumento da esclerose, especialmente no seio maxilar (4). Na fossa nasal (4), uma perfuração do septo nasal (5), um remanescente ósseo do corneto médio direito (6) e perda do corneto inferior e médio esquerdo são observados.

No corte posterior, as paredes mediais de ambos os seios maxilares estão ausentes (7), enquanto as paredes laterais exibem espessamento da mucosa (8). Apenas a extremidade posterior do corneto inferior esquerdo (9) ainda está presente. Granulomatose de Wegener foi confirmada por testes laboratoriais.

Displasia Fibrosa, Poliostótica

Diagnóstico Diferencial

- Sinusite crônica (bacteriana, fúngica), fibrose cística, meningiomas na base anterior do crânio, malignidades, como sarcomas e efeitos pós-radioterapia.
- Doenças ósseas: doença de Paget, osteopetrose, síndrome de McCune-Albright.

Pontos de Avaliação

- Expansão do osso com uma aparência de "vidro fosco" e córtex intacto reflete a patofisiologia da doença (ou seja, substituição do osso medular normal por tecido fibroso imaturo).
- Outra variante da displasia fibrosa poliostótica é observada na síndrome de McCune-Albright, com severas lesões progressivas em múltiplos locais (geralmente observada no sexo feminino, com pigmentações cutâneas e puberdade precoce). Ver também Capítulo 5, Patologia da Base do Crânio.
- Sinusite secundária e déficits vasculares ou neurológicos podem desenvolver-se com a progressão das lesões em razão da invasão dos óstios sinusais, fissuras, forames da base do crânio, e/ou o canal óptico. Distúrbios estéticos e funcionais em decorrência de lesões na mandíbula e maxila não são incomuns.

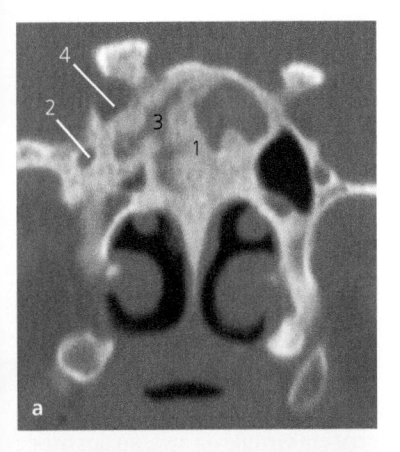

Fig. 7.11a, b Paciente com dor facial de causa desconhecida e pressão sinusal.
a TC, coronal. O seio esfenoide está aumentado e (parcialmente) preenchido por material hiperdenso com uma aparência denominada de "vidro fosco" (1), que é altamente sugestivo de displasia fibrosa. Há compressão do forame redondo (2), com a possibilidade de que a queixa de dor possa ser em razão da disfunção do ramo maxilar do nervo trigêmeo. O seio esfenoidal residual está completamente opacificado (3) por causa da obstrução da drenagem sinusal pelo hipercrescimento do tecido fibroso. O canal óptico direito (4) (ainda) possui uma configuração normal.

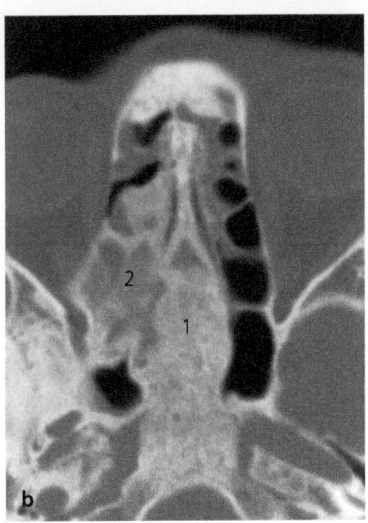

b TC, axial. Observar a área da base anterior do crânio com extensas alterações ósseas na região do bulbo olfatório (1). A área etmoidal posterior direita também está afetada, com opacificação central das células (2).

Displasia Fibrosa, Monostótica

Diagnóstico Diferencial

- Osteoma e fibroma ossificante; menos provável: mucocele.

Pontos de Avaliação

- Expansão do osso com um aspecto de "vidro fosco" e córtex intacto reflete a patofisiologia da doença (ou seja, substituição do osso medular normal por tecido fibroso imaturo).
- A lesão pode ser erroneamente diagnosticada como uma mucocele ou um osteoma, dependendo da seleção da janela de visualização na TC.
- Em estágios mais avançados, um fibroma ossificante pode exibir densidades ósseas centrais.
- Com a progressão das lesões, pode ocorrer o desenvolvimento de sinusite secundária e déficits vasculares ou neurológicos em virtude da invasão dos óstios sinusais, fissuras, forames da base do crânio, e/ou o canal óptico. Distúrbios estéticos e funcionais em decorrência das lesões na mandíbula e na maxila não são incomuns.

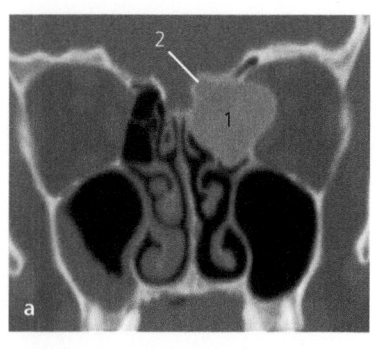

Fig. 7.12a-c Paciente com leve proptose e restrição dos movimentos oculares.

a TC, coronal, visualização de tecido ósseo. Uma lesão solitária (1) está localizada no seio etmoidal esquerdo e está obstruindo o recesso frontal com invasão da órbita esquerda. O seio etmoidal esquerdo exibe expansão e apresenta um aspecto de "vidro fosco". O córtex adjacente está intacto (2). Notar o espessamento mucoso incidental no seio maxilar direito.

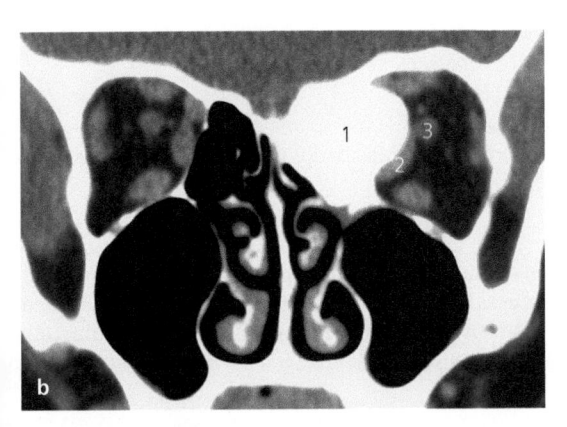

Fig. 7.12b, c

b TC, coronal, visualização de tecido mole. Mesmo paciente e corte que na **Fig. 7.12a**, porém diferente configuração. Há uma vasta diferença na aparência da lesão. Na visualização de tecido mole (1), a lesão exibiu alta densidade homogênea, que levantou a possibilidade de um diagnóstico de osteoma ou fibroma ossificante. Nesta configuração, as estruturas intraorbitárias são mais bem visualizadas com o deslocamento do músculo reto medial (2) e do nervo óptico (3).

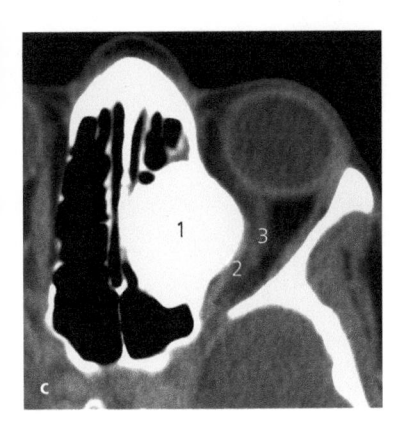

c TC, axial, visualização de tecidos moles. Observar a massa (1) deslocando o músculo reto medial (2) e o nervo óptico (3). Estas manifestações em diferentes configurações sugerem a presença de displasia fibrosa, que foi confirmada após remoção cirúrgica parcial.

Osteoma

Diagnóstico Diferencial

- Displasia fibrosa monostótica
- Fibroma ossificante pode demonstrar densidades ósseas centrais nos estágios mais avançados.

Pontos de Avaliação

- Grandes osteomas podem causar distúrbios funcionais decorrentes do crescimento e invasão das estruturas adjacentes (ver também seção sobre a síndrome de Gardner, p. 242). Por esta razão e também em pequenos osteomas uma conduta expectante pode ser aconselhável.

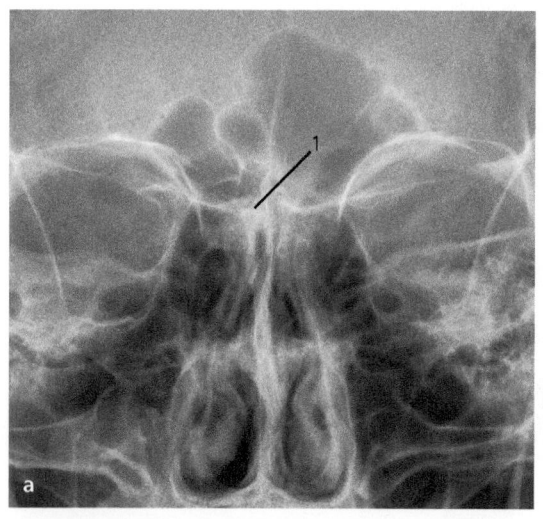

Fig. 7.13a-c Paciente com cefaleia discreta e pressão no seio frontal.

a Radiografia simples, incidência de Caldwell. É difícil determinar a ocorrência de estase de secreções no recesso frontal ou seio frontal em radiografias convencionais, assim como este osteoma pequeno (1) que foi posteriormente identificado em uma TC para avaliação adicional da patologia.

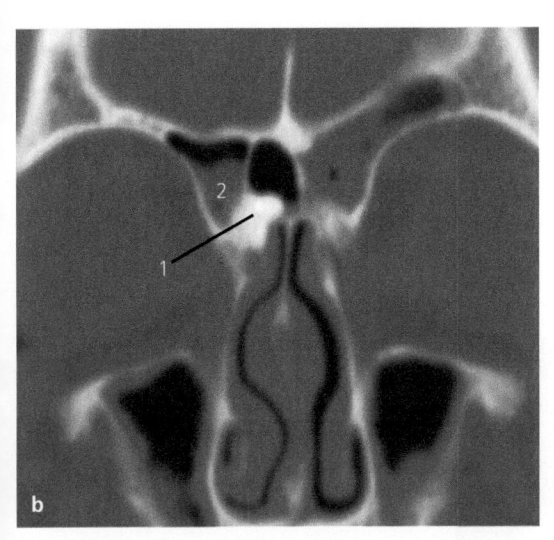

Fig. 7.13b, c

b TC, visualização de tecido ósseo, coronal. Uma lesão com densidade óssea (1) está localizada no recesso frontal. Posteriormente à lesão, há estase de secreção (2) em virtude da obstrução parcial ou completa do recesso frontal. O lado contralateral também exibe opacificação (sem sinais de um osteoma). Notar o espessamento de mucosa nos seios maxilares, que é provavelmente decorrente de uma causa subjacente, como alergia ou hiper-reatividade.

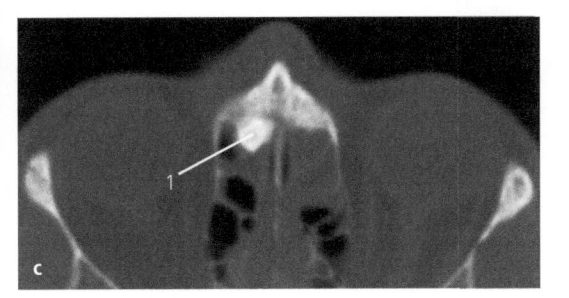

c TC, axial. Visão axial da lesão (1) localizada no recesso frontal. Os osteomas são frequentemente encontrados no seio frontal ou etmoidal. Obstrução pode resultar em sinusite e suas complicações.

Déficits Congênitos

Atresia Coanal

Pontos de Avaliação

- A maioria dos casos de atresia coanal é óssea. A atresia pode ser incompleta ou unilateral e pode estar associada a outros defeitos congênitos (ou seja, síndrome de CHARGE).

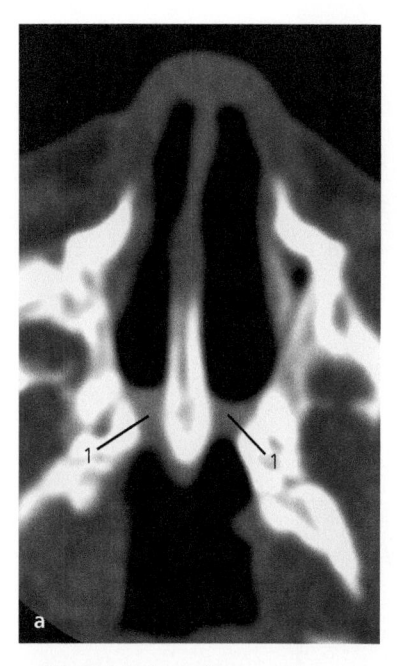

Fig. 7.14a Neonato com desconforto respiratório.

a TC, axial. Ambas as áreas coanais demonstram estreitamento da passagem óssea, porém a causa do desconforto é o fechamento fibroso congênito (1).
Uma endoscopia pode confirmar este achado. Em neonatos, passagens nasais insuficientes resultam em dispneia severa em razão da respiração nasal obrigatória nas primeiras semanas, especialmente durante a amamentação.

Fig. 7.14b Criança com queixas de obstrução nasal direita.

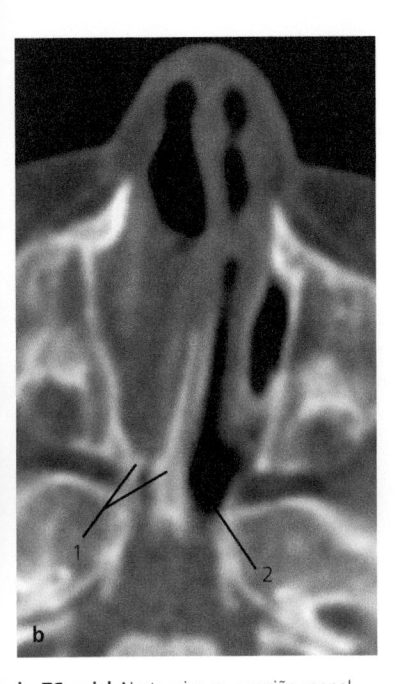

b TC, axial. Nesta criança, a região coanal direita está completamente bloqueada por uma obstrução óssea (1). Em virtude desta deformidade, o septo nasal está desviado com crescimento assimétrico no nível da cavidade nasal. A abertura coanal contralateral apresenta uma aparência normal e abertura (2) na nasofaringe.

Malformação da Abertura Piriforme

Pontos de Avaliação

- Um transtorno do desenvolvimento deste tipo pode resultar em patologias concomitantes na maioria dos pacientes, como a fusão de ambos os incisivos centrais da maxila para formar um megaincisivo (**Fig. 7.15**). Holoprosencefalia e anomalias do eixo hipofisário-suprarrenal também são encontrados.

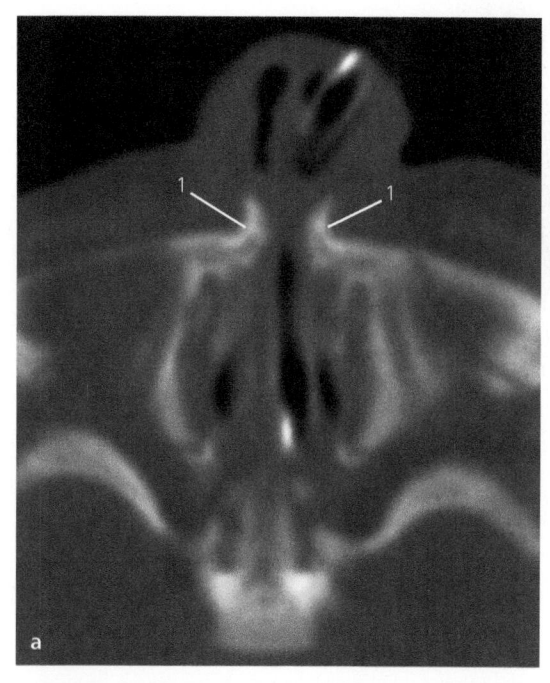

Fig. 7.15a, b Neonato com severa dispneia.

a TC, axial. A dispneia severa ocorreu em razão do estreitamento da passagem nasal anterior causado por estenose óssea bilateral da abertura piriforme (1).

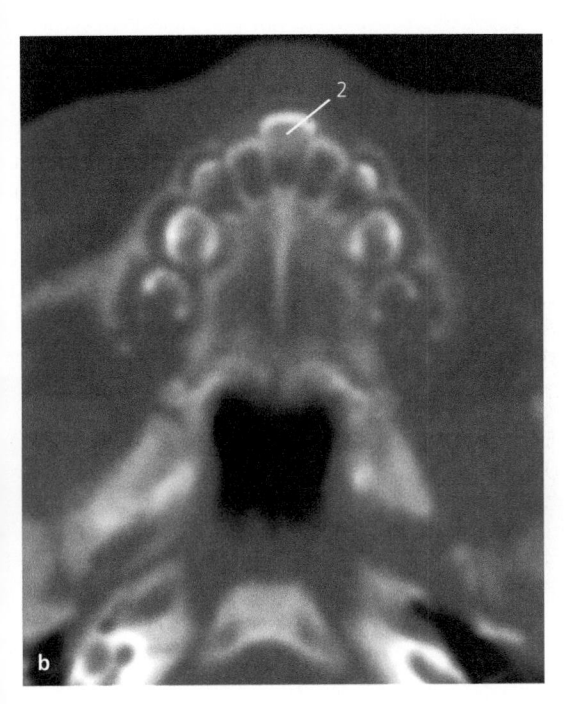

Fig. 7.15b

b TC, axial. Observar o megaincisivo central único na maxila superior.

Mucocele do Ducto Nasolacrimal

Diagnóstico Diferencial e Pontos de Avaliação

- Um saco lacrimal dilatado resulta da falha de formação do ducto lacrimal proximal; uma mucocele do ducto nasolacrimal resulta da canalização do ducto nasolacrimal distal e pode manifestar-se como uma massa de tecido mole sob o corneto inferior. Estes pacientes podem sofrer inflamação recorrente do saco lacrimal.

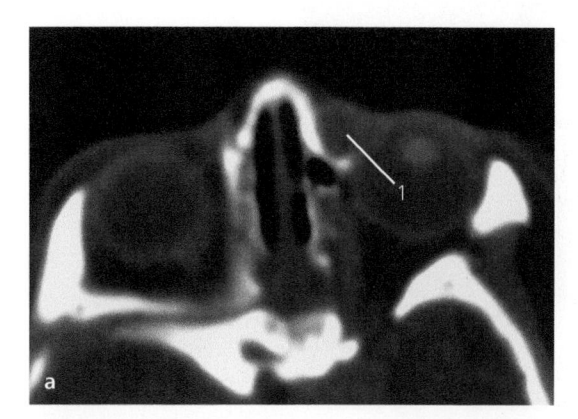

Fig. 7.16a, b Paciente com edemas subcutâneos frequentes e flutuação inferiores ao canto medial esquerdo.

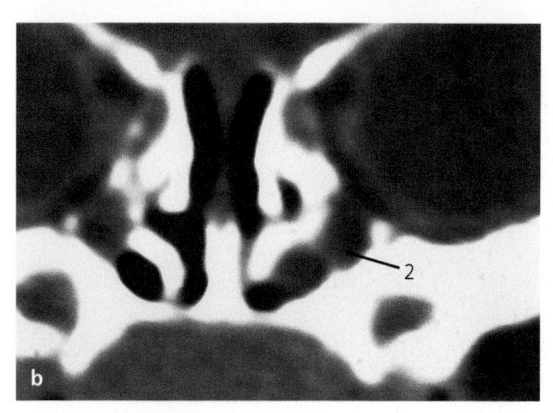

TC, axial (a) e coronal (b). Saco lacrimal dilatado no canto medial (1). Além disso, o ducto lacrimal está dilatado ao longo de todo o seu trajeto (2), terminando no meato inferior, provavelmente por causa da obstrução distal.

Cisto de Thornwaldt

Diagnóstico Diferencial e Pontos de Avaliação

- Na RM, a intensidade varia com o conteúdo proteico, porém é geralmente hiperintensa nas imagens ponderadas em T1 e T2. Geralmente, este cisto não causa sintomas na ausência de obstrução nasofaríngea, mas os pacientes também podem apresentar gotejamento pós-nasal purulento. Estes cistos raramente tornam-se infectados e quando isso ocorre, resultam em cefaleia e rigidez de nuca. Durante a endoscopia nasal, uma massa hiperêmica da parede nasofaríngea posterior pode ser observada. Marsupialização é o tratamento definitivo.

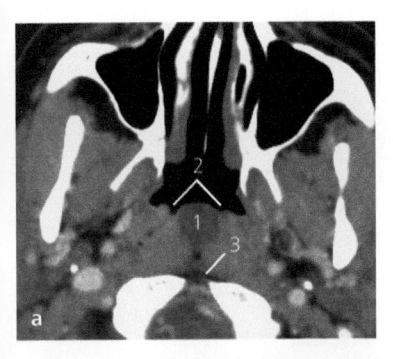

Fig. 7.17a Paciente com rouquidão e um achado coincidente na nasofaringe.
a TC, axial. Em um paciente com sintomas nasossinusais, uma expansão arredondada na parede posterior da nasofaringe foi observada durante a endoscopia. A TC revelou uma lesão cística redonda e de borda lisa com conteúdo não captante homogêneo (1), típico de um cisto de Thornwaldt. O cisto está localizado na linha média com a fossa de Rosenmüller em ambos os lados (2). Observar o corpo adiposo na fáscia pré-vertebral (3).

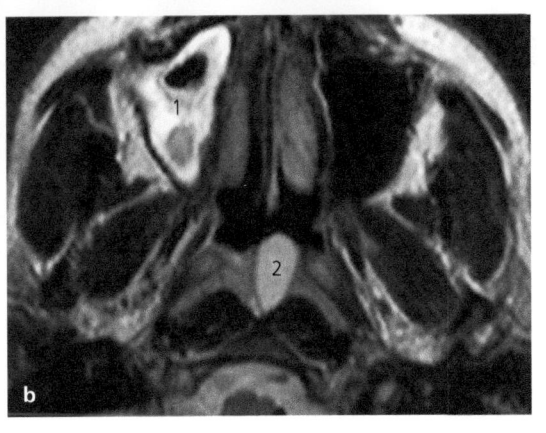

Fig. 7.17b Este paciente foi encaminhado por um neurologista em virtude de um gotejamento pós-nasal purulento.

b RM, ponderada em T2, axial. Uma varredura cerebral revelou conteúdos hiperintensos do seio maxilar direito (1) decorrente do espessamento da mucosa (sinal hiperintenso) e presença de fluido (um pouco menos hiperintenso). Observar a lesão cística hiperintensa, oval, de borda lisa na parede posterior da nasofaringe (2), também indicativo de um cisto de Thornwaldt.

Mixoma

Diagnóstico Diferencial e Pontos de Avaliação

- Os fibromas apresentam-se com densidades centrais e trabéculas. Seio epidermoide (geralmente localizado na ponta do nariz ou lateralmente à mesma). Cistos nasolabiais. Seio dermoide (geralmente na linha média), que pode estar conectado à fossa anterior (forame cego aumentado, crista Galli bífida ou septo nasal ampliado), com um histórico de meningite recorrente (ver também "Encefalocele", p. 174). Se houver qualquer suspeita da última, uma RM pode ser solicitada.

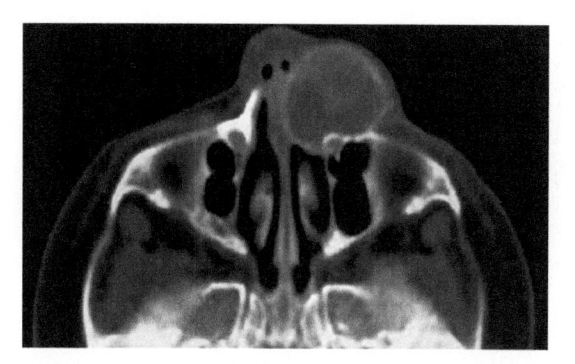

Fig. 7.18 Criança, 17 meses de idade, com um edema paranasal progressivo.

TC, axial. Expansão e remodelamento ósseo observado na TC. Após remoção completa, o exame patológico revelou um mixoma.

Envolvimento da Órbita

Celulite Orbitária

Diagnóstico Diferencial e Pontos de Avaliação
- Ver "Abscesso Subperiósteo Orbitário", página 239.

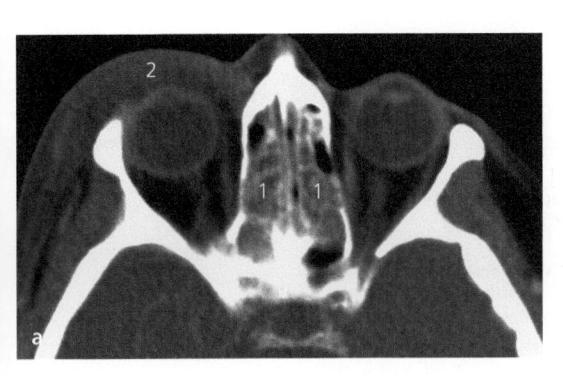

Fig. 7.19a Paciente com edema severo da pálpebra direita e suspeita de celulite orbitária.

a **TC, axial com contraste endovenoso.** Opacificação bilateral do seio etmoidal (1). A lâmina papirácea está intacta, sem sinais de inflamação do periósteo, infiltração ou abscessos na órbita. O único achado é de edema pré-septal da pálpebra direita (2), que pode ser diagnosticada como **celulite orbitária pré-septal.** A posição do globo ocular está similar àquela do globo ocular contralateral não afetado, confirmando ausência de patologia expansiva. É claro que um trauma facial deve ser excluído.

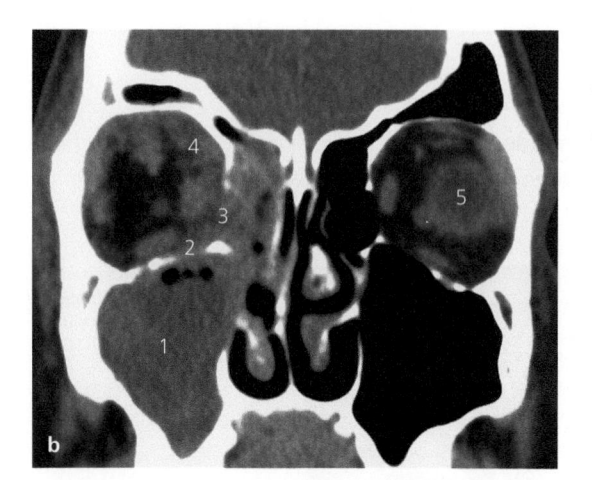

Fig. 7.19b Paciente com uma órbita abaulada de coloração avermelhada do lado direito e comprometimento visual.

b TC, coronal com contraste endovenoso. Nesta visualização de tecidos moles em um paciente com celulite orbitária, que foi operado diversas vezes para sinusite, opacificação do seio maxilar é observada (1), com defeitos ósseos no assoalho orbitário (2) e lâmina papirácea (3). Estes defeitos podem agir como uma via de infecção para a órbita. Ao longo do rebordo orbitário, realce pode ser demonstrado (4) obscurecendo as margens externas dos músculos extraoculares. Realce da borda (como no abscesso orbitário) não é observado e não há disseminação para o compartimento intraconal. Estes sinais são indicativos de **celulite orbitária difusa**. Protrusão do globo ocular pode ser demonstrada no mesmo corte, comparando sua posição com aquela do globo ocular no lado contralateral não afetado (5).

Abscesso Subperiósteo Orbitário

Diagnóstico Diferencial

- Lesão iatrogênica após cirurgia endonasal ou dacriocistorrinostomia. Mucoceles. Granulomatose de Wegener, sinusite fúngica invasiva, orbitopatia de Graves, tumores ou pseudotumores (processos infamatórios inespecíficos) orbitários, sarcoidose. Infecções fúngicas. Linfoma.

Pontos de Avaliação

- Com relação ao controle, é importante diferenciar entre a celulite pré-septal e a doença retrobulbar e/ou abscesso (classificação de Chandler). Assim como demonstrado acima, a obtenção de imagem pode ser muito útil neste aspecto. Realce da borda ao redor de uma área central de baixa densidade é patognomônica de um abscesso. Um abscesso subperiósteo orbitário é uma situação de emergência. As complicações incluem amaurose e trombose do seio cavernoso.

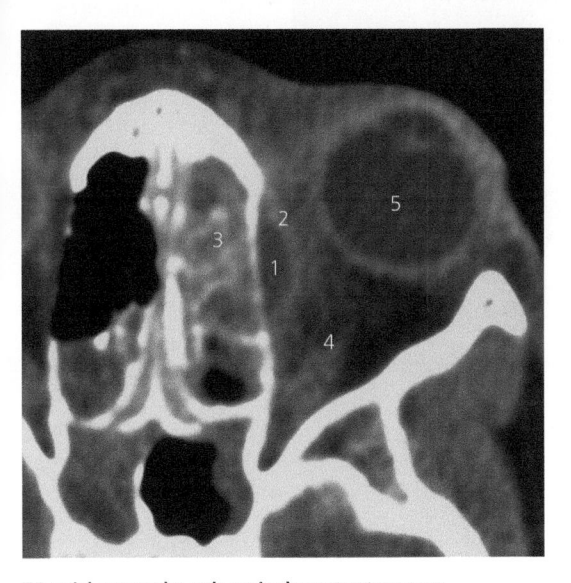

Fig. 7.20 Paciente com sinais de sinusite e edema orbitário.

TC, axial com realce pelo meio de contraste venoso.
A TC exibe um **abscesso subperiósteo orbitário** (1) com o típico realce de borda (2). O abscesso é derivado da infecção no seio etmoidal esquerdo, que está completamente opacificado (3). Alterações infiltrativas na órbita medial e ao redor do nervo óptico (4) e globo ocular (5) podem ser observadas,

Sinusite Fúngica Invasiva

Diagnóstico Diferencial

- Aspergilose, mucormicose, papiloma invertido, sinusite odontogênica.

Pontos de Avaliação

- Destruição óssea com sinais de infiltração é indicativa de um processo maligno, especialmente em casos de patologia unilateral. Infiltração orbitária progressiva pode comprometer o nervo óptico, com subsequente amaurose. Erradicação médica e cirúrgica agressiva são obrigatórios.

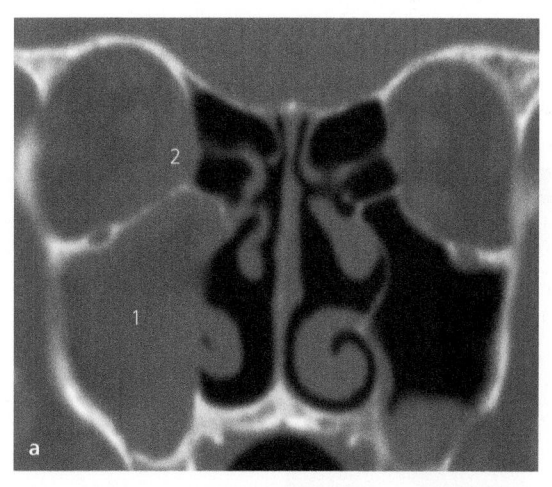

Fig. 7.21a, b Paciente com sinais de sinusite, dor periorbital e amaurose no lado direito.

a TC, coronal, visualização de tecido mole. A visualização de tecidos moles revela completa opacificação do seio maxilar direito (1), assim como alterações ambíguas dos conteúdos intraorbitários ao longo da lâmina papirácea e assoalho orbital (2). Não há evidência de destruição óssea.

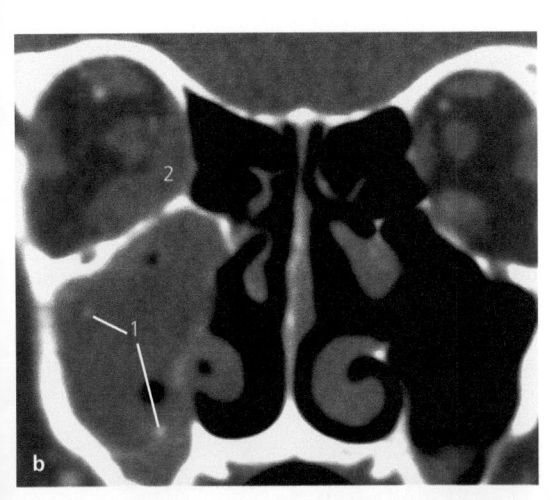

Fig. 7.21b

b TC, coronal, janela para tecidos moles com realce pelo meio de contraste venoso. Nesta configuração, os conteúdos do seio maxilar, assim como da órbita, podem ser avaliados com maior precisão. No interior do seio maxilar, além dos debris e espessamento da mucosa, pequenas calcificações são visíveis (1). A órbita está infiltrada pela mesma patologia (2), que é sugestiva de uma **infecção fúngica invasiva**. Os contornos ósseos não estão afetados, porém podem ter transmitido a patologia.

Osteoma, Síndrome de Gardner e Complicações

Diagnóstico Diferencial

- Pode ser confundido com displasia fibrosa monostótica ou poliostótica.
- Um fibroma ossificante pode demonstrar densidades ósseas centrais nos estágios mais avançados.

Pontos de Avaliação

- Extensão a estruturas, as quais, na remoção cirúrgica, podem resultar em complicações cosméticas ou funcionais.
- Na síndrome de Gardner, múltiplos osteomas podem ser encontrados, assim como outras patologias, algumas das quais apresentam um risco elevado de malignidade (carcinoma colorretal e carcinoma tireoidiano).

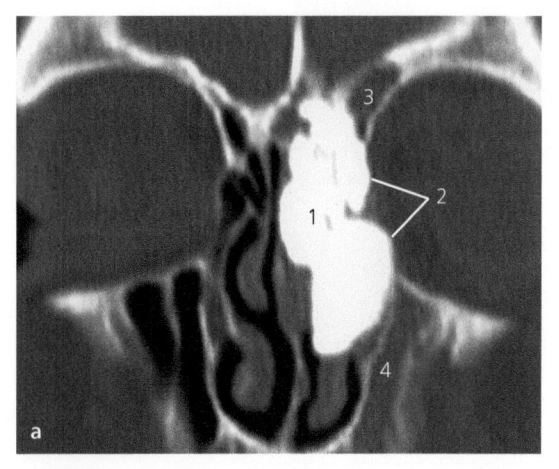

Fig. 7.22a-c Paciente manifestando celulite orbitária e amaurose no lado esquerdo.

a **TC, coronal, visualização de tecido mole.** Observar o grande osteoma (1) se projetando no interior da lâmina papirácea (2) e obstruindo o recesso frontal (3). Há opacificação do seio maxilar esquerdo (4).

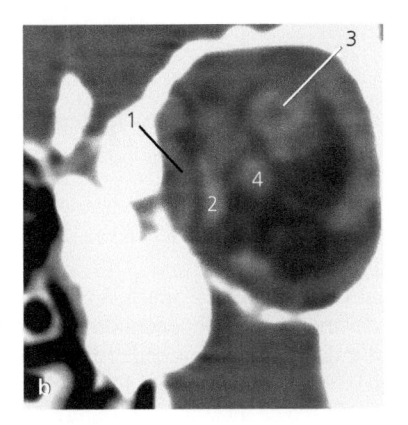

7 Patologia da Cavidade Nasal e Seios Paranasais

Fig. 7.22b, c

b TC, coronal, janela para tecidos moles.
Visão ampliada da órbita esquerda.
Há densidade aumentada da gordura intraorbitária, especialmente ao longo do rebordo orbitário, indicativo de celulite orbitária. Ao longo da lâmina papirácea, um abscesso subperiósteo (1) com típico realce de borda está presente. O músculo reto medial (2) está deslocado lateralmente por este abscesso. Um segundo abscesso (3) está presente no compartimento intraconal. O nervo óptico (4) está situado próximo deste abscesso e do infiltrado adjacente, que explica a perda de visão. Neste caso, o osteoma foi associado à **síndrome de Gardner**.

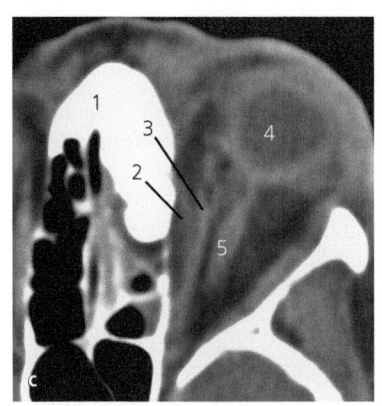

c TC, axial. Observar o osteoma (1), o abscesso subperiósteo (2) e o músculo reto medial deslocado (3). O globo ocular (4) está deslocado anteriormente, provavelmente com tração sobre o nervo óptico (5).

Mucocele

Diagnóstico Diferencial

- Pólipos, meningoceles, meningoencefaloceles, estesioneuroblastoma ou malignidades com componentes císticos.

Pontos de Avaliação

- O histórico médico é essencial. Geralmente, as mucoceles são complicações tardias de um trauma e cirurgia do seio frontal.
- Expansão e remodelamento ósseo de uma cavidade sinusal opaca são sinais de uma lesão de crescimento lento, típico das mucoceles. Dependendo da idade da mucocele, seus conteúdos podem exibir diferentes intensidades de sinal na RM, dependendo do conteúdo proteico (ver também Capítulo 1).
- Compressão das estruturas adjacentes ou o risco de invasão bacteriana é uma indicação para remoção total ou marsupialização.

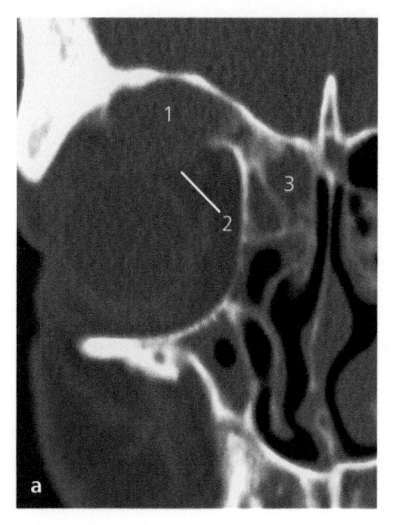

Fig. 7.23a-e Paciente com proptose lentamente progressiva do olho direito e diplopia.

a TC, coronal. O seio frontal esquerdo está opacificado com expansão de seu contorno ósseo inferior para o assoalho orbitário (1). Embora esta seja uma janela de visualização óssea, uma lesão expansiva, arredondada e ligeiramente lobular é observada se estendendo do seio frontal em direção ao globo ocular (2). Além disso, o recesso e o etmoide (3) estão opacificados.

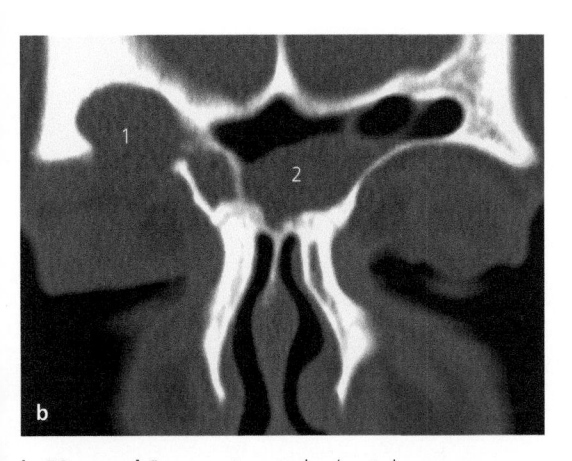

Fig. 7.23b, c

b TC, coronal. Em um corte coronal mais anterior, a mesma expansão do seio frontal é visível (1). No seio frontal esquerdo, outra opacidade arredondada (2) está presente em um seio parcialmente aerado.

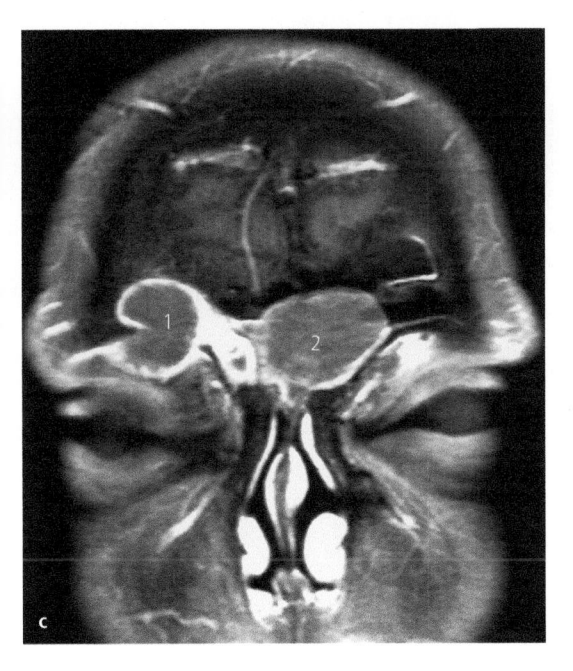

c RM, ponderada em T1 realçado por gadolínio e supressão de gordura, coronal. O mesmo corte é demonstrado na RM, como previamente demonstrado na TC. Ambas as lesões no seio frontal direito (1), assim como no esquerdo (2), são lesões não invasivas, císticas e de borda lisa sem realce de contraste. As características da TC e RM são sugestivas de mucocele.

Fig. 7.23d, e ▷

Fig. 7.23d, e

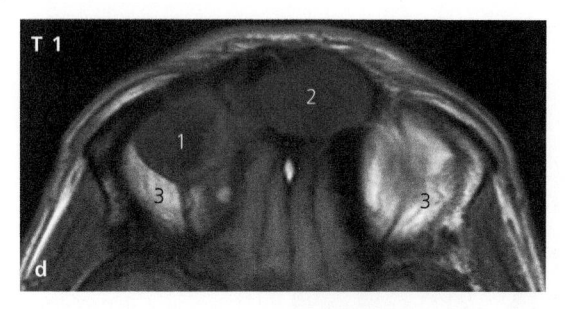

d RM, ponderada em T1, axial. As mesmas lesões estão agora hipointensas, na direita (1) com protrusão para o interior da órbita e no lado esquerdo (2) sem envolvimento orbitário. Em contraste, a gordura periorbitária está hiperintensa (3) nesta imagem ponderada em T1.

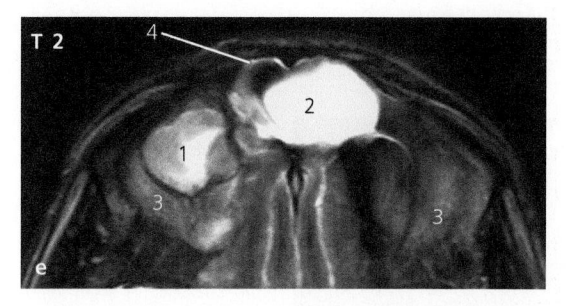

e RM, ponderada em T2, axial. Na imagem ponderada em T2, as lesões exibem um sinal hiperintenso, indicativo de um alto conteúdo líquido (1, 2) e confirmando o diagnóstico de mucocele. A gordura orbitária (3) está agora hipointensa. Os revestimentos mucosos estão hiperintensos (4).

Granulomatose de Wegener, Envolvimento Orbital

Diagnóstico Diferencial e Pontos de Avaliação
- Ver "Amiloidose Orbital", página 248.

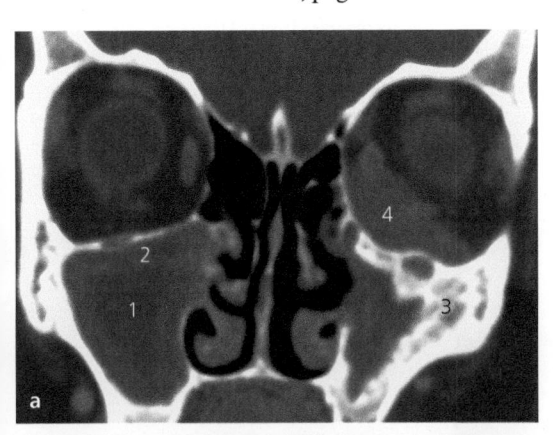

Fig. 7.24a, b Paciente com granulomatose de Wegener e restrição progressiva do movimento ocular.

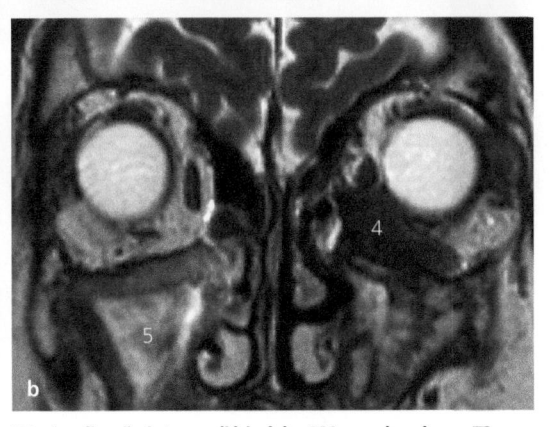

TC, visualização intermediária (a) e RM, ponderada em T2, axial (b). Na TC, há opacificação bilateral e completa do seio maxilar (1), com uma demarcação do contorno da mucosa (2). Observa-se um espessamento ósseo como um sinal de irritação crônica (3). Na órbita esquerda, uma massa de tecido mole é observada ao longo da lâmina papirácea e assoalho da órbita (4). Na RM, este processo apresenta baixa intensidade e, aparentemente, está limitado à órbita. A biópsia revelou recidiva da granulomatose de Wegener. Além disso, o conteúdo do seio maxilar direito é heterogêneo; centralmente, as secreções retidas apresentam um sinal de alta intensidade (5), enquanto o edema de mucosa adjacente apresenta um sinal de intensidade baixa a intermediária.

Amiloidose Orbital

Diagnóstico Diferencial

- Granulomatose de Wegener, sinusite fúngica invasiva, tumores orbitários (hemangioma, schwannoma, glioma) ou pseudotumores (processos inflamatórios inespecíficos), miosite, abscessos ou infiltração localizada, sarcoidose, papiloma invertido infiltrado.

Pontos de Avaliação

- Diferenciação entre envolvimento solitário da órbita e envolvimento ou crescimento a partir de estruturas adjacentes.
- Diferenciação entre doença unilateral e bilateral.
- Sinais de inflamação.

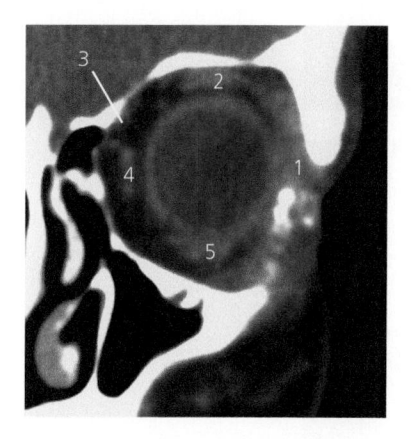

Fig. 7.25 Paciente com diplopia.

TC, coronal. Nesta visualização de tecido mole, uma lesão infiltrativa difusa, também envolvendo e infiltrando o músculo reto lateral, está presente na órbita lateral (1).
Há destruição da parede orbitária lateral, com infiltração dos tecidos moles extraorbitários. Observar o reto superior (2), oblíquo superior (3) reto medial (4) e inferior (5). A biópsia intraorbitária revelou amiloidose.

Fraturas da Base Anterior do Crânio

Pontos de Avaliação

- Invasão das estruturas funcionais (músculos oculares, nervos cranianos) ou compressão em razão da presença de um hematoma (orbitário, subdural).
- Deslocamentos resultando em déficits funcionais (movimentos do globo ocular, obstrução nasal) ou cosméticos.

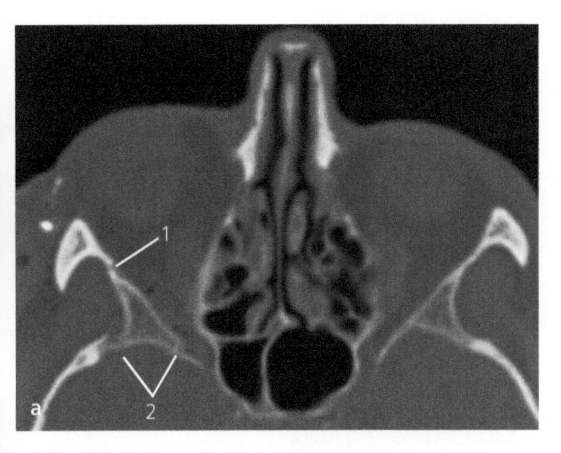

Fig. 7.26a-c Paciente após trauma facial.

a TC, axial. A tomografia demonstra várias fraturas no osso zigomático direito anterior (1) e posterior (2) por causa do traumatismo craniano. Clinicamente, uma proptose pode estar presente em razão do deslocamento anterior do globo ocular no lado afetado secundário a um edema ou hematoma orbitário.

Fig. 7.26b, c ▷

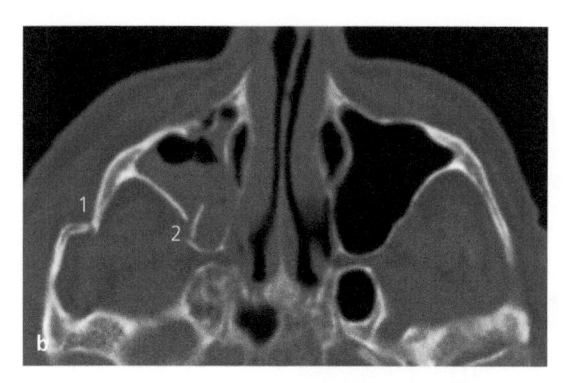

Fig. 7.26b, c

b TX, axial. Em um corte mais caudal do mesmo paciente, observar as fraturas do arco zigomático (1) e parede posterior do seio maxilar (2), com opacificação do seio maxilar esquerdo, provavelmente por um hematoma.

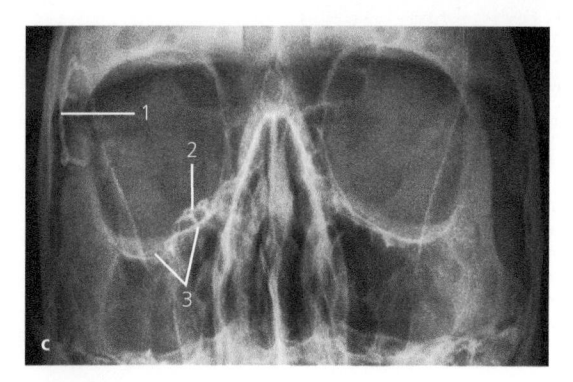

c Radiografia simples do crânio, plano anteroposterior.
Mesmo paciente após reconstrução das fraturas por osteossíntese na margem orbitária lateral (1) e assoalho orbitário (2). Ainda há uma espaço entre as partes lateral e medial do assoalho orbitário (3).

Fratura Tipo *Blow-Out*

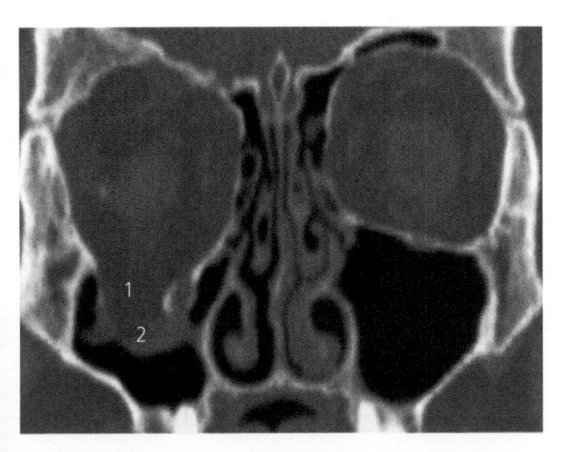

Fig. 7.27 Trauma fechado em virtude de um golpe no olho direito por uma bola.

TC, coronal. Rompimento traumático do assoalho orbitário (1) e projeção da gordura orbitária para o interior do seio maxilar (2). O globo ocular estava em um nível mais baixo e diplopia foi observada clinicamente. Em casos mais leves, pequenas fraturas podem ser menos visíveis sem qualquer prolapso, porém o aprisionamento do reto inferior ou de sua gordura septada adjacente nestas fraturas pode resultar em restrição dos movimentos do globo ocular e diplopia.

Descompressão Orbital na Doença de Graves

Diagnóstico Diferencial

- Doença bilateral exclui a maioria das patologias orbitárias, como demonstrado nas seções anteriores, embora pseudotumores ainda sejam uma opção.

Pontos de Avaliação

- Nestes pacientes, uma radiografia nasossinusal convencional não é suficiente para a avaliação de sinusite concomitante. TC será necessária para orientação anatômica, especialmente se uma cirurgia endoscópica for considerada.
- Os procedimentos cirúrgicos nasossinusais devem ser realizados com cautela em razão da distorção da anatomia normal e um risco elevado de lesão às estruturas intraorbitárias deslocadas, como o nervo óptico.

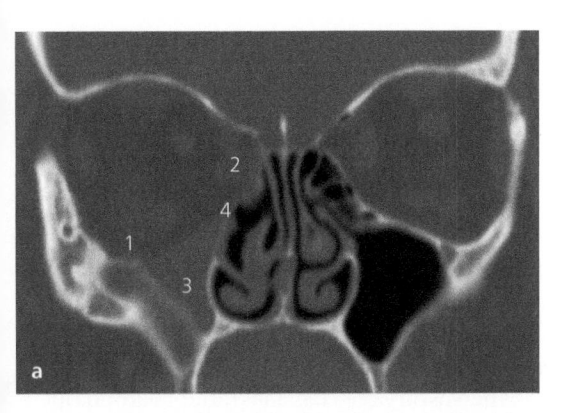

Fig. 7.28a, b Paciente com orbitopatia de Graves, após descompressão orbital.

a TC, coronal. O assoalho orbitário (1) e a lâmina papirácea (2) foram completamente removidos. A opacificação do seio maxilar (3) pode ser em razão do preenchimento por gordura orbitária ou estase de secreções secundária à obstrução da drenagem na região do óstio natural (4). No último caso, em conjunto com sinusite maxilar persistente, uma antrostomia no meato inferior pode ser uma solução satisfatória. Geralmente este é um procedimento inclusivo padrão.

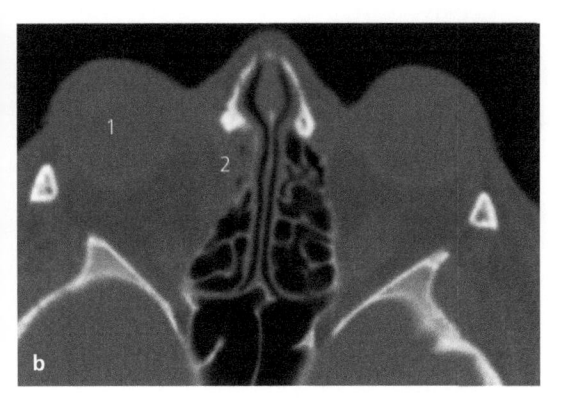

b TC, axial. Severa protrusão do globo ocular (1), apesar da descompressão cirúrgica do seio maxilar e etmoidal (2).

Neoplasias dos Seios (Para)nasais

Papiloma Invertido

Diagnóstico Diferencial

- Proliferações unilaterais são suspeitas de malignidade até que se prove o contrário por biópsia. Todos os processos malignos que se originam nas cavidades nasossinusais, na nasofaringe ou na base anterior do crânio e lesões não malignas com características destrutivas associadas à compressão ou infiltração.

Pontos de Avaliação

- Avaliação precisa do envolvimento das estruturas intracranianas e das estruturas vitais adjacentes, como os nervos ou vasos cranianos (artéria carótida interna, seio cavernoso) para determinar as opções de tratamento e a morbidade esperada.
- A avaliação e diferenciação radiológica deve basear-se nas características complementares da TC e RM.

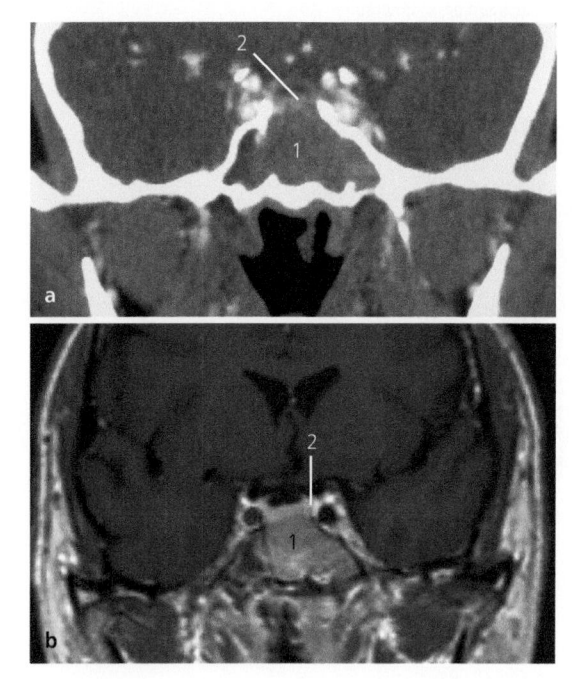

Fig. 7.29a-d Paciente operado anteriormente para retirada de pólipos nasais. A avaliação histológica revelou papiloma invertido. Tomografias de seguimento são demonstradas.

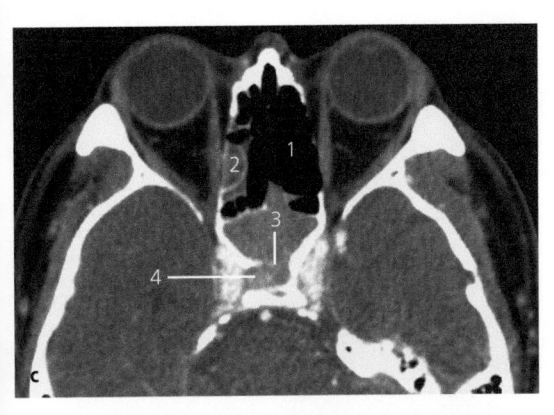

Fig. 7.29c

c TC com contraste endovenoso, axial, janela para tecidos moles. Embora contornos ósseos finos sejam difíceis de avaliar nesta visualização de tecidos moles do mesmo paciente que da **Fig. 7.29a**, o seio etmoidal esquerdo foi aberto durante a prévia cirurgia e não apresenta patologia (1). No seio etmoidal posterior direito, alguma patologia residual está provavelmente presente (2). O seio esfenoide está completamente opacificado com destruição óssea (3) da parede posterior e disseminação da doença para a fossa hipofisária (4).

◀ **a, b TC com contraste endovenoso (a) e RM, ponderada em T1 realçada por gadolínio (b), ambas coronais.** Embora não seja considerado verdadeiramente maligno, o papiloma invertido geralmente apresenta comportamento infiltrativo e destrutivo. Neste paciente com histórico de remoção de um papiloma invertido, uma patologia residual está presente no seio esfenoide. Para uma avaliação precisa da patologia (1), TC e RM são complementares, como demonstrado nestas figuras. Na TC, destruição do assoalho do seio esfenoide é visível (2), com possível disseminação para a fossa hipofisária. A RM exibe os contornos do processo em mais detalhes, confirmando disseminação (discreta) da doença (2) para a fossa hipofisária.

Fig. 7.29d ▷

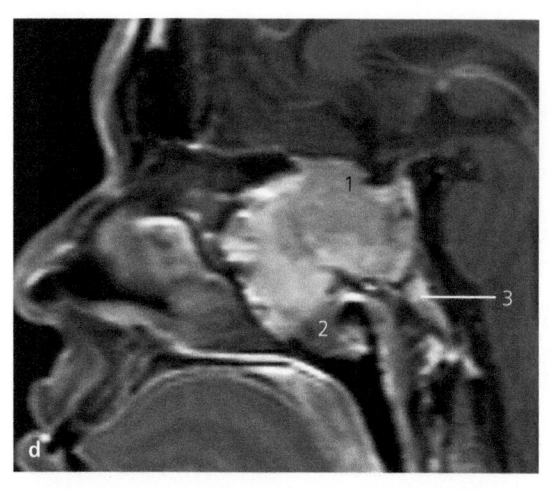

Fig. 7.29d

d RM, ponderada em T1 realçada por gadolínio, sagital.
Este plano sagital demonstra a extensão craniana do papiloma invertido para a fossa hipofisária (1) e a disseminação inferior para a nasofaringe (2). O clivo não está (ainda) infiltrado (3).

Angiofibroma Juvenil

Diagnóstico Diferencial

- Pólipo antrocoanal (somente realce periférico), hemangioma (geralmente isolado na cavidade nasal, não apenas nos adolescentes do sexo masculino), linfangioma, lipoma, schwannoma, neurofibroma, teratoma (presente logo após o nascimento), dermoide (gorduroso, cístico, polipoide), rabdomiossarcoma (destruição óssea, tumor agressivo).

Pontos de Avaliação

- Angiofibroma é uma neoplasia benigna, altamente vascular, não encapsulada que se manifesta quase exclusivamente em adolescentes do sexo masculino (de 10 a 25 anos de idade). Seu comportamento é localmente agressivo. Além dos locais mencionados acima, o tumor pode se disseminar para a órbita ou para as estruturas intracranianas. Além disso, o tumor pode realçar após injeção de contraste na TC. A RM pode exibir vazio de fluxo em razão da hipervascularização do tumor.
- Embolização e angiografia pré-operatória para reduzir a perda sanguínea durante a cirurgia.
- Procurar por extensão profunda discreta, pois falha em identificar esta extensão irá resultar em ressecção incompleta e recorrência.

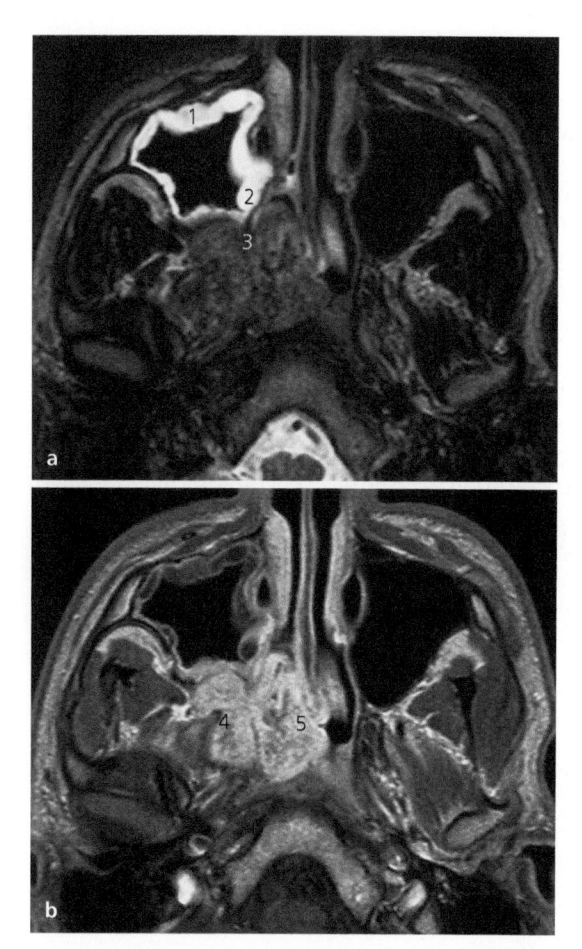

Fig. 7.30a-d Um jovem com obstrução e secreção nasal com estrias de sangue em fossa nasal direita.

a, b RM, ponderada em T2 (a) e ponderada em T1 (b) realçada por gadolínio. A imagem ponderada em T2 exibe uma mucosa espessada hiperintensa (1) e, provavelmente, alguns cistos pequenos de retenção (2) no seio maxilar direito, em decorrência da obstrução do complexo ostiomeatal. Posterior ao seio maxilar, na fossa pterigopalatina no lado direito, uma lesão (3) é observada invadindo o seio maxilar (destruição da parede posterior e parte da parede medial) e a nasofaringe, com obstrução da abertura coanal. Não há sinais evidentes de infiltração. Após a administração de contraste, a lesão exibiu realce intenso em razão da sua natureza hipervascular. O local da lesão, na fossa pterigopalatina (4) e nasofaringe (5) e sua apresentação são fortemente sugestivos de angiofibroma juvenil. O seio maxilar oposto não exibe alterações reativas em virtude de sua drenagem normal.

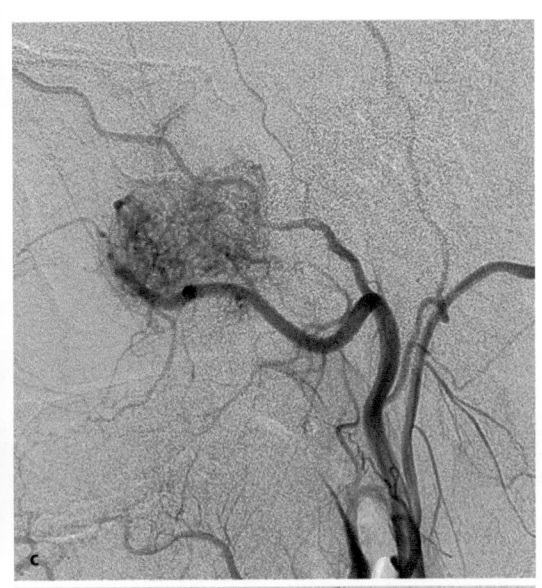

7 Patologia da Cavidade Nasal e Seios Paranasais

Fig. 7.30c, d

c, d Angiografia pré- (c) e pós-embolização (d). Uma angiografia da artéria carótida externa foi realizada para confirmar o diagnóstico de angiofibroma juvenil, assim como visualizar os vasos nutridores e para embolizar estes vasos como um procedimento pré-operatório para facilitar a remoção cirúrgica. Angiografia da artéria carótida externa direita demonstra neovascularização capilar da lesão suprida pela artéria maxilar direita. A angiografia pós-embolização demonstra intensa desvascularização da lesão.

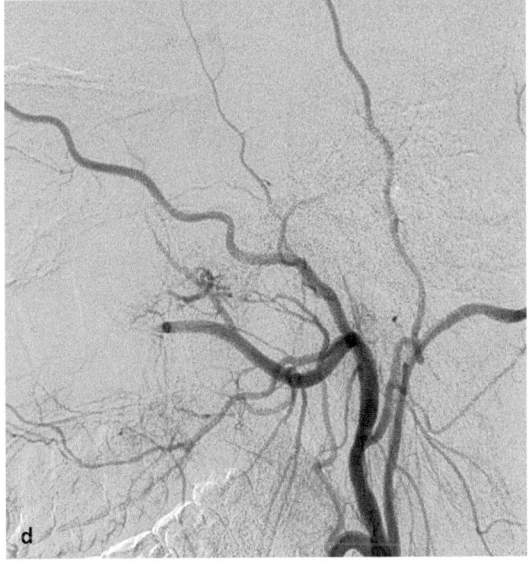

Carcinoma Nasofaríngeo

Diagnóstico Diferencial e Pontos de Avaliação
- Ver "Papiloma Invertido", página 254.

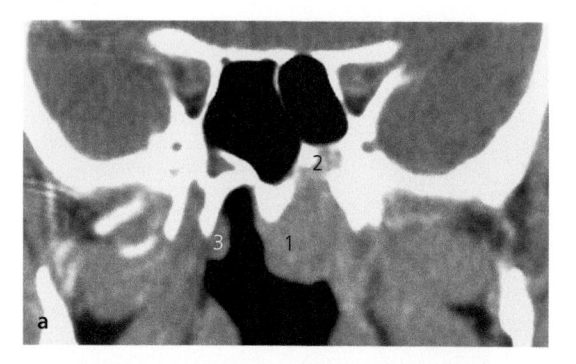

Fig. 7.31a, b Tabagista compulsivo com queixas de hipoacusia no lado esquerdo e secreção mucosa na orelha média à otoscopia. Uma nasofaringoscopia foi realizada, exibindo uma proliferação.

a TC, coronal com realce pelo meio de contraste venoso.
Observar a massa de tecido mole no teto da nasofaringe do lado esquerdo (1), com invasão no assoalho do esfenoide (2). No lado contralateral, nenhuma doença está presente. Apenas o toro tubário é visível em sua posição esperada (3). Nesta região, proliferações unilaterais são suspeitas de malignidades ou patologia linfoproliferativa da adenoide.

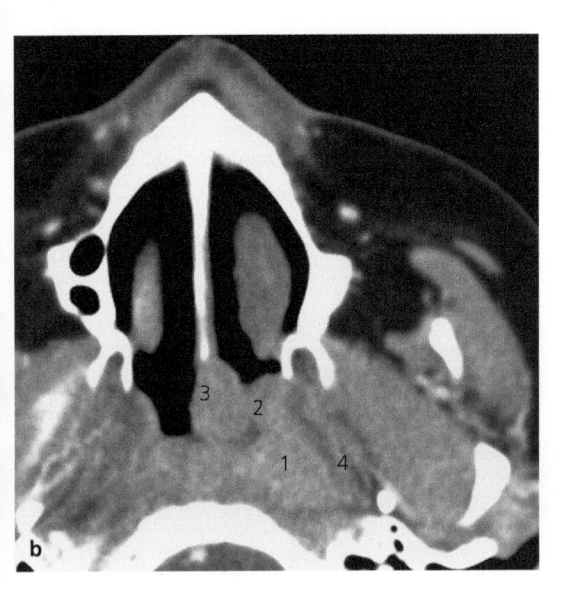

Fig. 7.31b

b TC, axial com realce pelo meio de contraste venoso.
A mesma lesão (1) observada na prévia TC, agora visível em um plano axial com extensão para a abertura coanal esquerda (2) e porção posterior do septo (3). Obstrução da tuba auditiva (4) pode resultar em efusão flutuante unilateral na orelha média com subsequente disacusia condutiva (durante a varredura, nenhuma opacificação da cavidade da orelha média foi demonstrada).

Malignidade da Fossa Pterigopalatina e Infratemporal

Diagnóstico Diferencial e Pontos de Avaliação

- Ver "Papiloma Invertido" acima. Um carcinoma do seio maxilar pode exibir invasão perineural e propagar-se para a fossa pterigopalatina e fossa infratemporal.

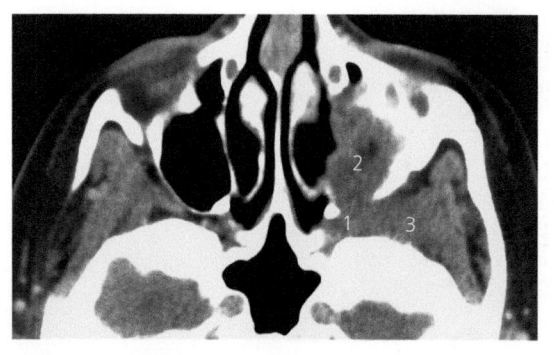

Fig. 7.32 Paciente com dor facial no lado esquerdo.

TC, axial com realce pelo meio de contraste venoso. Uma lesão é observada (1) na fossa pterigopalatina, com destruição óssea e invasão do seio maxilar (2) e fossa infratemporal (3), indicativo de malignidade. Observar a expansão da fossa pterigopalatina com perda da densidade gordurosa normal (quando comparada com o lado direito normal).

Pescoço

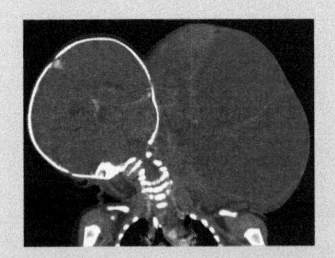

8 Anatomia Radiológica do Pescoço ... *264*

9 Patologia do Pescoço ... *278*

Patologia da Região Supra-Hióidea do Pescoço ... *278*

Patologia da Região Infra-Hióidea do Pescoço ... *298*

Patologia das Glândulas Salivares ... *307*

Patologia do Esôfago e Cavidade Torácica ... *324*

8 Anatomia Radiológica do Pescoço

A tomografia computadorizada (TC) é a modalidade de imagem mais comumente utilizada para demonstração das estruturas do pescoço. A imagem por ressonância magnética (RM) exibe uma resolução de contraste superior dos tecidos moles. No entanto, a qualidade da RM pode ser comprometida pelos artefatos de movimento secundários à respiração, deglutição e pulsações vasculares.

Atualmente, a radiografia convencional ainda é utilizada para avaliação dos distúrbios de deglutição e para a detecção de corpos estranhos rádio-opacos. O processo de deglutição é discutido em uma seção separada no final deste capítulo.

Pontos de Avaliação na TC do Pescoço

- Assimetria é um ponto importante.
- Estruturas nasofaríngeas e base do crânio adjacente.
- Espaço parafaríngeo.
- Espaço pré-vertebral e fáscia.
- Espaço mastigatório.
- Língua, cavidade oral.
- Glândulas salivares: glândula parótida, submandibular e sublingual.
- Grandes vasos: artérias carótidas e veias jugulares.
- Hipofaringe, epiglote, valécula, seio piriforme.
- Linfonodos hipertróficos ou infectados.
- Presença de estruturas sólidas ou císticas.
- Tireoide, cricoide e pregas vocais verdadeiras/falsas.
- Traqueia, esôfago, glândulas tireoidianas.
- Coluna cervical.

Avaliação das Estruturas do Pescoço nos Cortes Axiais de TC em uma Sequência Craniocaudal

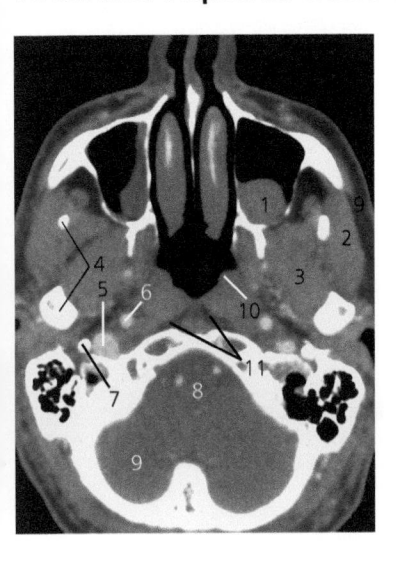

Fig. 8.1 Corte axial de TC.
1 Cisto de retenção no seio maxilar esquerdo
2 Masseter
3 Músculo pterigoideo lateral
4 Mandíbula
5 Veia jugular interna
6 Artéria carótida interna
7 Processo estiloide
8 Ponte
9 Cerebelo
10 Toro tubário
11 Espaço retrofaríngeo (gordura)

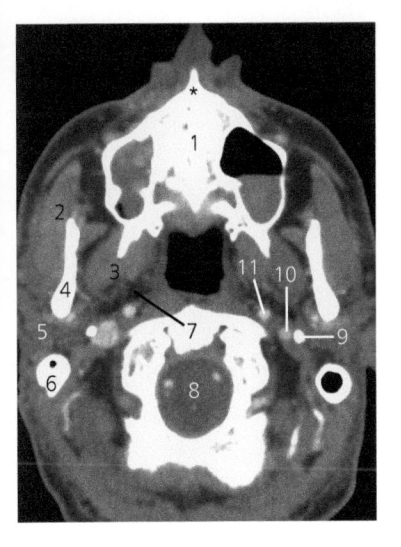

Fig. 8.2 Corte axial de TC.
1 Maxila com espinha nasal anterior (*)
2 Masseter
3 Músculo pterigoideo lateral
4 Mandíbula
5 Glândula parótida
6 Ápice/processo mastoide
7 Espaço parafaríngeo
8 Medula
9 Processo estiloide
10 Veia jugular interna (dominância no lado direito)
11 Artéria carótida interna

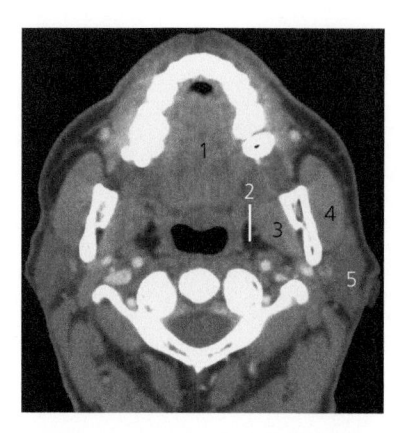

Fig. 8.3 Corte axial de TC.
1 Musculatura intrínseca da língua
2 Espaço parafaríngeo
3 Músculo pterigoideo medial
4 Masseter
5 Glândula parótida

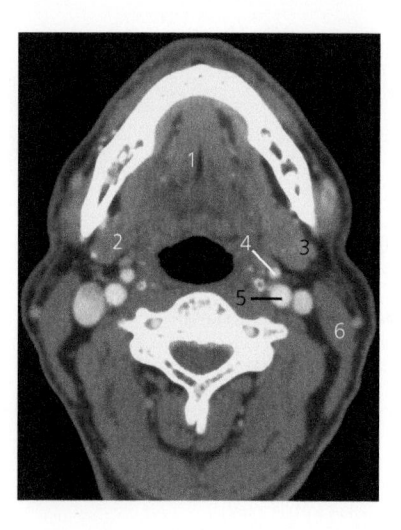

Fig. 8.4 Corte axial de TC.
1 Músculo genioglosso ou gênio-hióideo; podem ser diferenciados em cortes consecutivos por seus anexos
2 Glândula submandibular
3 Veia jugular interna
4 Artéria carótida externa
5 Artéria carótida interna
6 Esternocleidomastóideo

8 Anatomia Radiológica do Pescoço

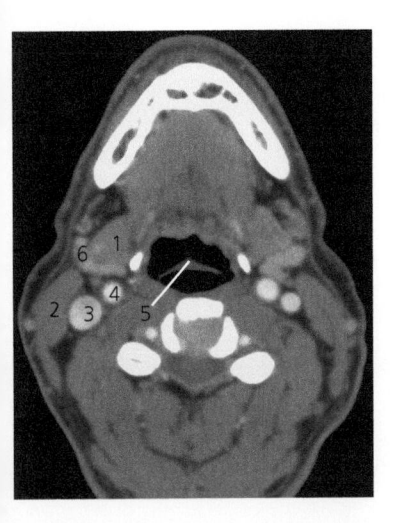

Fig. 8.5 Corte axial de TC.
1 Glândula submandibular
2 Esternocleidomastóideo
3 Veia jugular interna
4 Artéria carótida comum
5 Epiglote
6 Veia facial

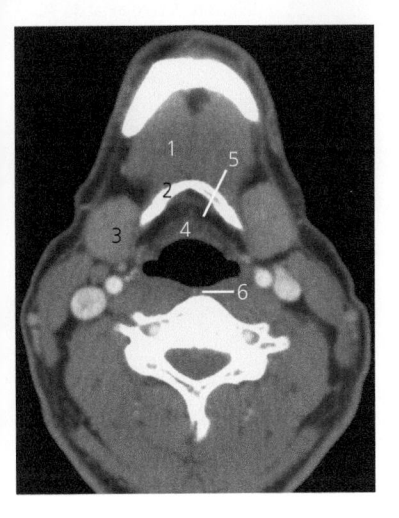

Fig. 8.6 Corte axial de TC.
1 Músculo genioglosso, gênio-hióideo ou milo-hióideo; podem ser diferenciados em cortes consecutivos por seus anexos
2 Osso hioide
3 Glândula submandibular
4 Epiglote
5 Gordura pré-epiglótica
6 Fáscia pré-vertebral

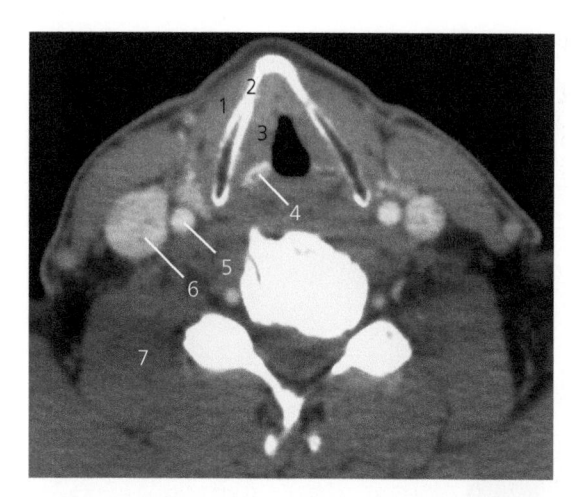

Fig. 8.7 Corte axial de TC.
1 Músculo esternotireóideo
2 Cartilagem tireóidea (ossificada)
3 Prega vocal verdadeira
4 Cartilagem aritenoide
5 Artéria carótida comum
6 Veia jugular interna (assimetria direita/esquerda fisiológica)
7 Elevador da escápula

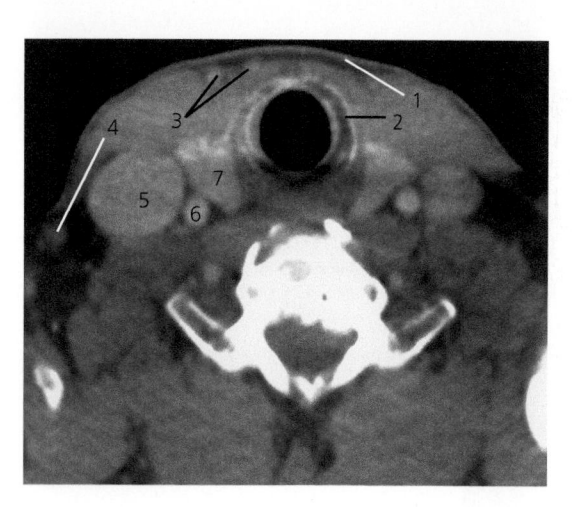

Fig. 8.8 Corte axial de TC.
1 Platisma
2 Cartilagem cricoide (parcialmente ossificada)
3 Veia jugular anterior
4 Veia jugular externa
5 Veia jugular interna
6 Artéria carótida comum
7 Glândula tireoide (lobo tireoidiano direito)

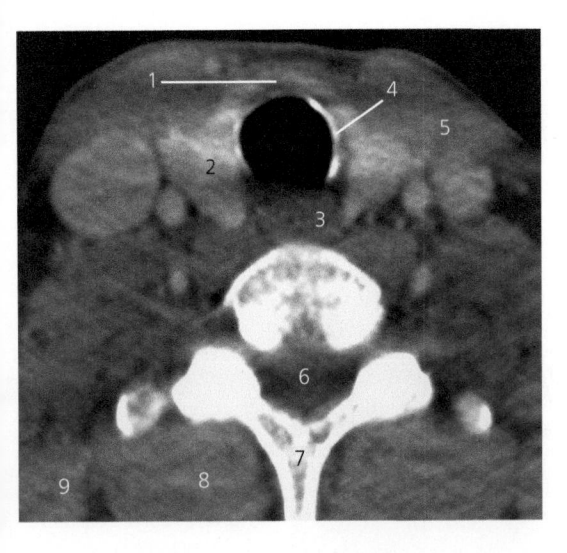

Fig. 8.9 Corte axial de TC.
1 Istmo
2 Glândula tireoide (lobo tireoidiano direito)
3 Esôfago
4 Cartilagem traqueal (parcialmente ossificada)
5 Esternocleidomastóideo
6 Medula espinal sem o canal espinal
7 Vértebra (processo espinhoso)
8 Músculo semi-espinal do pescoço
9 Levantador da escápula

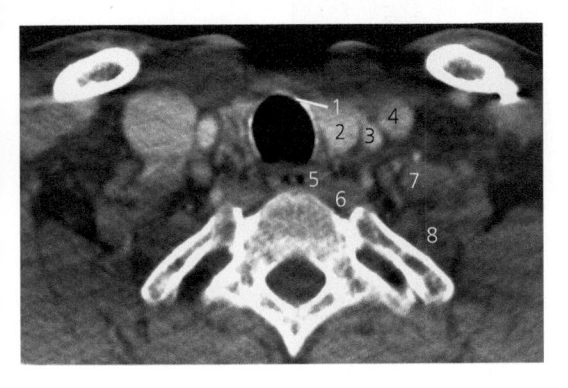

Fig. 8.10 Corte axial de TC.
1 Cartilagem traqueal (parcialmente ossificada)
2 Glândula tireoide (lobo tireoidiano esquerdo)
3 Artéria carótida comum
4 Veia jugular interna
5 Esôfago
6 Músculo longo do colo
7 Músculo escaleno anterior
8 Músculos escalenos médio e posterior

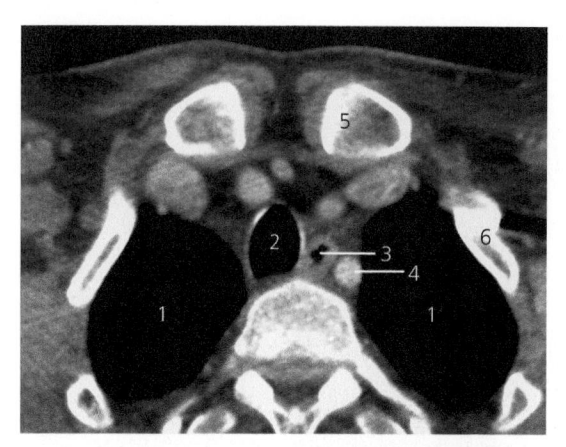

Fig. 8.11 Corte axial de TC.
1 Ápice do pulmão
2 Lúmen traqueal
3 Lúmen esofágico
4 Artéria subclávia esquerda
5 Clavícula
6 Primeira costela

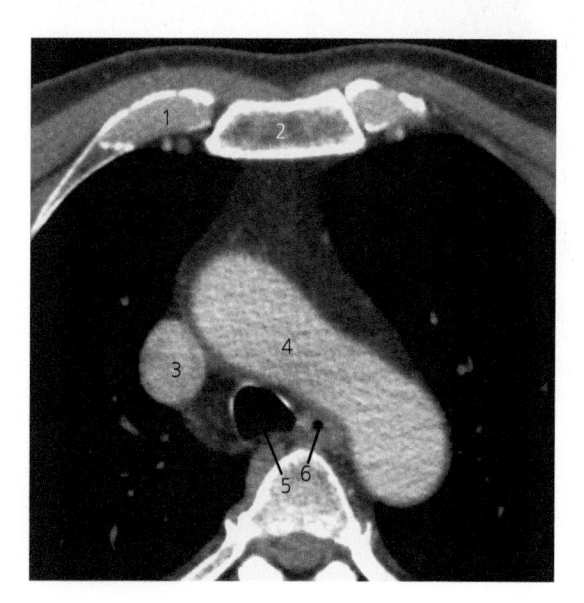

Fig. 8.12 Corte axial de TC.
1 Primeira costela
2 Esterno
3 Veia cava superior
4 Arco aórtico
5 Traqueia
6 Esôfago

Avaliação das Estruturas do Pescoço nos Cortes Coronais de TC em uma Sequência Anteroposterior

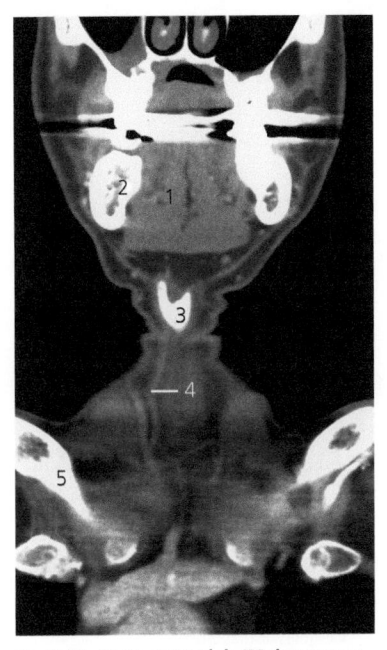

Fig. 8.13 Corte coronal de TC do pescoço.
1 Músculo genioglosso e gênio-hióideo; podem ser diferenciados em cortes consecutivos por seus anexos
2 Mandíbula
3 Cartilagem hioide (parcialmente ossificada)
4 Veia jugular anterior
5 Clavícula

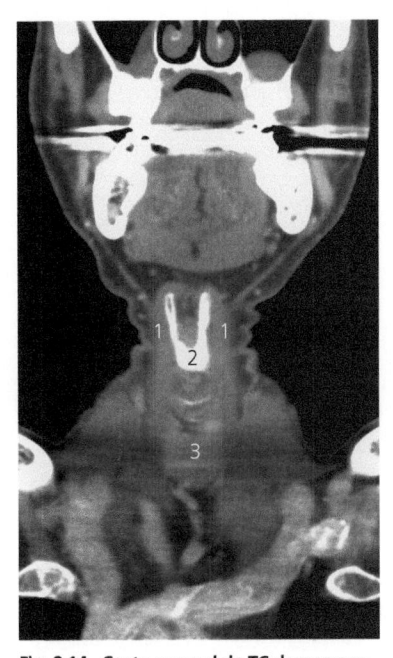

Fig. 8.14 Corte coronal de TC do pescoço.
1 Músculos pré-laríngeos *(strap)*
2 Cartilagem hioide (parcialmente ossificada)
3 Istmo da glândula tireoide

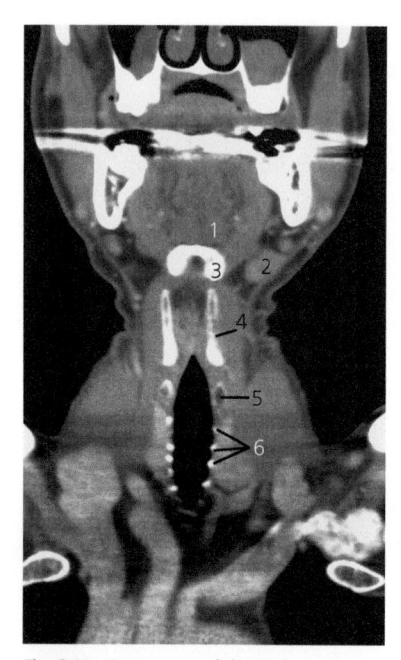

Fig. 8.15 Corte coronal de TC do pescoço.
1 Genioglosso
2 Glândula submandibular
3 Cartilagem hioide (parcialmente ossificada)
4 Cartilagem tireoidea (parcialmente ossificada)
5 Cartilagem cricoide (parcialmente ossificada)
6 Anéis cartilaginosos da traqueia (parcialmente ossificados)

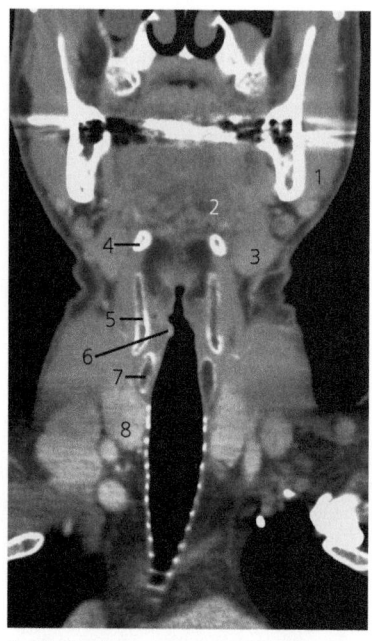

Fig. 8.16 Corte coronal de TC do pescoço.
1 Glândula parótida
2 Glândula sublingual
3 Glândula submandibular
4 Cartilagem hioide (parcialmente ossificada)
5 Cartilagem tireoide (parcialmente ossificada)
6 Prega vocal verdadeira
7 Cartilagem cricoide (parcialmente ossificada)
8 Glândula tireoide (lobo tireoidiano direito)

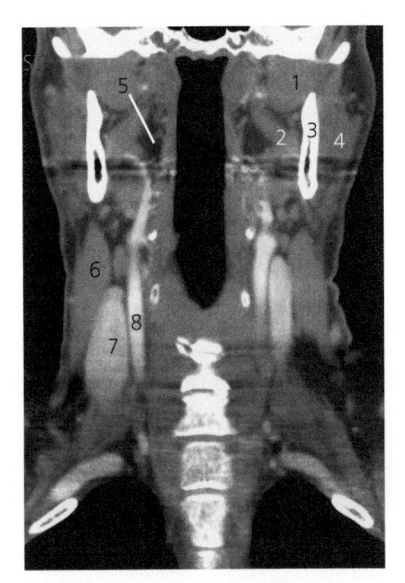

Fig. 8.17 Corte coronal de TC do pescoço.
1 Músculo pterigoideo lateral
2 Músculo pterigoideo medial
3 Mandíbula
4 Masseter
5 Espaço parafaríngeo
6 Esternocleidomastóideo
7 Veia jugular interna
8 Artéria carótida comum

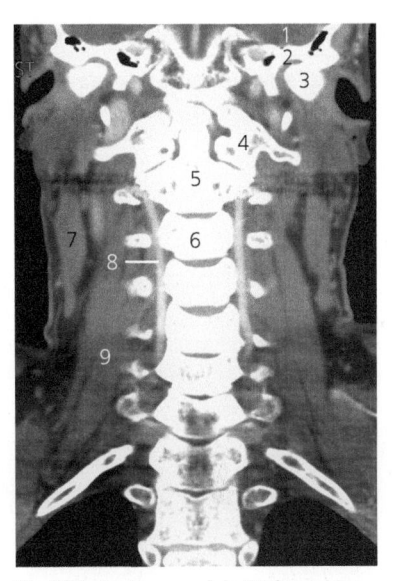

Fig. 8.18 Corte coronal de TC do pescoço.
1 Fossa craniana média
2 Osso petroso
3 Côndilo mandibular
4 Atlas
5 Áxis
6 Coluna cervical
7 Esternocleidomastóideo
8 Artéria vertebral
9 Músculo escaleno (musculatura profunda)

Radiografia Convencional dos Distúrbios da Deglutição

Para avaliação dos distúrbios da deglutição, a melhor opção é o registro em vídeo do exame radiológico para avaliar a dinâmica da deglutição.

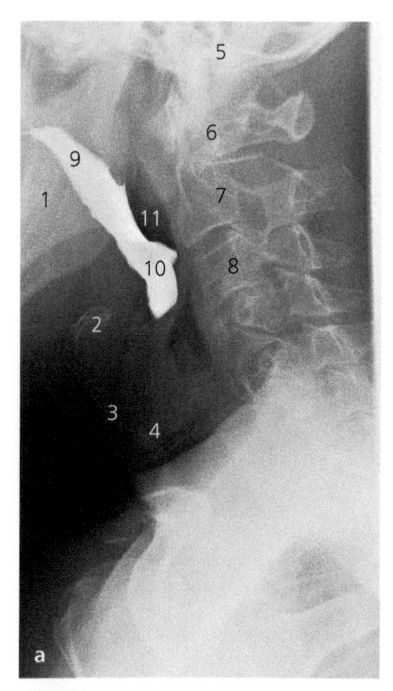

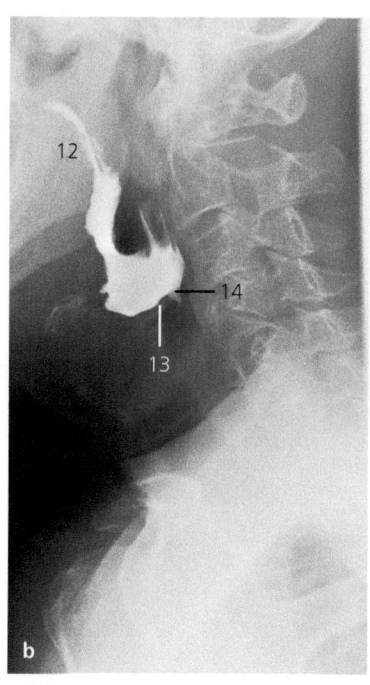

Fig. 8.19a-g   Avaliação radiográfica dos distúrbios da deglutição.

a-d Série lateral. Para orientação anatômica, indicamos a mandíbula (1), hioide (2), tireoide (3), cricoide (4), osso occipital (5), atlas (6), áxis (7) e a terceira vértebra cervical (8).
O contraste passa da orofaringe (9) para a hipofaringe (10) pela ação peristáltica secundária à contração da musculatura hipofaríngea (11). Logo depois, o contraste é empurrado para fora da orofaringe pela base da língua (12), com estase acima da epiglote (13), que ainda não está completamente fechada (14).
Em seguida, a parte distal da hipofaringe abre (15) e, com o relaxamento do músculo cricofaríngeo e do esfíncter esofágico superior (16), o contraste entra no esôfago (17). Não há sinais de aspiração na região subglótica (18) ou na parte posterior da traqueia (19).

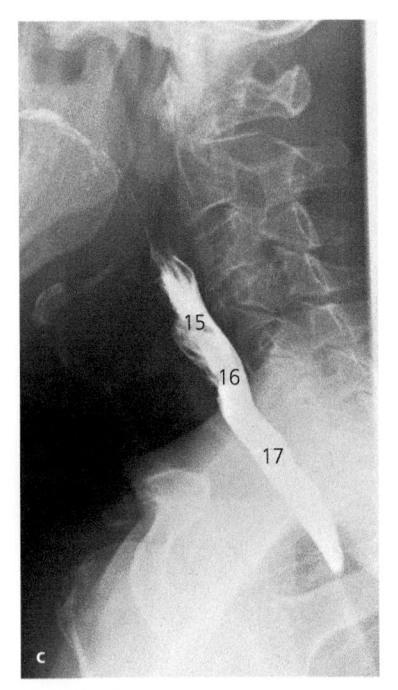

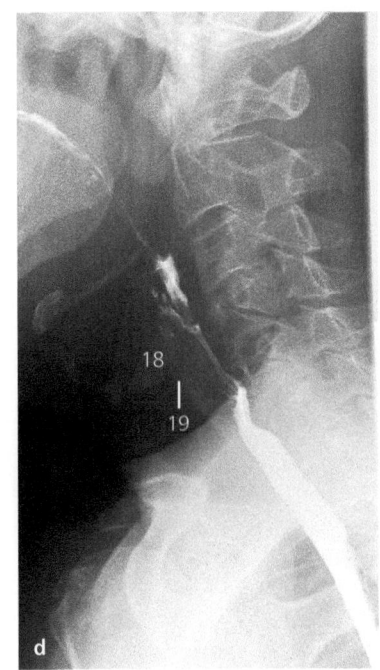

Fig. 8.19c, d

Fig. 8.19e-g ▷

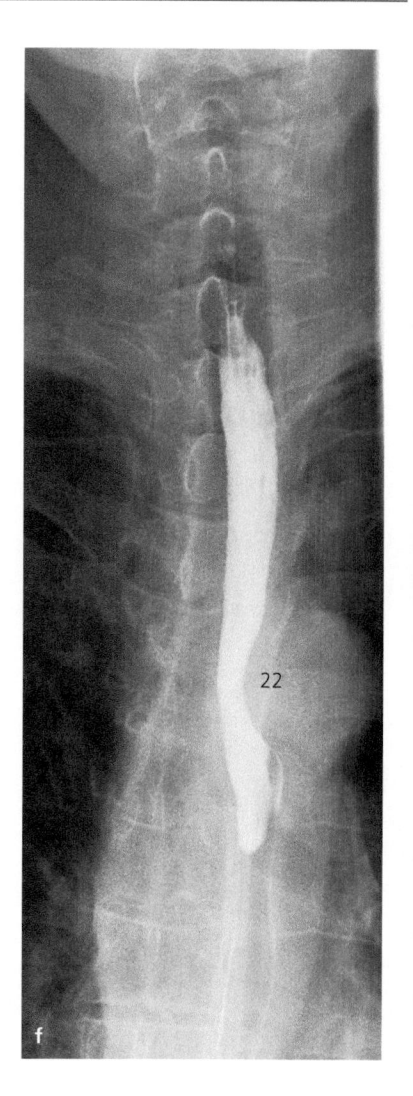

Fig. 8.19e, f

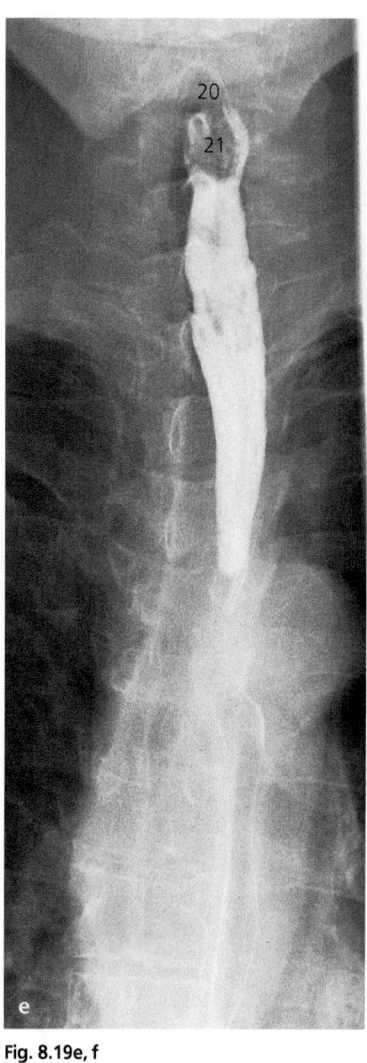

e-g Série anteroposterior. Nesta série, os estágios mais distais da passagem do contraste podem ser observados. Embora não visível neste paciente, após a passagem pela hipofaringe (20), ocasionalmente há estase do contraste na valécula na área da tireoide (21). Em um nível mais inferior, o estreitamento fisiológico do esôfago, por causa da pressão exercida pelo arco aórtico (22) comprime a coluna de contraste antes que o contraste entre no esôfago distal (23).

8 Anatomia Radiológica do Pescoço 277

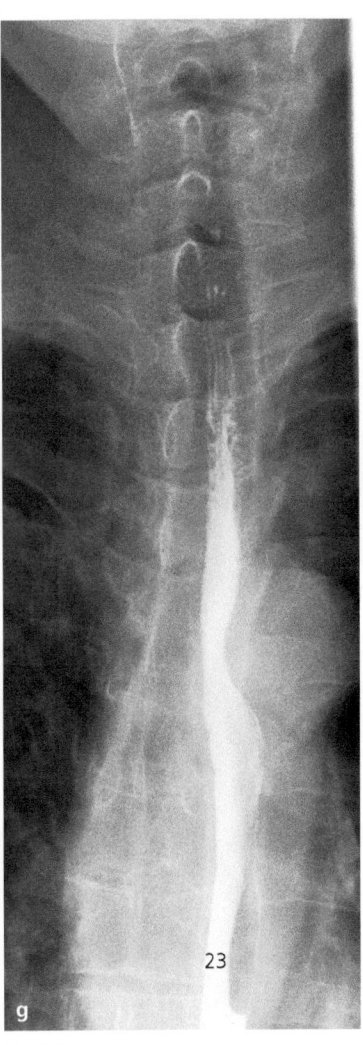

Fig. 8.19g

9 Patologia do Pescoço

Patologia da Região Supra-Hióidea do Pescoço

Abscesso Tonsilar

Diagnóstico Diferencial
- Infecção severa e aguda pelo vírus Epstein-Barr
- Em casos unilaterais: disseminação da infecção a partir de um abscesso odontogênico ou parafaríngeo.
- Mais prováveis, sem sinais clínicos de infecção: hiperplasia linfoide assimétrica, cisto de retenção tonsilar (coleção líquida sem realce capsular), linfoma (p. ex., não Hodgkin), malignidades.

Pontos de Avaliação
- Crescimento linfoproliferativo de outros linfonodos em casos de infecção sistêmica ou linfoma, sinais infiltrativos.
- Atentar para obstrução das vias aéreas e disseminação para os espaços parafaríngeos, seio cavernoso (trombose), ou áreas cervicais (pré-)vertebrais.

9 Patologia do Pescoço – Região Supra-Hióidea do Pescoço

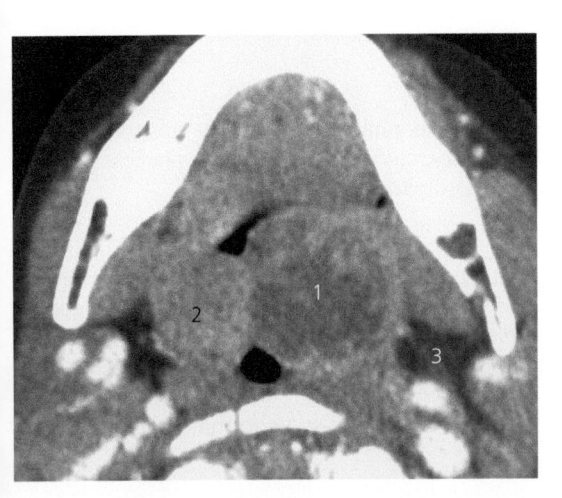

Fig. 9.1 Esta criança de 4 anos de idade apresentava tonsilite bilateral severa com sintomas de um abscesso peritonsilar esquerdo.

TC com contraste endovenoso, axial. A tonsila esquerda (1) está muito maior do que a lado contralateral (2), com hipodensidades centrais sugestivas de necrose ou coleções líquidas, confirmando a presença de um abscesso. O abscesso ainda está limitado à tonsila, ou seja, não há sinais de disseminação peritonsilar. No entanto, a gordura parafaríngea no lado esquerdo exibe uma densidade levemente elevada (3), indicativo de edema e/ou celulite.
Neste caso, as tonsilas foram imediatamente removidas em virtude da obstrução das vias aéreas.

Carcinoma Tonsilar

Diagnóstico Diferencial

- Infecções crônicas com linfadenite unilateral (vírus da imunodeficiência humana [HIV], sífilis, tonsilite tuberculosa, Plaut-Vincent), doenças granulomatosas, doenças aftosas, abscesso parafaríngeo, linfoma.

Pontos de Avaliação

- O estadiamento é fundamentado nos linfonodos hipertrofiados ou de aspecto patológico, bilateralidade e disseminação do tumor para o lado contralateral.
- Em decorrência do envolvimento dos linfonodos, as infecções também podem ser consideradas. No entanto, a apresentação unilateral exclui infecções sistêmicas.
- Inicialmente, os linfomas podem manifestar-se na forma de linfadenopatia unilateral.

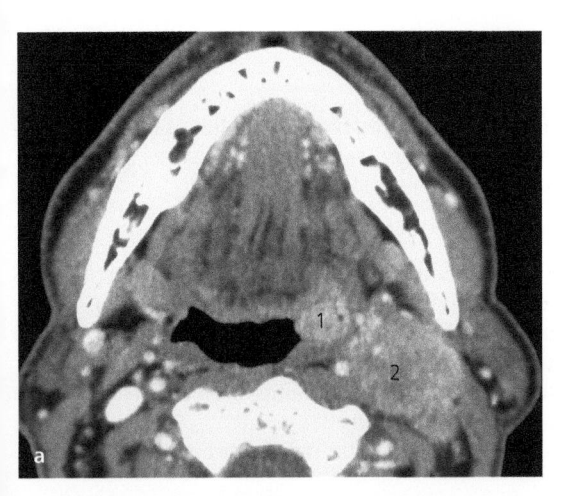

9 Patologia do Pescoço – Região Supra-Hióidea do Pescoço

Fig. 9.2a, b Paciente com queixa de dor na cavidade oral e região cervical esquerda.

a TC com contraste endovenoso, axial. Na fossa tonsilar esquerda, um tumor pequeno e intensificado pelo contraste é visível (1), com linfonodos do nível II hipertrofiados (2) altamente sugestivo de metástase. A veia jugular interna não está visível, provavelmente em virtude dos linfonodos hipertrofiados.

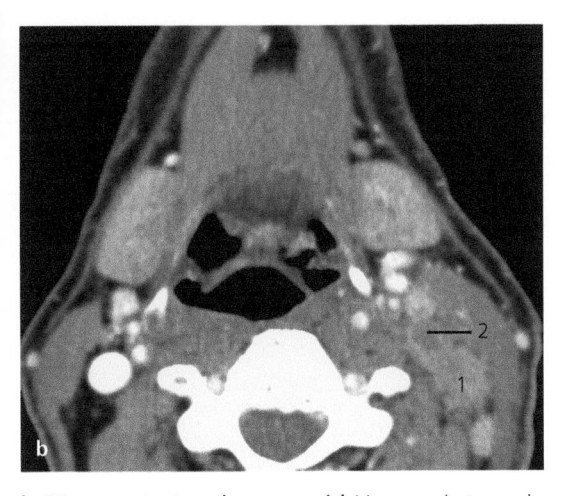

b TC com contraste endovenoso, axial. Mesmo paciente que da **Fig. 9.2a,** corte em nível inferior da epiglote. Esta área (ou seja, nível III) também exibe linfonodos aumentados (1), alguns com necrose central (2).

Tumor Orofaríngeo, Base da Língua

Diagnóstico Diferencial

- Tumores benignos e malignos (células escamosas, glândulas salivares), linfoma, doenças granulomatosas (Wegener, sarcoidose), infecções (HIV, sífilis, tuberculose, Plaut-Vincent).

Pontos de Avaliação

- Estadiamento com base nos linfonodos hipertrofiados ou de aspecto patológico, bilateralidade e disseminação do tumor para o lado contralateral.
- Inicialmente, os linfomas (não Hodgkin) podem manifestar-se na forma de linfadenopatia unilateral e lesões ulcerativas.
- Avaliação da doença sistêmica e linfonodos em outras regiões, assim como de tumores secundários na hipofaringe e laringe.
- Lembrar que (micro)metástases podem estar radiograficamente ocultas.

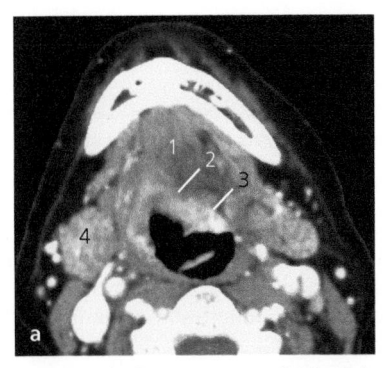

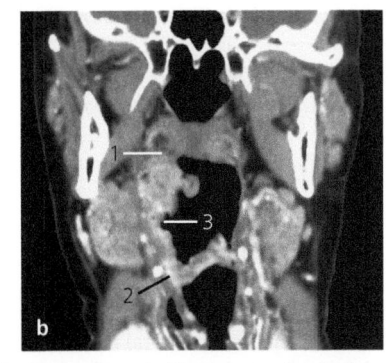

9 Patologia do Pescoço – Região Supra-Hióidea do Pescoço

Fig. 9.3a-c Paciente com sensação de *globus* faríngeo e dor referida para a orelha direita.

a TC com contraste endovenoso, axial.
Corte axial no nível da mandíbula e assoalho da boca (1). Na avaliação clínica, uma úlcera foi encontrada na base da língua no lado direito. A profundidade desta lesão (2) é satisfatoriamente visualizada na TC, com realce das bordas estendendo-se para o lado contralateral (3) e lado posterior ipsolateral (4). Este processo foi estadiado como um tumor orofaríngeo T3N2c (linfonodos hipertrofiados não representados).

b TC com contraste endovenoso, coronal.
A borda superior (1) da lesão, no nível do palato mole e a borda inferior (2) na valécula são claramente visualizadas, junto com a úlcera no centro do tumor (3).

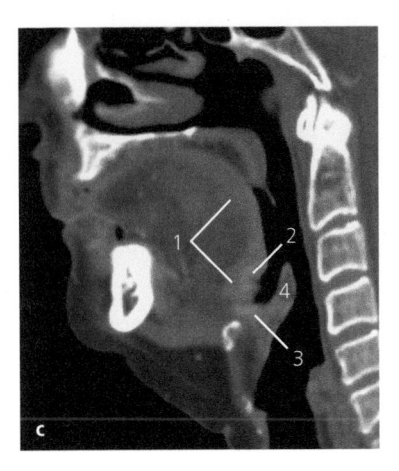

c TC com contraste endovenoso, sagital.
O plano sagital da língua exibe a extensão e a profundidade da lesão na base da língua (1), sua superfície ulcerada (2) e infiltração na valécula (3). Nesta imagem, não é possível determinar se a epiglote (4) está afetada. Nenhuma infiltração do espaço preepiglótico está presente.

Múltiplas Malignidades Síncronas

Diagnóstico Diferencial

- Malignidades (células escamosas, glândulas salivares), doenças do anel linfático de Waldeyer; linfoma, doenças granulomatosas (Wegener, sarcoidose), infecções (HIV, sífilis, tuberculose, Plaut-Vincent).

Pontos de Avaliação

- O estadiamento é fundamentado nos linfonodos hipertrofiados ou de aspecto patológico, bilateralidade e disseminação do tumor para o lado contralateral.
- Inicialmente, os linfomas (não Hodgkin) podem manifestar-se na forma de linfadenopatia unilateral e lesões ulcerativas.
- Avaliação da doença sistêmica e linfonodos em outras regiões.
- Lembrar que (micro)metástases podem estar radiograficamente ocultas.

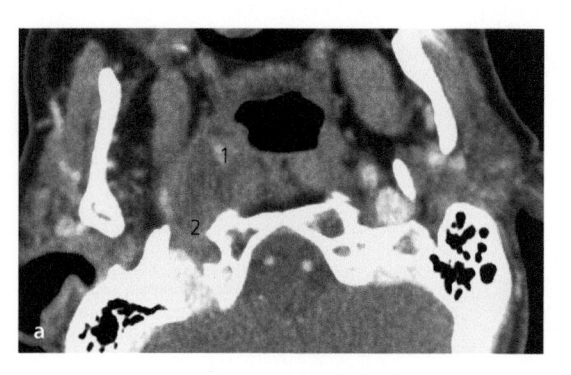

Fig. 9.4a-c Tabagista compulsivo e etilista com queixas de dor na garganta.

a TC com contraste endovenoso, axial. Uma lesão com características malignas é observada na fossa tonsilar direita (1). A veia jugular interna no lado direito, que geralmente domina o campo de visão, pode estar ocluída por invasão direta ou trombose (2). A artéria carótida está comprimida.

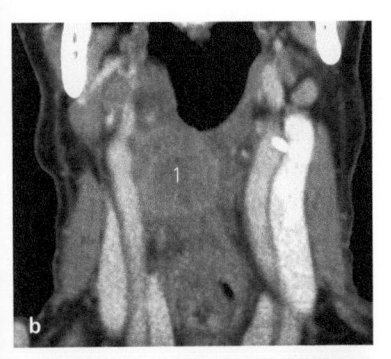

9 Patologia do Pescoço – Região Supra-Hióidea do Pescoço

Fig. 9.4b, c

b TC com contraste endovenoso, coronal.
No mesmo paciente, outro tumor também é observado na hipofaringe (1). Neste nível, a artéria carótida comum e a veia jugular interna estão patentes.

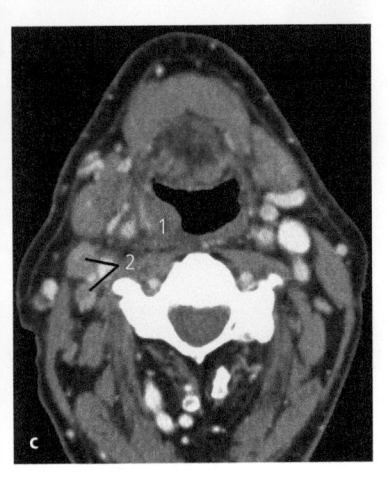

c TC com contraste endovenoso, axial.
O plano axial da lesão hipofaríngea (1) demonstra que múltiplos linfonodos ipsolaterais estão hipertrofiados, alguns deles com necrose central (2), indicativo de metástase.

Abscesso do Pescoço

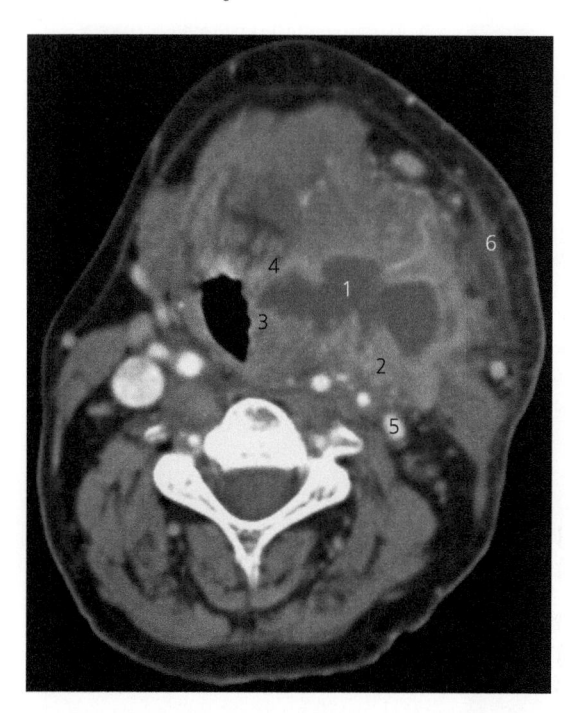

Fig. 9.5 Paciente apresentando resfriado e febre com uma tumefação cervical avermelhada rapidamente progressiva e estridor inspiratório.

TC com contraste endovenoso, axial. Um grande abscesso (1) com uma cápsula espessa e realçada pelo contraste (2). O abscesso está estendendo-se para a parede hipofaríngea (3), com compressão do lúmen hipofaríngeo, resultando em um severo estridor inspiratório. Este corte tomográfico é realizado no nível da base da língua (4). A veia jugular interna esquerda (5) apresenta calibre muito menor do que a do lado direito, provavelmente decorrente da compressão parcial pelo abscesso ou assimetria fisiológica. A infiltração da gordura subcutânea e o espessamento do músculo platisma no lado esquerdo (6) são indicativos de infecção ou edema.

Abscesso Parafaríngeo

Diagnóstico Diferencial

- Metástases linfonodais necrosantes, linfadenite, infecções micobacterianas, cisto (epi)dermoide ou cisto de fenda branquial infectados, laringocele (geralmente nível mais baixo).

Pontos de Avaliação

- O sinal radiográfico indicando envolvimento dos espaços parafaríngeos é o desaparecimento ou compressão da gordura.
- Além das características clínicas importantes de infecção, os conteúdos hipodensos da lesão e sua parede com captação de contraste ajudam a estabelecer o diagnóstico de um abscesso.
- Atentar para o risco de obstrução das vias aéreas e disseminação para os espaços parafaríngeos, para o seio cavernoso (trombose) ou para as áreas cervicais (pré-)vertebrais.

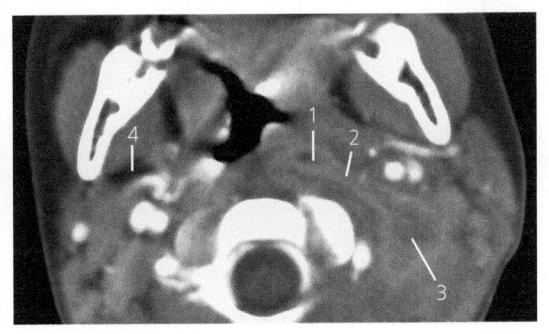

Fig. 9.6 Paciente com febre, trismo e odinofagia.

TC com contraste endovenoso, axial. Observar o abaulamento da parede faríngea à esquerda em virtude da presença de um abscesso parafaríngeo (1), que está se disseminando (2) para estruturas mais profundas no pescoço (3). Em contraste com o lado contralateral, a gordura no espaço parafaríngeo não está visível no lado afetado (4). Uma janela de visualização diferente pode ilustrar melhor a parede realçada do abscesso.

Linfadenite Cervical

Diagnóstico Diferencial
- Linfadenopatia reativa. Vários agentes infecciosos primários: bacteriano, viral, fúngico, micobacteriano, toxoplasmose, doença da arranhadura do gato, sífilis. Linfoma neoplásico. Sarcoidose (algumas vezes com calcificações). Metástases com necrose central.

Pontos de Avaliação
- Linfonodos infectados geralmente exibem realce homogêneo.
- Cavitação pode indicar infecções micobacterianas ou metástases necrosantes.
- Atentar para disseminação da infecção para fora dos linfonodos (espaços parafaríngeos, trombose do seio cavernoso).

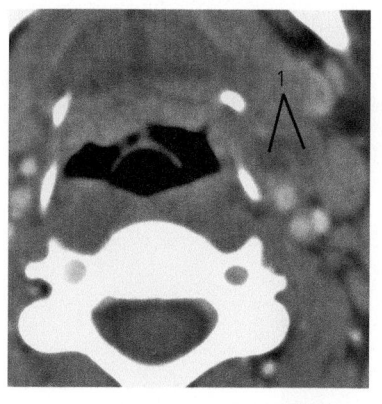

Fig. 9.7 Paciente com febre de origem desconhecida e sinais de infecção no pescoço.

TC com contraste endovenoso, axial.
Presença de vários linfonodos de nível III hipertrofiados próximos à artéria carótida interna e veia jugular. Alguns deles exibem necrose central (1), com leve realce das bordas. Embora os testes sanguíneos tenham indicado a presença de uma infecção bacteriana, nenhum microrganismo foi isolado e o paciente foi tratado com sucesso com antibióticos de amplo espectro.

Linfadenopatia, HIV

Diagnóstico Diferencial
- Ver Linfadenite.

Pontos de Avaliação
- Infecções pelo HIV podem estar associadas a um linfoma e linfadenite crônica coexistente. Doenças coexistentes podem ter uma diferente apresentação clínica no HIV.

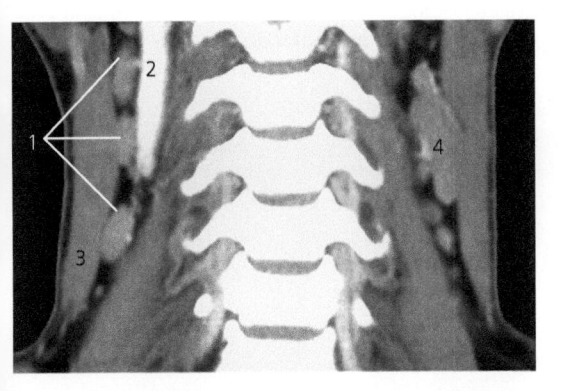

Fig. 9.8 Jovem do sexo masculino com episódios de febre e sudorese noturna e linfonodos cervicais hipertrofiados de causa desconhecida.

TC com contraste endovenoso, coronal. A sorologia revelou infecção pelo HIV. No lado direito, múltiplos linfonodos aumentados com captação de contraste homogênea (1) são observados ao longo da artéria carótida e veia jugular (2), medialmente ao músculo esternocleidomastóideo (3). No lado esquerdo, além de múltiplos nódulos solitários, um conglomerado de linfonodos intensificado pelo contraste (4) é observado.

Linfoma, Não Hodgkin

Diagnóstico Diferencial

- Outros linfomas neoplásicos: doença de Hodgkin, leucemia linfática crônica.
- Para causas não neoplásicas, ver "Linfadenite Cervical", página 288.

Pontos de Avaliação

- Procurar por doença de não Hodgkin em sítios extralinfáticos, como a nasofaringe e as tonsilas. A doença de Hodgkin tende a ser localizada. Na TC e RM, a doença de não Hodgkin, geralmente, apresenta-se como linfonodos aumentados com captação de contraste homogênea. Necrose central está tipicamente associada a uma maior probabilidade de malignidade.

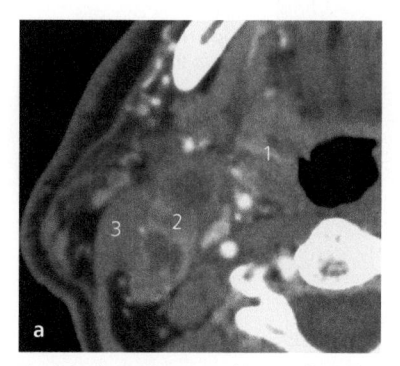

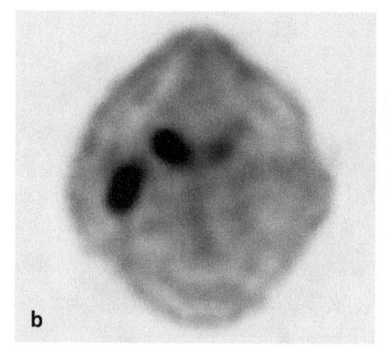

Fig. 9.9a-d Paciente com hipertrofia e ulceração da tonsila direita, assim como hipertrofia de linfonodo cervical.

a TC com contraste endovenoso, axial.
Neste corte, uma área realçada de estrutura diferente é observada na base da fossa tonsilar (1). Um conglomerado de linfonodos cervicais profundos (2), demonstrando realce não homogêneo e hipodensidade central, é observado no nível II, medialmente ao músculo esternocleidomastóideo.

b PET, axial. A tomografia por emissão de pósitrons (PET) exibe captação acentuada de contraste em ambos os locais, como observado na TC. Não há outros pontos críticos. Uma biópsia confirmou um linfoma não Hodgkin de células B da tonsila direita.

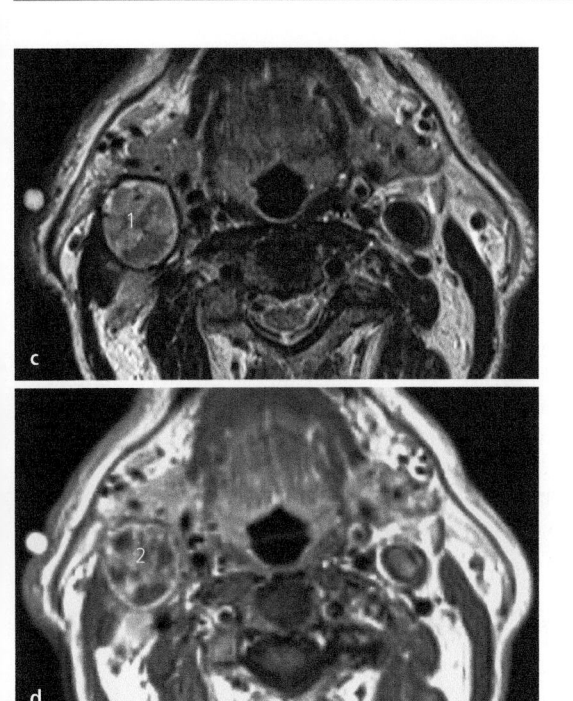

Fig. 9.9c, d

c, d RM, ponderada em T2 (c) e ponderada em T1 realçada por gadolínio (d), axial. Em um corte a um nível mais baixo, o linfonodo do nível II possui uma aparência heterogênea na imagem ponderada em T2 (1), o que é confirmado pela captação de contraste heterogênea (2). A cápsula do linfonodo está intacta (ou seja, não há sinais de disseminação extracapsular). A avaliação histopatológica revelou uma lesão não Hodgkin.

Paraganglioma Carotídeo

Diagnóstico Diferencial

- *Glomus* vagal, paraganglioma jugulotimpânico, hemangiopericitoma, tumores de glândulas salivares, schwannoma ou neurofibroma (muito raro). Menos provável em razão dos seus conteúdos hipodensos não captantes de contraste: cistos de fenda branquial, linfangioma, cistos dermoides, lipoma.

Pontos de Avaliação

- O *glomus* vagal pode vir acompanhado pelo deslocamento das artérias carótidas interna e externa, porém na maioria dos casos, está localizado nos espaços parafaríngeos e não na bifurcação carotídea. Disfunção dos nervos cranianos IX, X e XI pode estar associada a esta patologia, especialmente em casos de paraganglioma jugulotimpânico, que ocorre primariamente na região do forame jugular e também pode estar associado a zumbidos.
- No paraganglioma (familial), como também na neurofibromatose, o tumor pode estar presente em múltiplos locais.

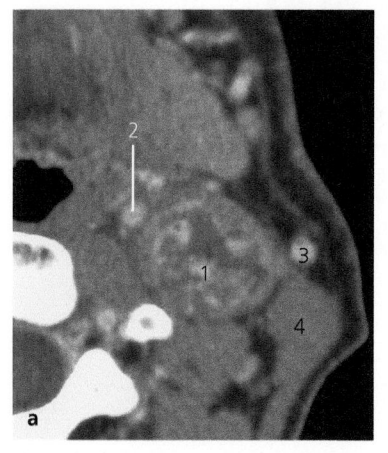

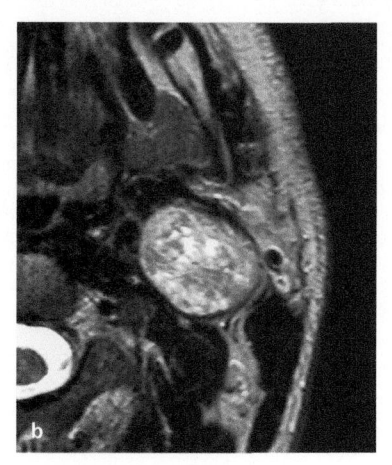

Fig. 9.10a-d Paciente com uma lesão lentamente progressiva no pescoço.

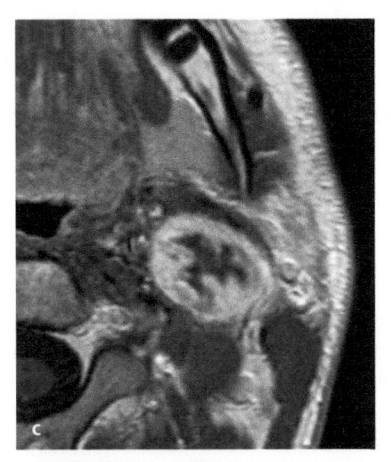

9 Patologia do Pescoço – Região Supra-Hióidea do Pescoço

Fig. 9.10c, d

a-c TC com contraste endovenoso, axial (a), RM, ponderada em T2, axial (b) e ponderada em T1, axial (c). Cortes tomográficos no lado esquerdo do pescoço no nível da borda inferior da mandíbula. Observa-se uma lesão arredondada de bordas lisas (1) com um aspecto heterogêneo (sal e pimenta). Nas imagens ponderadas em T2, o tumor exibe intensidades de sinais mistas. As partes com captação de contraste apresentam intensidades equivalentes ao músculo, enquanto as áreas não captantes de contraste, mais císticas, demonstram sinais hiperintensos. Há realce intenso heterogêneo na TC e na RM. O tumor está situado entre as artérias carótidas interna e externa, um local característico. A veia jugular interna não está visível, provavelmente em virtude da compressão. Também são observados são a artéria carótida interna (2), o vaso facial (3) e o músculo esternocleidomastóideo (4).

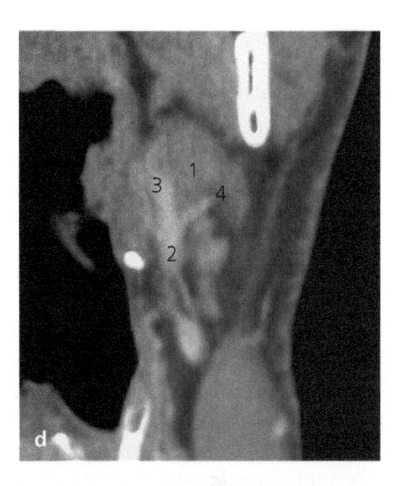

d TC com contraste endovenoso, coronal. O plano coronal exibe a lesão (1) localizada na bifurcação da artéria carótida comum (2). Observar também as artérias carótidas interna (3) e externa (4). Esta é uma imagem típica de uma paraganglioma carotídeo.

Cisto de Fenda Branquial

Diagnóstico Diferencial

- Laringocele, higroma cístico (septado), linfoma ou metástases com necrose central (frequentemente múltiplos nódulos) e cisto dermoide (conteúdo gorduroso). Os diagnósticos menos prováveis decorrentes do aspecto da lesão na **Fig. 9.11** são abscesso (infiltração adjacente), hemangioma ou paraganglioma e lipoma.

Pontos de Avaliação

- Quando presente, a abertura interna do cisto da fenda branquial está situada na fossa tonsilar (segunda fenda branquial) ou na porção superior do seio piriforme (terceira fenda branquial).
- A consideração de outro possível diagnóstico diferencial pode ser necessária dependendo da presença de estruturas septais no interior da lesão, presença de uma cápsula espessada e irregular com sinais de infiltração adjacente e a densidade do conteúdo.
- O carcinoma papilar de tireoide possui uma tendência de metástases para linfonodos de aspecto cístico. Quando único, este linfonodo pode manifestar-se como um cisto da fenda branquial.

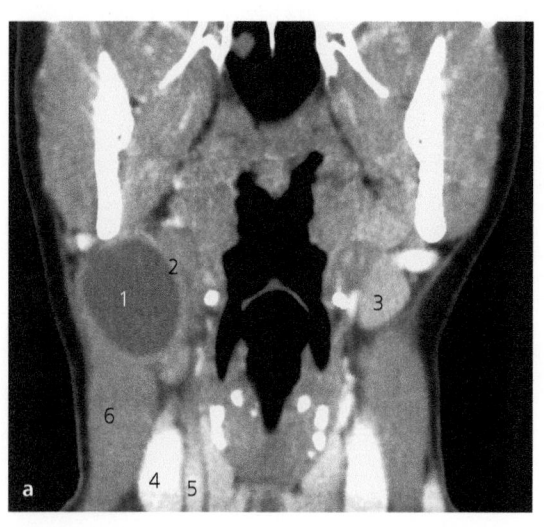

Fig. 9.11a, b Paciente com uma tumefação cervical periodicamente flutuante à direita sem queixas adicionais.

TC com contraste endovenoso, coronal (a) e axial (b).

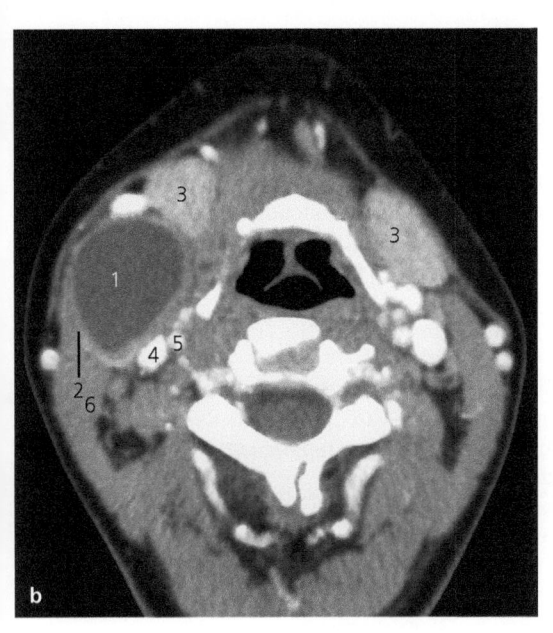

Fig. 9.11b

Observar a estrutura hipodensa, cística e de bordas lisas (1), com uma cápsula espessada intensificada pelo contraste (2), provavelmente em virtude da infiltração linfocítica ou infecções anteriores. Este local é típico de um cisto de fenda branquial. Em geral, o cisto está situado posteriormente à glândula submandibular (3), lateralmente à veia jugular (4) e artéria carótida externa (5) e anteriormente ao músculo esternocleidomastóideo (6), onde frequentemente ocorre abertura da fístula.

Higroma Cístico, Linfangioma

Diagnóstico Diferencial

- Em casos brandos, a lesão pode ser descoberta como um achado incidental na radiologia. Nestes casos, outros diagnósticos são possíveis: cisto de fenda branquial, laringocele, distúrbios da glândula salivar (sialadenite).
Menos provável e dependendo do aspecto e conteúdo da lesão: pequenos abscessos, metástases linfonodais necrosantes, linfadenite, linfoma neoplásico, infecções micobacterianas, hemangioma, paraganglioma, schwannoma, cisto dermoide, linfoma.

Pontos de Avaliação

- Sinais de prévias infecções, compressão das estruturas vitais e risco de obstrução das vias aéreas, comprometimento vascular ou déficits neurológicos.
- Em neonatos, o linfangioma pode crescer rapidamente e extensivamente, resultando em deformidades consideráveis.

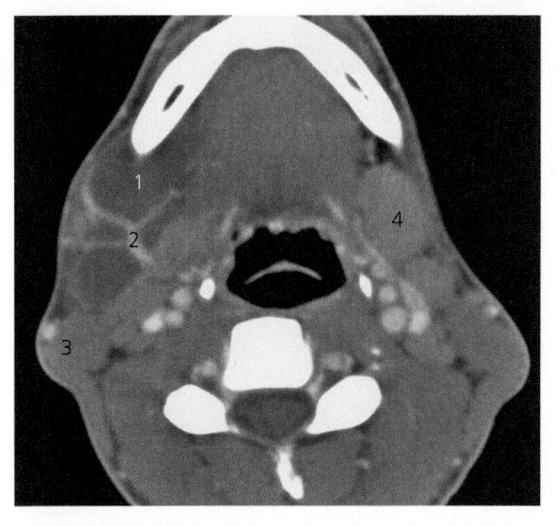

Fig. 9.12 Paciente com tumefações estáveis do pescoço, sem quaisquer queixas médicas, porém com alguma deformidade estética.

TC com contraste endovenoso, axial. Há uma estrutura cística multilobular hipodensa (1) no nível da mandíbula, com deslocamento medial da glândula submandibular. Há septações internas intensificadas pelo contraste (2) na lesão, que não possui uma cápsula circundante visível. Neste caso, o músculo esternocleidomastóideo (3) está situado posterior à lesão. Glândula submandibular contralateral (4).

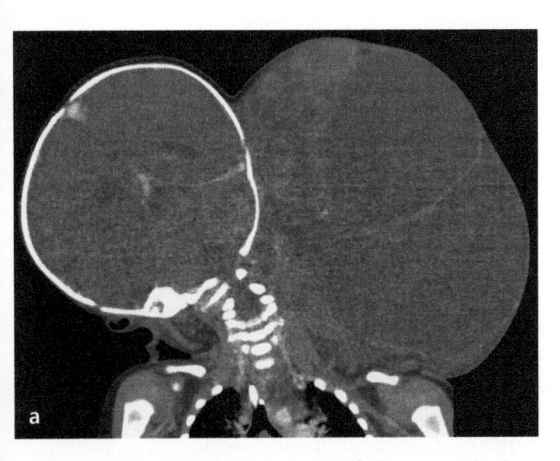

Fig. 9.13a, b Neonato com um higroma cístico extenso da cabeça e pescoço.

a TC com contraste endovenoso, coronal. Durante as primeiras semanas, a lesão aumentou rapidamente e, em razão da compressão da traqueia, uma traqueostomia foi necessária.

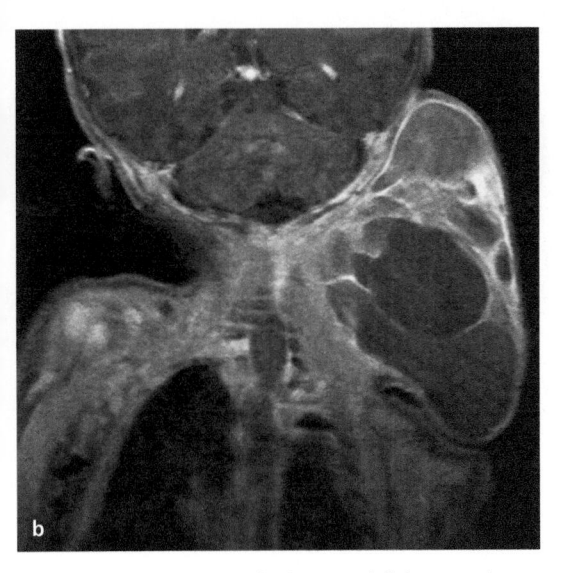

b RM, ponderada em T1 realçada por gadolínio, coronal. Observar os conteúdos heterogêneos da lesão cervical à esquerda e suas septações com captação de contraste. A parte mais ampla da lesão não está realçada em razão do conteúdo líquido predominante. Ultrassonografia pode ser útil para avaliação inicial de tais lesões.

Patologia da Região Infra-Hióidea do Pescoço

Tumores Supraglóticos e Faríngeos

Diagnóstico Diferencial

- Tumores benignos e malignos (células escamosas, glândulas salivares), linfoma, doenças granulomatosas (Wegener, sarcoidose), infecções (HIV, sífilis, tuberculose).

Pontos de Avaliação

- Estadiamento é fundamentado nos linfonodos hipertrofiados ou de aspecto patológico, bilateralidade e disseminação do tumor para o lado contralateral.
- Inicialmente, os linfomas (não Hodgkin) podem manifestar-se na forma de linfadenopatia unilateral e lesões ulcerativas.
- Avaliação da doença sistêmica e linfonodos em outras regiões, assim como de tumores secundários na hipofaringe e laringe.
- Lembrar que micrometástases podem estar radiograficamente ocultas.

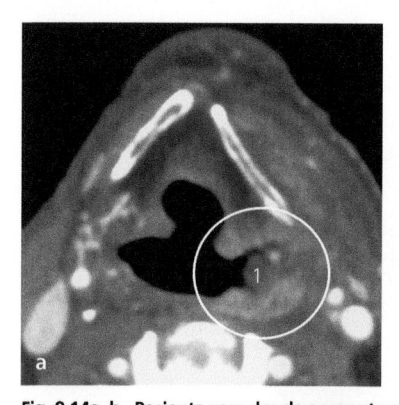

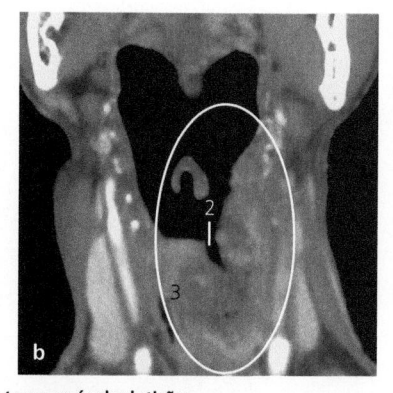

Fig. 9.14a, b Paciente com dor de garganta e tosse após deglutição.

a TC com contraste endovenoso, axial.
Corte axial no nível da cartilagem tireóidea exibe uma massa de tecido mole (contornada na figura) centralizada no seio piriforme esquerdo, com realce heterogêneo e superfície mucosa irregular (1).

b TC com contraste endovenoso, coronal.
O corte coronal demonstra a extensão da lesão (contornada na figura) com uma cratera ulcerativa (2), crescimento caudal profundo e extensão sobre a linha média no lado direito (3), todos indicativos de um grande **carcinoma de seio piriforme**. A ponta da epiglote serve como uma referência anatômica, que pode ser utilizada nas biópsias endoscópicas para confirmar o diagnóstico.

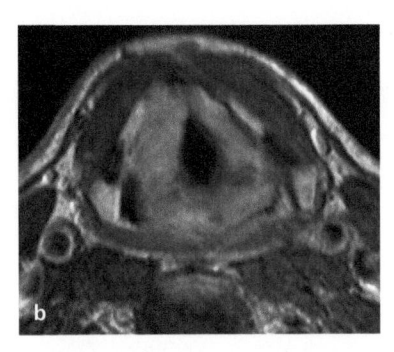

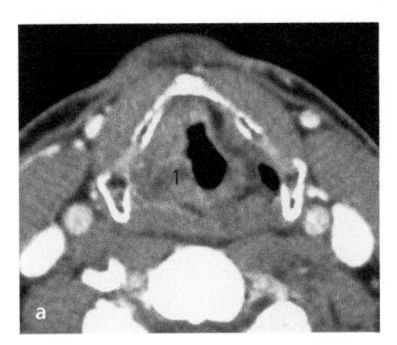

Fig. 9.15a, b Paciente com disfonia.

a, b TC com contraste endovenoso (a) e RM, ponderada em T1 realçada por gadolínio (b), ambas axiais. Cortes no nível das falsas pregas vocais exibem uma aparência assimétrica dos tecidos endolaríngeos, em virtude de um **tumor de falsas pregas vocais** (1) do lado direito. Neste caso, a RM não revela informações adicionais. Observação: ausência da gordura paralaríngea no lado direito é indicativo de infiltração profunda. Há ossificação irregular da cartilagem tireóidea em ambos os lados e ausência de sinais de destruição da cartilagem e/ou disseminação extralaríngea. Este quadro (de certa forma) é mais bem avaliado na imagem por RM em decorrência da resolução de contraste superior dos tecidos moles.

Tumor Supraglótico

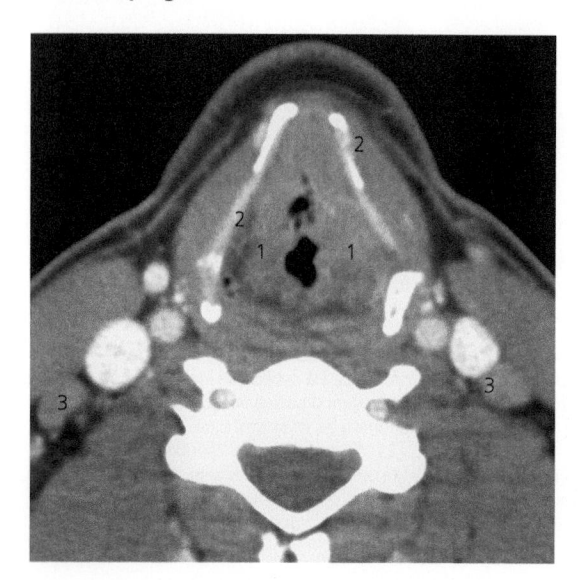

Fig. 9.16 Paciente com disfonia e uma lesão evidentemente volumosa na região (supra)glótica.

TC com contraste endovenoso, axial. A lesão estende-se bilateralmente (1), fato altamente indicativo de uma malignidade. A aparência heterogênea da tireoide (2) pode ser um achado normal indicativo de parcial ossificação da cartilagem tireóidea, ou pode ser um sinal de invasão da tireoide, indicando uma malignidade. Bilateralmente, posteriormente à veia jugular, linfonodos ligeiramente hipertrofiados e homogêneos (3) são observados.

Tumor Glótico

Diagnóstico Diferencial
- Laringite Crônica em razão das várias causas, papilomatose, granulomatose de Wegener.

Pontos de Avaliação
- Estadiamento é fundamentado nos linfonodos hipertrofiados ou de aspecto patológico, bilateralidade e disseminação do tumor para o lado contralateral.
- Destruição, infiltração e patologia unilateral são consideradas como malignidade até que uma biópsia diagnóstica prove o contrário.

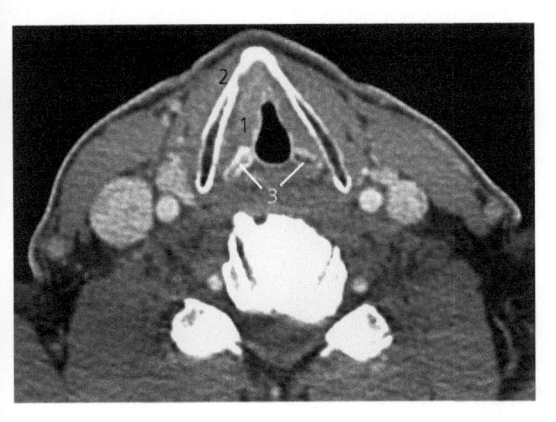

Fig. 9.17 Paciente com rouquidão.

TC com contraste endovenoso, axial. Leve assimetria das pregas vocais pode ser observada com um leve aumento da prega vocal no lado direito, incluindo a comissura anterior (1). A lâmina tireóidea direita exibe uma pequena área de erosão (2) do córtex interno (ou seja, estágio T3). Pequenas porções das aritenoides também são visíveis (3). A aritenoide direita exibe (leve) esclerose, quando comparada com o lado esquerdo normal.

Cisto do Ducto Tireoglosso

Diagnóstico Diferencial

- Dermoide cervical congênita, bócio, tumores ou nódulos da (para)tireoide, linfadenopatia, cistos de glândula salivar, laringocele externa (protrusão por intermédio da membrana tireóidea), metástases císticas.

Pontos de Avaliação

- O ducto tireoglosso estende-se da língua até a região da tireoide e remanescentes císticos geralmente ocorrem abaixo ou no nível da tireoide. Um cisto do ducto tireoglosso pode estar localizado na linha média ou um pouco afastado da linha média e possui uma relação característica com a musculatura.
- Presença de uma glândula tireoide normal e funcional deve ser confirmada antes da remoção do cisto. Procurar por sinais de invasão no caso de suspeita de malignidades. A ultrassonografia geralmente fornece suficiente informação ao estabelecer a natureza cística da lesão e a presença de uma glândula tireoide normal.

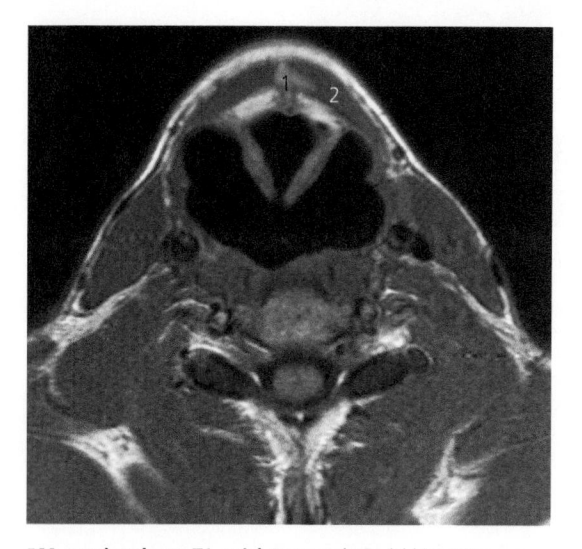

Fig. 9.18 Paciente com uma tumefação flutuante na porção anterior da faringe.

RM, ponderada em T1, axial. Pequena lesão (1) hiperintensa nas imagens ponderadas em T1, provavelmente em razão da presença de fluido rico em proteínas, situado na linha média no nível do hioide. A lesão está incorporada nos músculos pré-laríngeos (2). Todas as características são indicativas de um pequeno remanescente do ducto tireoglosso.

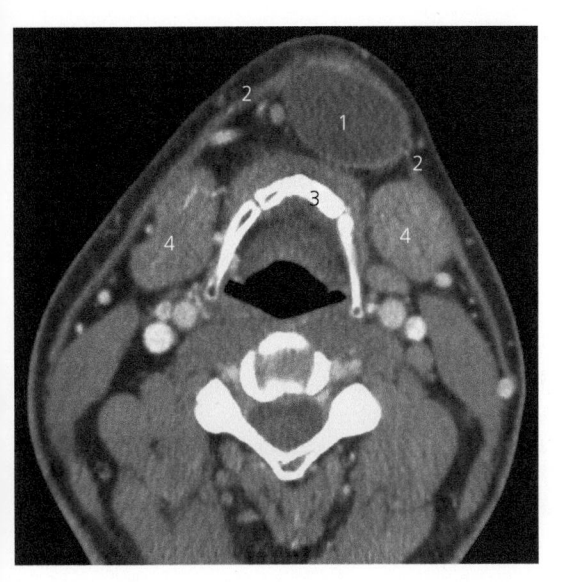

9 Patologia do Pescoço – Região Infra-Hióidea do Pescoço

Fig. 9.19 Tumefação assintomática lentamente progressiva na região anterior da faringe.

TC com contraste endovenoso, axial. Lesão cística (1), um pouco afastada da linha média e em estreita ligação com os músculos pré-laríngeos (2), anterior do hioide (3) e no nível das glândulas submandibulares (4). O cisto está preenchido com fluido de baixa densidade, característico de um cisto do ducto tireoglosso. Prévias infecções ou hemorragia podem resultar no realce de uma borda espessa.

Hipertrofia da Glândula Tireoide, Bócio

Diagnóstico Diferencial

- Lesões que não são uniformemente distribuídas em ambos os lados: malignidades e nódulos da glândula tireoide (geralmente, carcinoma papilar), linfoma, metástases. Lesões solitárias podem representar um cisto do ducto tireoglosso ou um dermoide cervical congênito.

Pontos de Avaliação

- TC e RM são úteis para determinar a extensão retroesternal e compressão traqueal.
- Malignidades podem exibir invasão das estruturas adjacentes, linfadenopatia e metástases, porém também poderiam ser intratireóideas, que podem ser erroneamente diagnosticadas como nódulos tireóideos.
- Calcificações, como geralmente observado no câncer de tireoide, são raras no linfoma de tireoide.
- Atentar para metástases para a tireoide provenientes de outras estruturas.

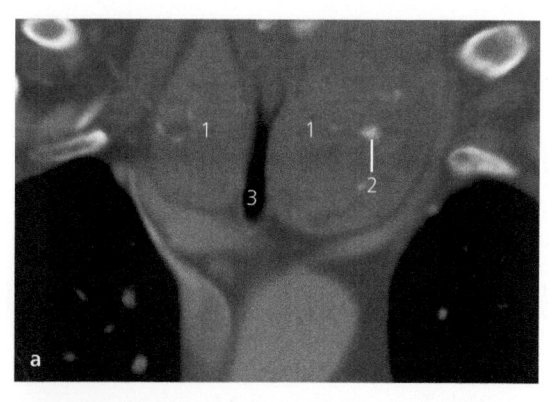

Fig. 9.20a-c Tumefação bilateral lentamente progressiva com alguma sensação de dispneia.

a TC com contraste endovenoso, coronal. Este corte, no nível da região inferior do pescoço/cavidade torácica superior, exibe lobos tireoidianos aumentados (1) de aparência heterogênea e calcificações grosseiras (2), típicas de bócio. Aumento progressivo pode comprimir o lúmen traqueal (3), resultando em estridor e dificuldades respiratórias.

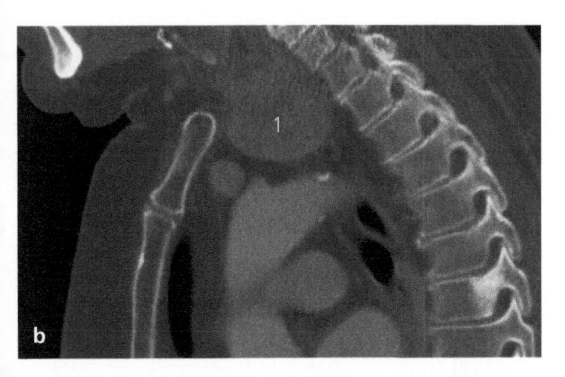

Fig. 9.20b, c

b TC com contraste endovenoso, sagital. O bócio está localizado dorsal e parcialmente retroesternalmente (1) e está associado a um risco elevado de compressão traqueal e/ou esofágica, quando comparado com o bócio localizado mais anteriormente e cranialmente no pescoço.

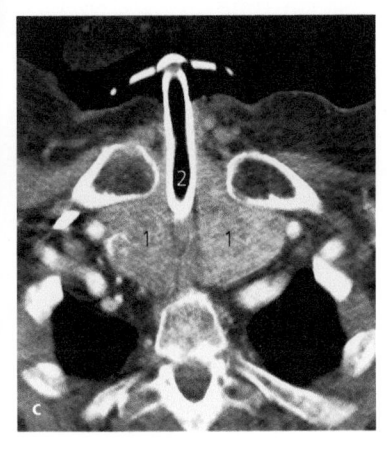

c TC com contraste endovenoso, axial. Realce de contraste intermédio a intenso, com uma aparência levemente heterogênea de ambos os lobos tireoidianos aumentados (1) em virtude da alta vascularidade. Neste caso, a compressão da traqueia justificou a realização de uma traqueostomia e inserção de uma cânula (2). A cânula está cercada pelo bócio.

Observação: Uma janela de visualização óssea foi utilizada na **Fig. 9.20a** e **b**, porém uma janela de visualização de tecidos moles possibilitou uma melhor avaliação.

Trauma Laríngeo

Pontos de Avaliação

- No trauma agudo, edema e/ou hematoma endolaríngeo pode causar obstrução progressiva das vias aéreas. Ocasionalmente, uma traqueostomia temporária é necessária. Tais emergências estão entre as poucas situações em que uma TC sem contraste do pescoço é indicada.

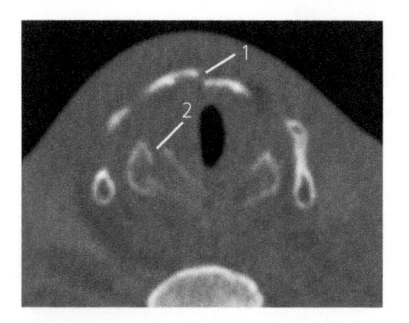

Fig. 9.21 Jovem do sexo masculino com trauma contuso na laringe, resultando em uma voz rouca e dor.

TC, janela óssea, axial. A TC no nível da glote exibiu múltiplas fraturas; esta figura demonstra uma fratura na linha média com leve deslocamento da cartilagem tireóidea parcialmente ossificada (1). Há uma segunda fratura, com deslocamento mínimo, da lâmina direita da cartilagem cricoide (2).
Estas fraturas, em conjunto com o edema pós-traumático, aprisionamento de ar e/ou hematoma, são as causas do transtorno de voz. Os deslocamentos foram cirurgicamente reposicionados.

Patologia das Glândulas Salivares

Sialadenite

Diagnóstico Diferencial

- Sialadenite aguda decorrente das infecções bacterianas e virais, assim como sialadenite crônica. Estas podem ser secundárias à desidratação, imunossupressão, obstrução por sialolitos, pós-radioterapia, síndrome de Sjögren ou sarcoidose, doenças granulomatosas.

Pontos de Avaliação

- A sialografia, atualmente considerada ser um procedimento obsoleto, nem sempre é informativa, porém pode exibir expansão, estenose ou ectasia ductal irregular. É contraindicada na sialadenite aguda, pois pode exacerbar inflamação.
- Na síndrome de Sjögren, um padrão heterogêneo na TC é observado em decorrência das calcificações e das alterações fibróticas intersticiais.
- Na sarcoidose, há linfadenopatia e envolvimento pulmonar/intersticial.

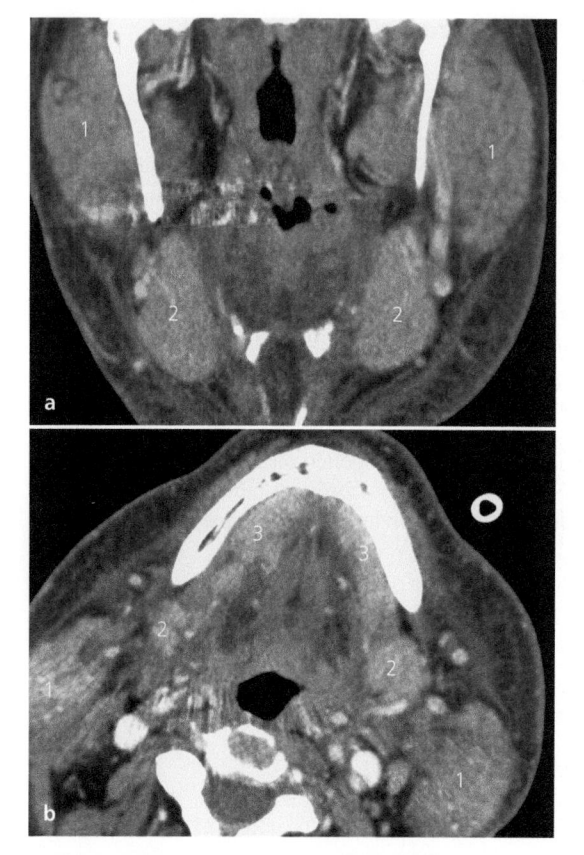

Fig. 9.22a, b Paciente com aumento intermitente crônico das glândulas salivares e dor difusa.

TC com contraste endovenoso, coronal (a) e axial (b).
Há aumento difuso de todas as glândulas salivares: glândulas parótidas (1), glândulas submandibulares (2) e glândulas sublinguais (3). Áreas locais de baixa densidade, sugestivas de formação de abscesso ou estase de secreções, não são visíveis. Não há presença de hiperdensidades sugestivas de calcificações ou concreções.

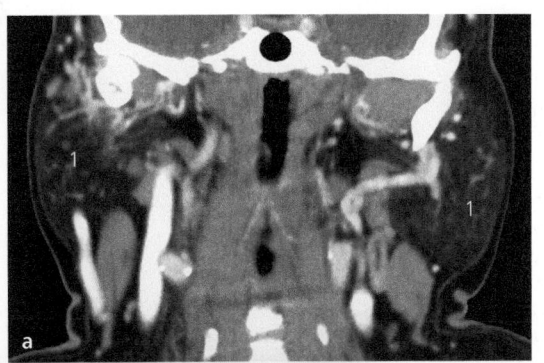

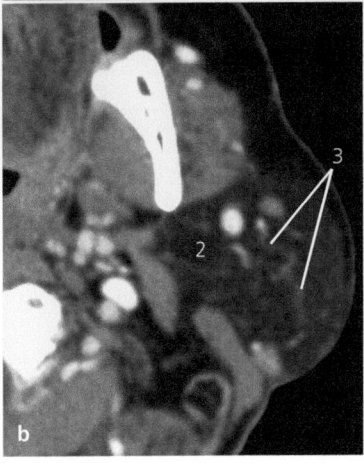

Fig. 9.23a, b Jovem do sexo masculino com parotidite bilateral aguda decorrente da caxumba. TC com contraste endovenoso, coronal (a) e axial (b).
A TC coronal exibe extensa tumefação de ambas as glândulas parótidas (1). Uma visão axial aumentada do lado esquerdo exibe intensa hipodensidade do parênquima parotídeo (2) e vascularidade intraglandular aumentada (3). Estes achados podem ser secundários à infecção aguda e hiperemia. Novamente, nenhuma formação de abscesso ou sialolitos estavam presentes.

Sialolito da Glândula Submandibular

Diagnóstico Diferencial
- Ver "Sialadenite", página 307.

Pontos de Avaliação
- Esteja ciente de que o sialolito também pode ser radioluzente; palpação bimanual é uma ferramenta diagnóstica adjuvante.

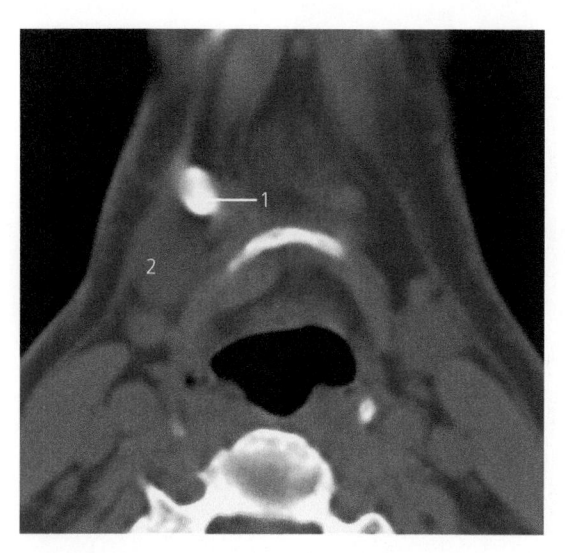

Fig. 9.24 Paciente com queixas de tumefação flutuante e sensação de pressão na região submandibular direita.

TC, janela óssea, axial. Uma hiperdensidade (1), com densidade similar à do osso, sugestiva de sialolito (pedra, cálculo), provavelmente obstruindo o fluxo de saída do ducto. A glândula mandibular também é observada (2).

Adenoma Pleomórfico de Glândula Submandibular

Diagnóstico Diferencial

- Cistadenolinfoma (Warthin; heterogêneo em decorrência dos cistos ricos em proteína ou hemorrágicos), lipoma, schwannoma, linfangioma. Malignidades podem ser facilmente ignoradas com apenas a avaliação radiológica.

Pontos de Avaliação

- Calcificações são satisfatoriamente representadas na TC, assim como os sinais de infecção e formação de abscesso. Na TC, a maioria dos adenomas pleomórficos é tumor de borda lisa, esférico e de aparência benigna, geralmente exibindo uma densidade maior que a do parênquima parotídeo adjacente. Ocasionalmente, estes tumores demonstram uma aparência heterogênea com sítios de menor atenuação representando áreas de necrose, hemorragia antiga e/ou alteração cística (ver **Fig. 9.25**).
- Para as características da RM, ver "Adenoma Pleomórfico de Glândula Parótida", página 316.

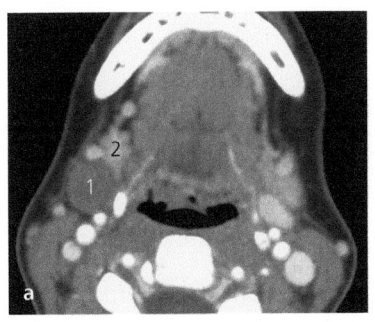

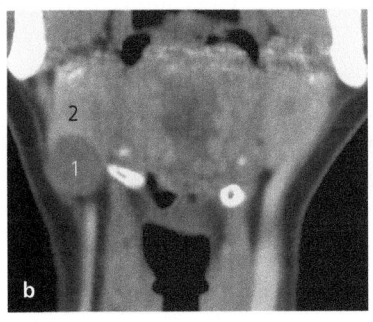

Fig. 9.25a, b Paciente com uma tumefação assimétrica lentamente progressiva na região submandibular direita. A patologia foi revelada após o paciente fazer a barba.

TC com contraste endovenoso, axial (a) e coronal (b). Há uma massa bem delineada com conteúdo homogeneamente hipodenso (1) na parte posteroinferior da glândula submandibular direita (2).

Rânula de Glândula Sublingual

Diagnóstico Diferencial

- Cistos de fenda branquial, higroma cístico, cisto do ducto tireoglosso.
- Menos provável em razão dos conteúdos: cistos (epi)dermoides, lipoma.
- Pode ser erroneamente diagnosticado como um ducto submandibular ampliado em virtude da obstrução (sialolito) ou infecção (sialodoquite).

Pontos de Avaliação

- O conteúdo fornece um importante sinal radiológico diferenciador, assim como o trajeto e o local das lesões mencionadas acima. Ocasionalmente, uma rânula irá se estender para o espaço parafaríngeo.

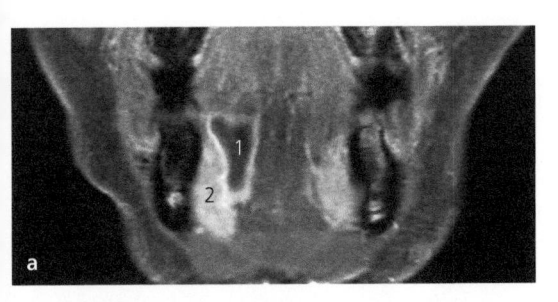

9 *Patologia do Pescoço – Glândulas Salivares* 313

Fig. 9.26a, b Tumefação flutuante na região do lado direito do assoalho da boca.

a RM, ponderada em T1 realçada por gadolínio e com supressão de gordura, coronal. Há uma lesão cística indicativa de uma rânula (1), com origem na parte superior da glândula sublingual direita (2). Uma rânula não é um cisto verdadeiro (revestido por epitélio), mas sim uma coleção líquida no tecido conectivo.

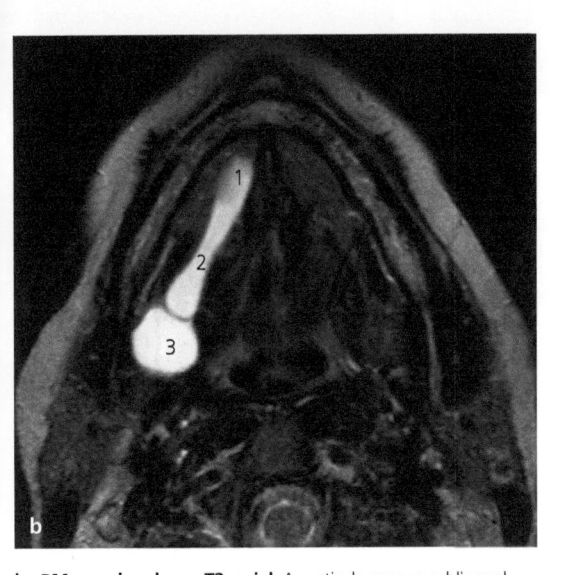

b RM, ponderada em T2, axial. A partir do espaço sublingual, esta rânula mergulhante (1) estende-se do músculo milo-hióideo, com uma pequena conexão característica (2) conhecida como sinal da cauda, para uma porção maior (3) situada no espaço submandibular.

Lipoma Próximo à Glândula Parótida

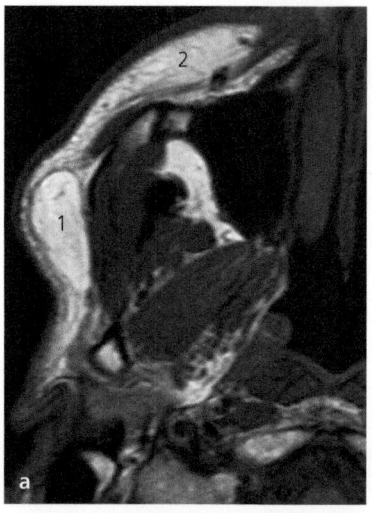

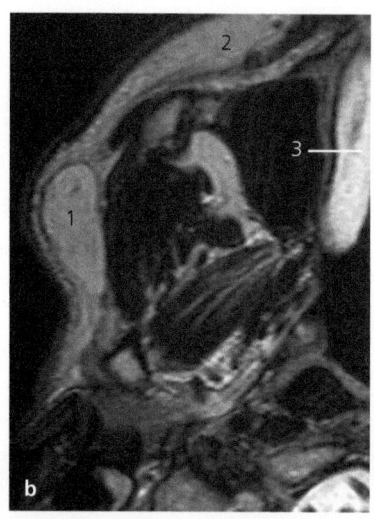

Fig. 9.27a, b Tumefação assintomática na região parotídea.

a, b RM, ponderada em T1 (a) e ponderada em T2 (b), axial. A lesão ovoide de borda lisa no interior e próxima da região da glândula parótida (1), com sua cápsula fina e imagem hiperintensa em T1 e T2, é sugestiva de gordura. Compare com a gordura subcutânea (2), que também é hiperintensa na imagem ponderada em T1 e T2. As imagens ponderadas em T1 e T2 podem ser diferenciadas pela aparência hiperintensa do corneto inferior (3). A lesão não foi realçada pelo gadolínio (não demonstrado). Todos os achados são indicativos de um lipoma benigno do pescoço. A técnica de punção aspirativa por agulha fina foi utilizada para confirmar este diagnóstico.

Colesteatoma Próximo à Glândula Parótida

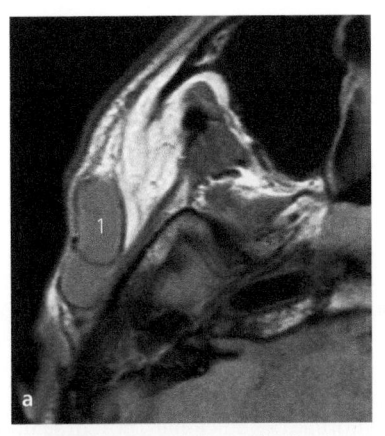

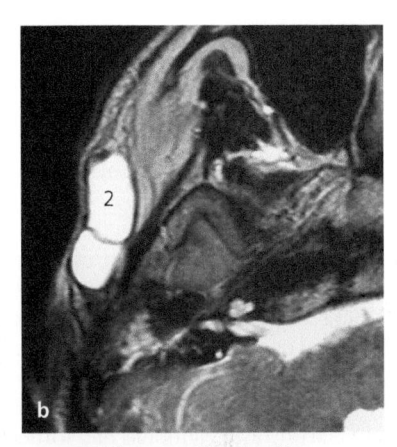

Fig. 9.28a, b Tumefação amolecida e lentamente progressiva na região parotídea.

a, b RM, ponderada em T1 (a) e ponderada em T2 (b), axial. Há uma lesão multilobulada e de bordas lisas superficial, no interior ou próxima à glândula parótida. Na imagem ponderada em T1 sem contraste, o conteúdo homogêneo é isointenso com o tecido cerebral (1). No entanto, na imagem ponderada em T2, a lesão é hiperintensa, similar ao líquido cefalorraquidiano, indicando conteúdo rico em fluidos (2). Uma cirurgia foi realizada com base na suspeita de um tumor parotídeo, que revelou a presença de um conteúdo de queratina sugestivo de colesteatoma.

O histórico do paciente incluiu dois procedimentos cirúrgicos na orelha média direita para remoção do colesteatoma. Um indício da presença de um colesteatoma pode ser observado na imagem ponderada em T2, com conteúdo hiperintenso da mastoide. Reavaliação da RM após a cirurgia revelou um **colesteatoma** estendendo-se da orelha média, pelo tecido subcutâneo, para a região parótida. Neste caso, a punção aspirativa por agulha fina teria sido útil para o estabelecimento de um diagnóstico pré-operatório.

Adenoma Pleomórfico de Glândula Parótida
Diagnóstico Diferencial

- Cistadenolinfoma (Warthin; heterogêneo em imagens ponderadas em T1 e T2 em razão dos cistos hemorrágicos ou ricos em proteínas), lipoma (hiperintenso nas imagens ponderadas em T1, hiperintenso nas imagens ponderadas em T2), schwannoma, linfangioma.
- Para malignidades da glândula parótida, ver próxima seção.

Pontos de Avaliação

- Adenoma pleomórfico representa aproximadamente 75% de todos os tumores parotídeos. Eles possuem um padrão de crescimento lento e, ocasionalmente, apresentam um aspecto lobulado característico. Podem tornar-se agressivos e malignos. Uma alta taxa de recorrência após cirurgia pode ser atribuída às extensões microscópicas.

Para a avaliação de uma suspeita de adenoma pleomórfico de parótida, o meio de contraste gadolínio não fornece informações adicionais, porém se utilizado deve ser feito com supressão de gordura em razão do alto conteúdo lipídico no interior da glândula parótida.

Para as características da TC, ver "Adenoma Pleomórfico de Glândula Submandibular", página 311.

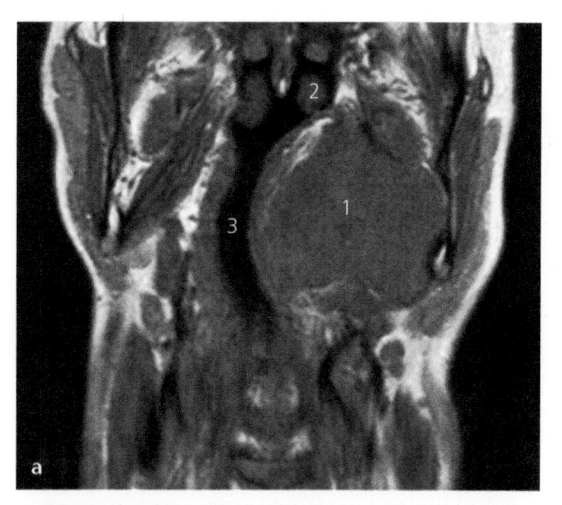

Fig. 9.29a-c Tumefação cervical lentamente progressiva e distúrbios de deglutição.

a **RM, ponderada em T1, coronal.** Observar a lesão extensa, isointensa e de bordas lisas (1) na área hipofaríngea: desde o nível do assoalho da cavidade nasal (cornetos, 2) estendendo-se para as vias aéreas, parcialmente obstruindo-as (3), no nível da orofaringe.

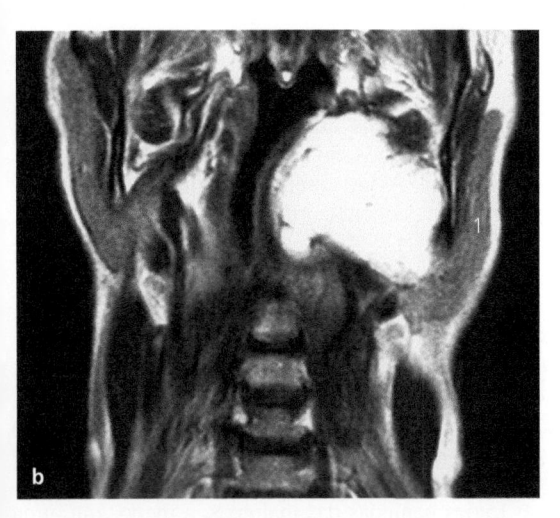

9 Patologia do Pescoço – Glândulas Salivares 317

Fig. 9.29b, c

b RM, ponderada em T2, coronal. A lesão é hiperintensa em uma imagem ponderada em T2, sem sinais de invasão das estruturas adjacentes. A lesão poderia ter originado-se da porção profunda da glândula parótida ou das glândulas salivares acessórias parafaríngeas. O lobo parotídeo superficial parece intacto (1). A lesão está expandindo-se extensivamente para o lúmen orofaríngeo, porém não está se estendendo em direção à bochecha exterior.

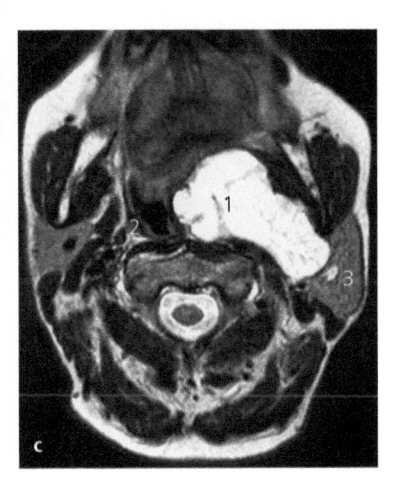

c RM, ponderada em T2, axial. A lesão está ocupando o espaço parafaríngeo (1), quando comparado com o lado contralateral normal (2). A parte principal da parótida parece estar intacta (3). Estas figuras sugerem um adenoma pleomórfico, o tumor de glândula salivar mais frequente, geralmente oriundo da glândula parótida. Este diagnóstico foi confirmado por avaliação patológica após excisão cirúrgica.

Malignidades da Glândula Parótida

Diagnóstico Diferencial

- Carcinoma mucoepidermoide, carcinoma adenoide cístico, carcinoma de células acinares e tumores mistos malignos são os tumores epiteliais malignos que ocorrem com maior frequência. Assim como estes tumores, deve-se ter em mente os tumores não epiteliais (sarcoma, linfoma) e as metástases (células escamosas, células renais, tireoide).

Pontos de Avaliação

- A RM é superior à TC na avaliação dos tumores de glândula parótida, embora tenha baixa especificidade para a diferenciação entre tumores. O realce por gadolínio pode ajudar na avaliação dos crescimentos perineurais. Se utilizado, supressão de gordura é necessária em virtude do alto conteúdo lipídico na glândula parótida. Processos sólidos (baixo sinal nas imagens ponderadas em T1 e T2) são mais sugestivos de malignidade. O grau de nitidez do contorno não ajuda a diferenciar as lesões benignas das malignas, a menos que uma significante invasão nas estruturas adjacentes seja observada.
- As calcificações são melhor definidas pela TC, assim como os sinais de infecção. Ultrassonografia, com ou sem punção aspirativa por agulha fina, é geralmente suficiente para avaliar pequenos tumores superficiais. Para os tumores maiores e mais profundos, recomenda-se a RM.
- Do ponto de vista cirúrgico, o nervo facial está situado entre o lobo superficial e profundo da glândula parótida. Na remoção cirúrgica, os tumores superficiais estão associados a um menor risco de lesão ao nervo facial.
- Carcinoma mucoepidermoide de baixo grau pode exibir lesões císticas, porém as malignidades de grau mais elevado são mais sólidas e difíceis de diferenciar do adenoma pleomórfico. Lembre-se que, embora um adenoma pleomórfico possa se comportar de maneira benigna durante anos, também pode tornar-se maligno com infiltração agressiva e metástases (ou seja, carcinoma por um adenoma pleomórfico); tumores em sítios não parotídeos (como palato, seios paranasais) apresentam taxas mais elevadas de malignidade.

9 Patologia do Pescoço – Glândulas Salivares

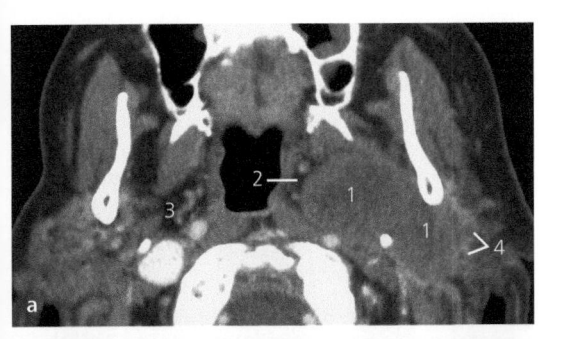

Fig. 9.30a, b Discreta tumefação da região parotídea esquerda e dor profunda.

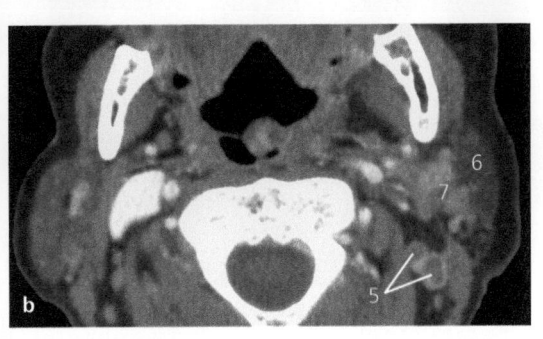

TC com contraste endovenoso, axial. Na esquerda, uma grande lesão sólida (1) estendendo-se a partir do lobo parotídeo profundo é observada. Lateralmente, este processo não é nitidamente contornado. A gordura parafaríngea está deslocada (2), quando comparada com o lado contralateral (3). O tumor parece ser bem homogêneo, embora algumas estruturas císticas possam estar presentes (4). Em um nível mais baixo, observam-se metástases para linfonodos, com necrose central e realce capsular (5). Além disso, a cauda parotídea (6) está parcialmente infiltrada pelo tumor (7). Esta aparência é indicativa de um **tumor misto maligno**, como **carcinoma mucoepidermoide** ou **carcinoma adenoide cístico**.

Carcinoma Adenoide Cístico

Diagnóstico Diferencial e Pontos de Avaliação

- Ver seção anterior.

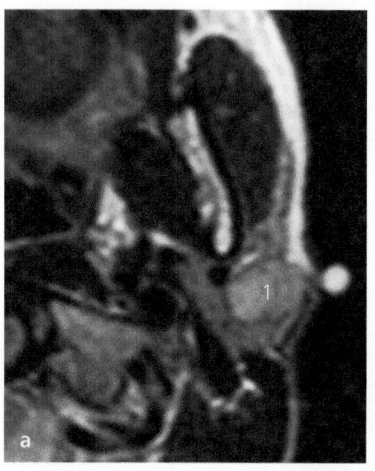

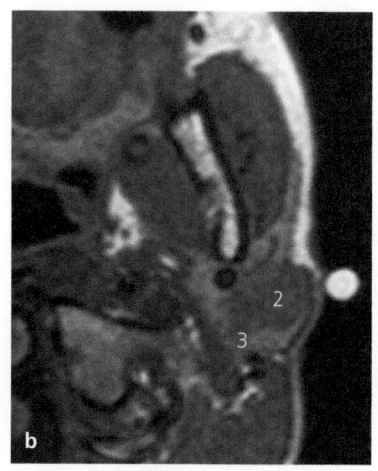

Fig. 9.31a-c Paciente com uma tumefação indolor da região parótida esquerda.
Uma avaliação por RM foi solicitada. Antes do estudo por RM, o local da lesão foi marcado na pele. Estas imagens da região parotídea ilustram as diferentes características das imagens por RM e o uso de realce por gadolínio. Com supressão de gordura, há redução do sinal glandular normal decorrente do alto conteúdo lipídico do parênquima parotídeo, possibilitando a diferenciação do tumor intensificado pelo contraste. Após a remoção cirúrgica, foi descoberto que esse tumor era um **carcinoma adenoide cístico**, um tumor também encontrado em outras glândulas salivares. Seu prognóstico depende fortemente de seu padrão histológico, crescimento perineural, invasão óssea e presença de metástases distantes.

a RM, ponderada em T2. Lesão confinada aos limites da glândula parótida. A imagem ponderada em T2 (1) demonstra um sinal de intensidade alta a intermediária.

b RM, ponderada em T1. Imagem ponderada em T1 sem gadolínio demonstra a hipodensidade característica da lesão (2), quando comparada com o tecido parotídeo adjacente normal.

9 Patologia do Pescoço – Glândulas Salivares

Fig. 9.31c

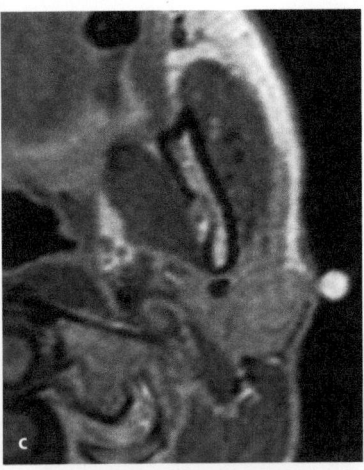

c RM, ponderada em T1 realçada por gadolínio. Na imagem ponderada em T1 realçada por gadolínio, o tumor parece ter desaparecido em virtude do realce equivalente do parênquima parotídeo normal e a lesão. Portanto, se o realce por gadolínio é necessário para avaliação de uma lesão intraparotídea, recomenda-se a utilização da técnica de supressão de gordura.

Carcinoma de Células Acinares

Diagnóstico Diferencial e Pontos de Avaliação
- Ver seção anterior.

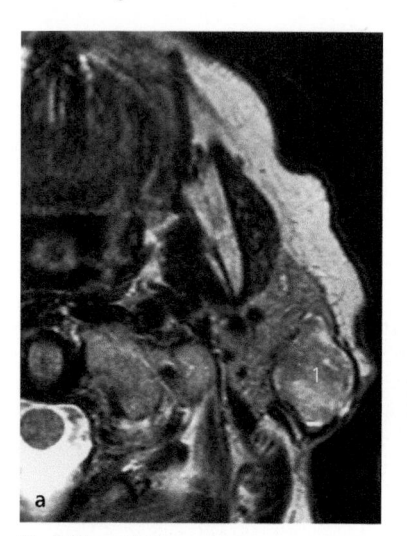

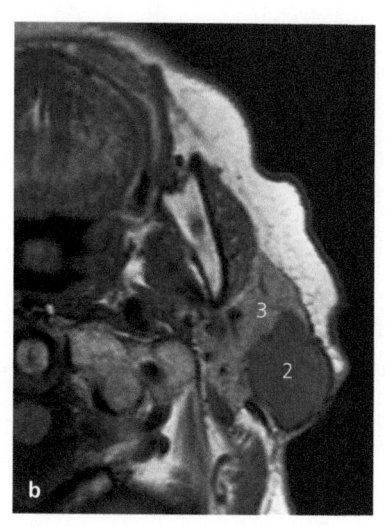

Fig. 9.32a-c Outro paciente com um tumor parotídeo com contornos bem delineados, localizado na porção posteroinferior da glândula.

a **RM, ponderada em T2 realçada por gadolínio, coronal.** Sinal de intensidade heterogêneo (1) sem estruturas císticas evidentes.

b **RM, ponderada em T1 sem contraste, coronal.** Hipointensidade sem o uso do meio de contraste gadolínio (2), comparado com o tecido parotídeo normal adjacente (3).

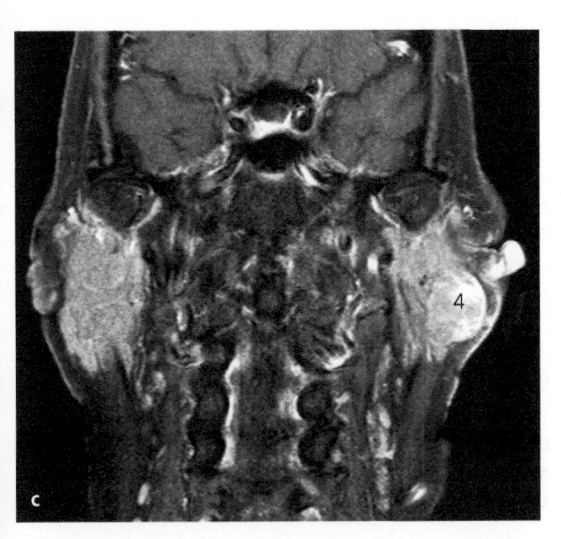

Fig. 9.32c

c **RM, ponderada em T1 realçada por gadolínio e supressão de gordura, coronal.** Realce intenso após administração de gadolínio (4). Após remoção cirúrgica, foi descoberto que este tumor era um **carcinoma de células acinares** com baixo potencial maligno. Este tumor é predominantemente encontrado na glândula parótida.

Patologia do Esôfago e Cavidade Torácica

Aspiração

Diagnóstico Diferencial

- Em outros casos, distúrbios da deglutição podem ser decorrentes de: estenoses causadas por trauma quimicamente induzido ou intervenções cirúrgicas, corpos estranhos, hipertrofia do músculo cricofaríngeo, divertículo de Zenker, laringocele, tumores compressivos ou infiltrativos do esôfago ou estruturas adjacentes.

Pontos de Avaliação

- Ocasionalmente, aspiração é causada por falha mecânica da epiglote em fechar em razão da presença de tumor, porém a maioria dos casos ocorre em razão dos distúrbios neurológicos (sensoriais) sem qualquer patologia visível além da aspiração. Atentar para pneumonia por aspiração.
- As patologias mencionadas acima são parcialmente demonstradas em outras seções.

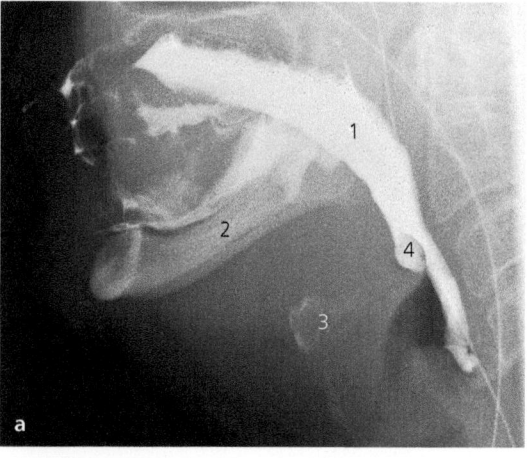

Fig. 9.33a-c Distúrbios da deglutição são mais bem avaliados radiograficamente por fluoroscopia gravada em vídeo.

a **Primeiro estágio:** o bário (1) alcança o esôfago. Para orientação, observar a mandíbula (2), hioide (3) e valécula (4).

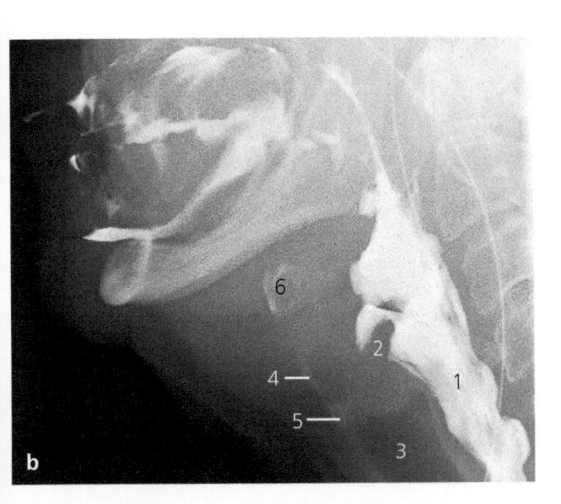

Fig. 9.33b, c

b Segundo estágio: o contraste está localizado principalmente na hipofaringe e esôfago cervical (1). Neste estágio, a posição da epiglote (2) deveria ser horizontal (ao invés de vertical). No entanto, as vias aéreas estão fechadas e não há extravasamento do meio de contraste na laringe e traqueia (3). A cartilagem tireoide (4) e cricoide (5) estão parcialmente ossificadas e, portanto, visíveis. Observar a elevação da laringe e hioide (6) nesta fase.

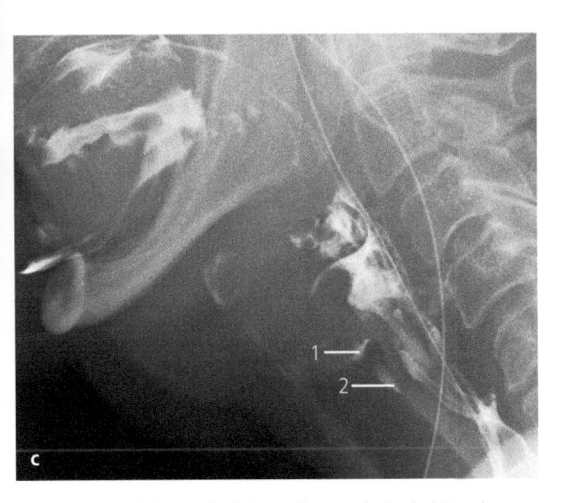

c Terceiro estágio: no final do movimento de deglutição, algum contraste é visível na região da glote (1) e a parede posterior da traqueia (2), indicativo de aspiração, provavelmente em razão da disfunção epiglótica durante o fechamento.

Distúrbios no Trajeto pelo Esôfago

Diagnóstico Diferencial
- Ver também prévia seção sobre distúrbios da deglutição.
- Obstruções agudas sem prévias queixas são, geralmente, em razão de corpos estranhos.

Pontos de Avaliação
- Pacientes com próteses dentárias removíveis podem carecer de estímulos orossensoriais com relação ao tamanho de seus alimentos. Estes distúrbios também podem ocorrer com corpos estranhos afiados, que podem causar perfurações do esôfago.
- Estruturas anatômicas, como o arco aórtico ou uma artéria esofágica direita aberrante, são demonstradas como sinais persistentes sem estase do meio de contraste.

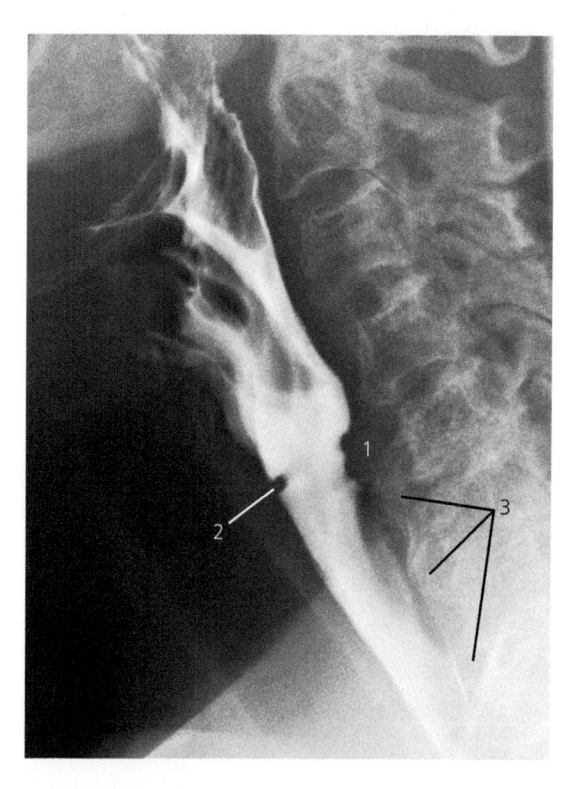

Fig. 9.34 Ingestão de bário, visão lateral. Alterações na passagem esofágica podem resultar de uma variedade de etiologias ocorrendo isoladamente ou em combinação, como distúrbios de coordenação neurológica, hipertrofia ou espasmos do músculo cricofaríngeo (1), formação de membrana (2) e proliferações osteofíticas da medula cervical anterior (3).

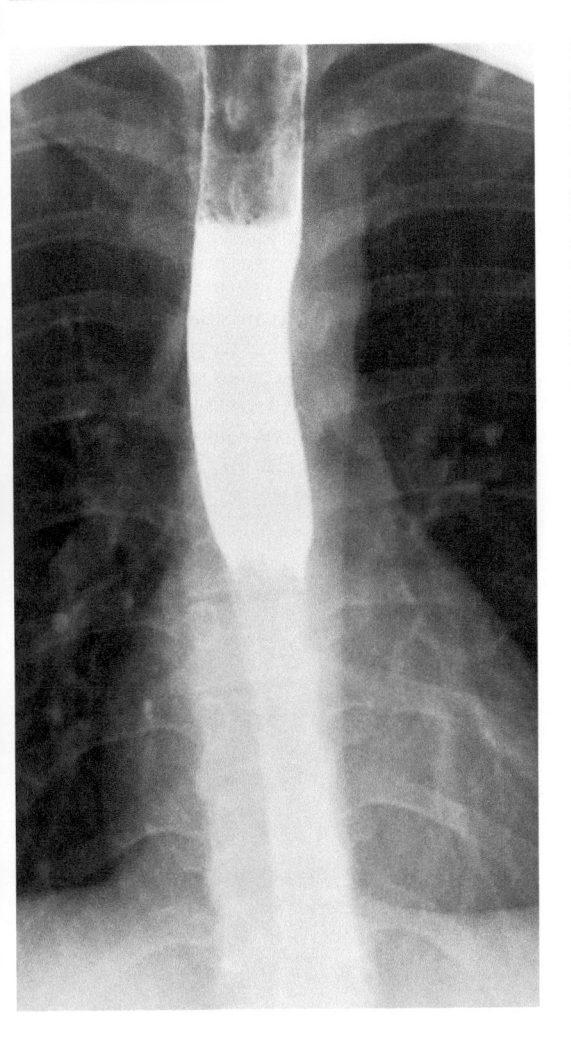

Fig. 9.35 Completa obstrução esofágica após o jantar. Ingestão de bário. Este paciente teve compressão retroesternal e estase salivar após tentativa de engolir um grande fragmento de carne. O fragmento estava preso no esôfago, no nível da região torácica média, obstruindo completamente a passagem do meio de contraste. Não há irregularidades da parede esofágica ou sinais de compressão (unilateral).

Divertículo de Zenker (1)

Diagnóstico Diferencial

- Grandes laringoceles herniadas da região supraglótica por intermédio da membrana tireóidea podem ser exibidas na TC ou RM como lesões com níveis líquidos e poderiam ser confundidas com um divertículo de Zenker se uma avaliação adicional da deglutição não for realizada.

Pontos de Avaliação

- A hipertrofia do músculo cricofaríngeo pode ser a causa de um divertículo de Zenker, demonstrada por contrações não peristálticas na porção posterior do esôfago superior. A ingestão de bário demonstra a conexão entre o esôfago e um divertículo de Zenker, excluindo outra possível patologia. Grandes laringoceles herniadas não irão preencher com contraste como um divertículo de Zenker durante o exame de deglutição, visto que elas se originam no trato respiratório superior ou laringe.

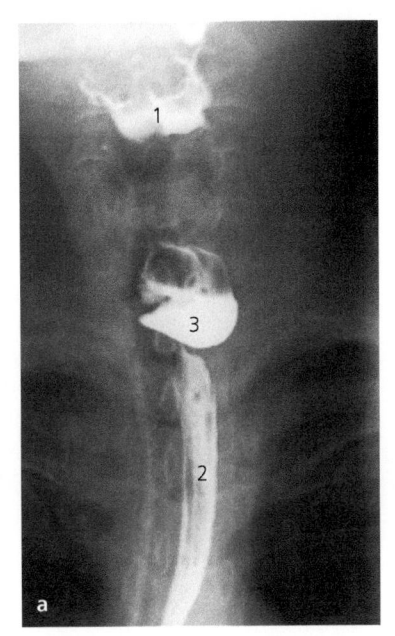

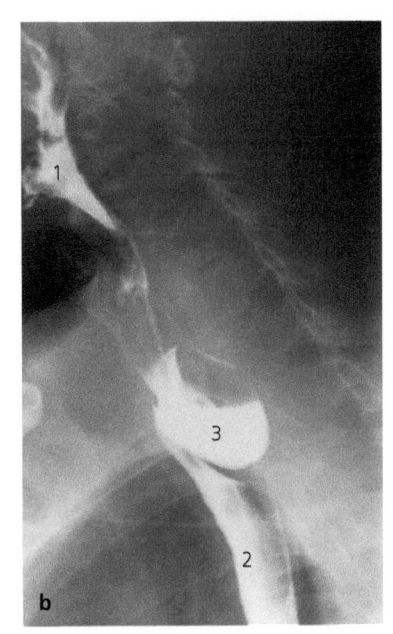

9 Patologia do Pescoço – Esôfago e Cavidade Torácica

Fig. 9.36a, b Pacientes com distúrbios de deglutição e regurgitação de alimento com odor fétido.

a Ingestão de bário, visão anteroposterior. Após a ingestão do contraste, um pouco de contraste permaneceu na hipofaringe (1) em virtude do revestimento fisiológico da valécula e seio piriforme. A maioria do contraste atravessou o esôfago (2), porém um pouco de contraste se acumulou no divertículo (3) situado abaixo da entrada do esôfago.

b Ingestão de bário, visão lateral. Esta figura demonstra a passagem do contraste da orofaringe (1) para o esôfago distal (2), com estase no divertículo (3) localizado posteriormente. Este suposto divertículo de Zenker ocorre em decorrência da herniação por meio de um ponto fraco da parede faríngea posterior, acima do músculo cricofaríngeo (triângulo de Killian).

Divertículo de Zenker (2)

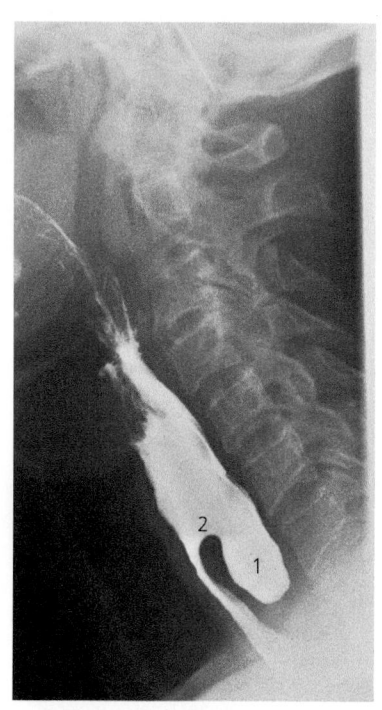

Fig. 9.37 Ingestão de bário, visão lateral.
Paciente com um divertículo (1) do tamanho de duas vértebras cervicais. Apesar da posição mais caudal do divertículo com relação à entrada da traqueia, o súbito extravasamento dos conteúdos do divertículo (2) para o esôfago representa um risco de aspiração.

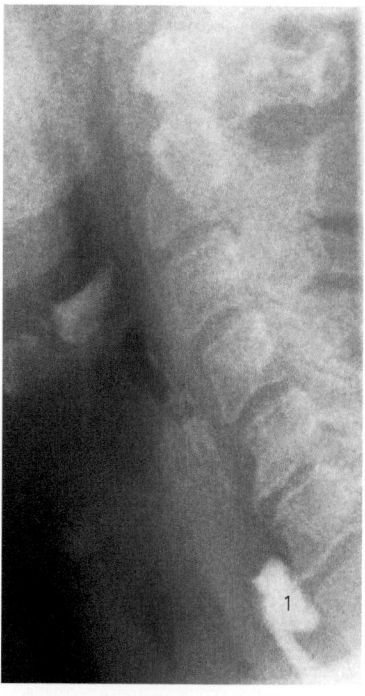

Fig. 9.38 Ingestão de bário, visão lateral.
A avaliação de um divertículo é ocasionalmente mais difícil, como no caso de um divertículo pequeno (1), que pode ter sido ignorado. Além disso, após remoção cirúrgica de um divertículo, uma pequena porção da borda pode permanecer, que ainda pode manifestar estase do contraste ou resultar em recorrência do divertículo.

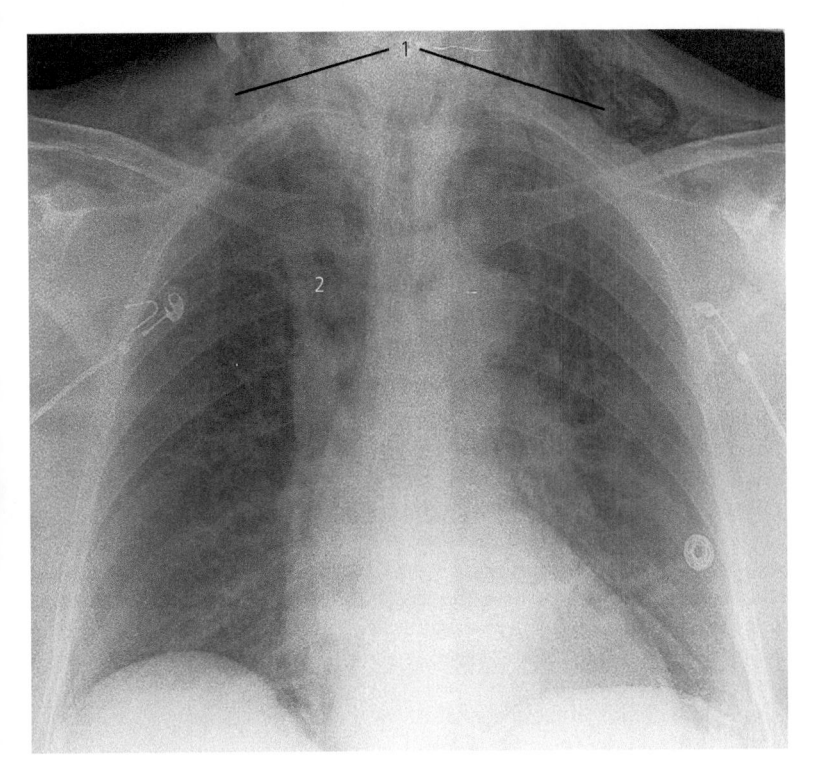

Fig. 9.39 Complicações após o tratamento do divertículo de Zenker. Situação pós-operatória, algumas horas após o tratamento a *laser* do divertículo de Zenker. Suspeitou-se de uma perfuração do esôfago em decorrência da dor retroesternal após a cirurgia.

Radiografia torácica, visão posteroanterior. Coleções de ar são observadas nos tecidos subcutâneos da região inferior do pescoço (1), particularmente no lado esquerdo. Além disso, o mediastino está ampliado pela dissecção do ar (2). Não há sinais de pneumotórax. Progressão do aprisionamento de ar e/ou sinais de mediastinite devem ser monitorados radiograficamente e clinicamente.

Laringocele

Diagnóstico Diferencial

- Massas submucosas na laringe podem ser classificadas como tumores condroides, tumores vasculares, como hemangiomas e paragangliomas e cistos submucosos, como laringocele, cisto do ducto tireoglosso e cisto mucoso.
- Menos provável em razão do local: cisto de fenda branquial, divertículo de Zenker.

Pontos de Avaliação

- As laringoceles resultam de uma expansão ventricular obstruída no espaço paraglótico, medial à cartilagem tireóidea e hioide. A maioria das laringoceles é interna, ou seja, confinada ao espaço paraglótico, medialmente ao osso hióideo e à cartilagem tireóidea. Laringoceles externas estendem-se pela membrana tireóidea. Quando localizadas superiormente ao hioide, são consideradas como uma faringocele. Pequenas laringoceles manifestam-se com distúrbios da voz (rouquidão) e distúrbios respiratórios (estridor). No entanto, em casos de infecção, os sintomas progridem rapidamente, podendo ocorrer asfixia.
- O cisto do ducto tireoglosso está localizado na (ou um pouco afastado da) linha média e associado à musculatura. Pode herniar posteriormente na linha média sobre a borda da tireoide e ser erroneamente diagnosticado com uma laringocele.
- Um cisto de fenda branquial está situado medialmente aos grandes vasos.
- Um divertículo de Zenker está localizado posterolateralmente ao esôfago a um nível mais baixo.

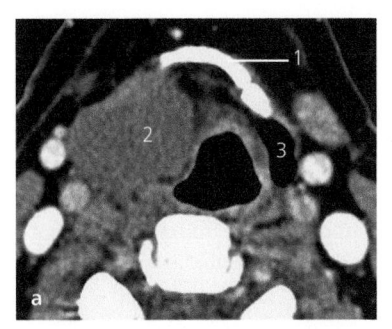

9 Patologia do Pescoço – Esôfago e Cavidade Torácica

Fig. 9.40a, b Paciente com disfonia flutuante.

a TC com contraste endovenoso, axial.
O corte axial na borda inferior do hioide (1) revela uma massa volumosa (2) e homogênea no lado direito, comprometendo o trato aéreo supralaríngeo em seu lado medial.
Lateralmente, a massa parece estar estendendo-se através da membrana tireóidea.
No lado esquerdo, há um espaço preenchido por ar (3), que poderia ser erroneamente diagnosticado como parte do lúmen supralaríngeo, porém é contínuo com um espaço recém-formado a níveis mais baixos.
Não há realce de contraste ou calcificação, excluindo tumores vasculares ou condroides.

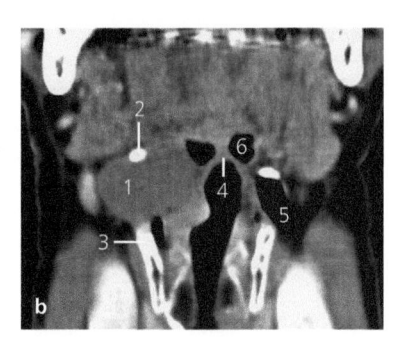

b TC com contraste endovenoso, coronal.
O plano coronal exibe a massa no lado direito (1), localizada entre a cartilagem hioide (2) e tireóidea (3), confirmando penetração da membrana tireóidea. Observar a epiglote (4) e as pregas vocais ligeiramente abaixo em ambos os lados. Estes achados são sugestivos de uma laringocele interna e externa originando-se do ventrículo laríngeo e estendendo-se para o espaço paraglótico.
Em virtude da presença de malignidade nesta área, esta laringocele estava obstruída e, portanto, aumentou de volume por causa do fluido. No lado esquerdo, o espaço preenchido por ar previamente mencionado (5) não é contínuo com o espaço supralaríngeo (6).
Parece seguir o mesmo trajeto que a laringocele no lado direito e deve ser considerada uma laringocele interna e externa primária de etiologia desconhecida.

Pneumotórax

Diagnóstico Diferencial

- Além das complicações cirúrgicas, o pneumotórax também pode ocorrer após trauma (leve) ou tosse excessiva.

Pontos de Avaliação

- A maioria dos casos de pneumotórax é muito mais leve que o da figura exibida aqui e a maioria deles está localizada no ápice do pulmão.

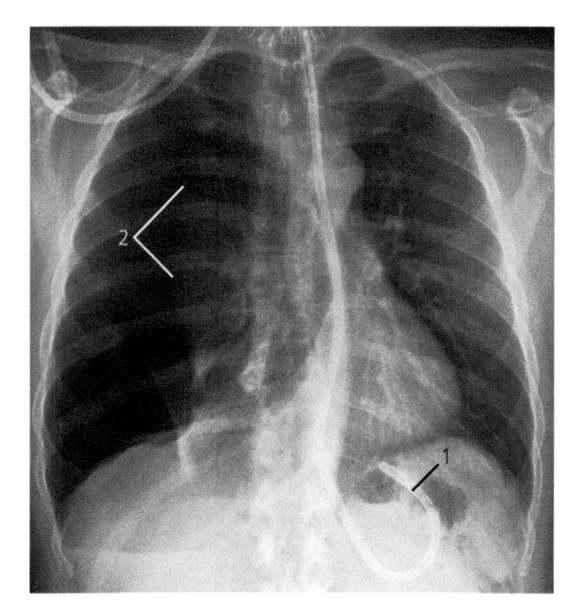

Fig. 9.41 Radiografia convencional é utilizada em dispositivos de posicionamento, como sondas de intubação ou sondas nasogástricas, especialmente nos casos de difícil posicionamento em pacientes com câncer. Neste caso, o paciente foi submetido a uma laringectomia alguns dias antes.

Radiografia torácica, visão posteroanterior. Uma sonda nasogástrica (1) está corretamente posicionada no estômago.
A radiografia foi tirada para avaliação da dispneia progressiva.
Um pneumotórax no lado direito foi diagnosticado com um pulmão severamente colapsado (borda lateral indicada: 2). Um sistema de aspiração foi inserido e a posição normal do pulmão foi restaurada após alguns dias.

Paralisia do Nervo Laríngeo Recorrente

Diagnóstico Diferencial

- As etiologias comuns reveladas pelo histórico médico são as intervenções cirúrgicas torácicas e da glândula tireoide, que podem ser radiograficamente confirmadas pela presença de grampos radiopacos.
- Lesões benignas compressivas (schwannoma, paraganglioma) ou malignas infiltrativas no pescoço, como tumores primários, metástases, linfoma, distúrbios tireoidianos. Patologia intratorácica, como aneurismas do arco aórtico ou malignidades nas regiões pulmonares superiores.

Pontos de Avaliação

- Histórico e avaliação clínica devem ser combinados com uma avaliação radiológica completa do trajeto do nervo vago e laríngeo recorrente, começando no tronco encefálico, passando pelo forame jugular na base do crânio e sua passagem através da bainha carotídea e cavidade torácica superior (arco aórtico e artéria subclávia direita). RM ou TC podem ser utilizadas para esta finalidade.
- Para ilustrações das patologias mencionadas acima, ver outras seções.

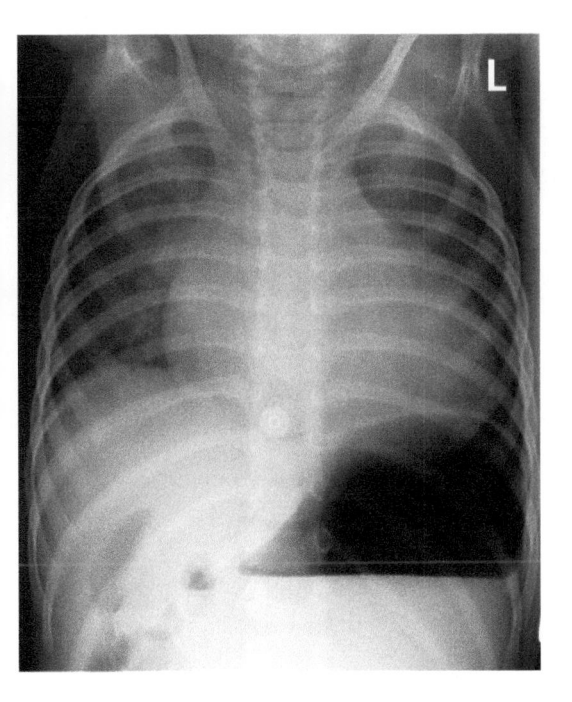

Fig. 9.42 Uma criança de 7 anos de idade com disfonia e paralisia da prega vocal esquerda. Radiografia torácica, visão posteroanterior. O coração grosseiramente dilatado está comprimindo o nervo laríngeo recorrente contra o arco aórtico, resultando em disfunção e paralisia da prega vocal esquerda. Este fenômeno não é sempre reconhecido como uma causa de paralisia do nervo recorrente.

Corpos Estranhos

Alguns pacientes com distúrbios psiquiátricos geralmente ingerem vários tipos de materiais (p. ex., colher). Uma vez que estes materiais tenham atravessado o esôfago e estômago, evacuação normal é quase certa. Mesmo agulhas afiadas quase sempre passam sem causar dano, embora a condição clínica do paciente deva ser monitorada e, como na maioria dos casos, exames radiológicos podem ser necessários para tranquilizar o paciente (e, algumas vezes, o médico).

Diagnóstico Diferencial
- Em caso de suspeita de corpos estranhos, estase salivar indica completa obstrução do esôfago. Para uma localização precisa dos corpos estranhos radiopacos, a radiografia deve ser realizada em várias incidências para excluir posicionamento fora do esôfago.

Pontos de Avaliação
- No caso de inclusões crônicas ou corpos estranhos afiados, atentar para a migração para estruturas fora do esôfago, com subsequente risco de complicações aos nervos e vasos e infecções, como pneumonia e mediastinite.

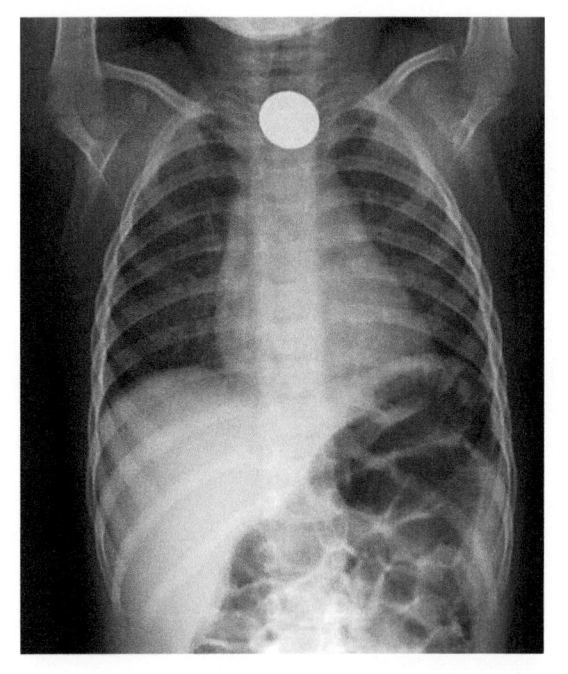

Fig. 9.43 A radiografia convencional pode ainda ser adequada para a avaliação de corpos estranhos rádio-opacos, como nesta criança de 2 anos de idade com suspeita de ingerir uma moeda. Radiografia torácica, visão posteroanterior. Uma densidade arredondada com um diâmetro de 21 mm foi observada, equivalente a uma moeda de 5 centavos de Euro, que, durante a remoção, descobriu-se ser uma moeda holandesa. Esta posição corresponde à região da hipofaringe ou do esfíncter esofágico superior.

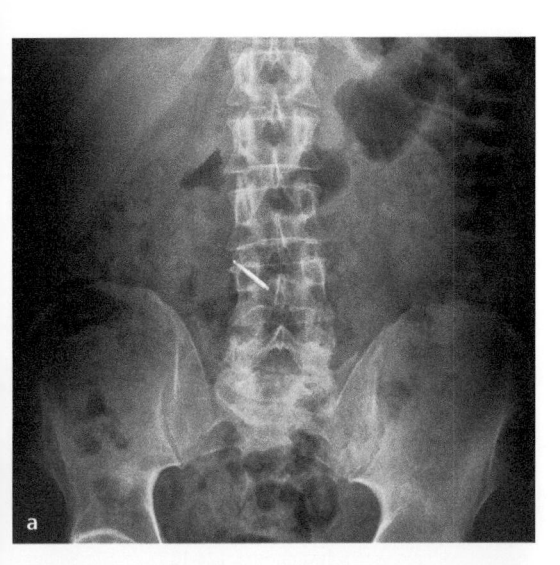

9 Patologia do Pescoço – Esôfago e Cavidade Torácica

Fig. 9.44a, b Pode ser um pouco incomum terminar este livro de otorrinolaringologia com uma radiografia da pelve. No entanto, um médico sempre precisa considerar o paciente inteiro. Este paciente visitou um dentista e, acidentalmente, engoliu uma broca odontológica durante o tratamento.

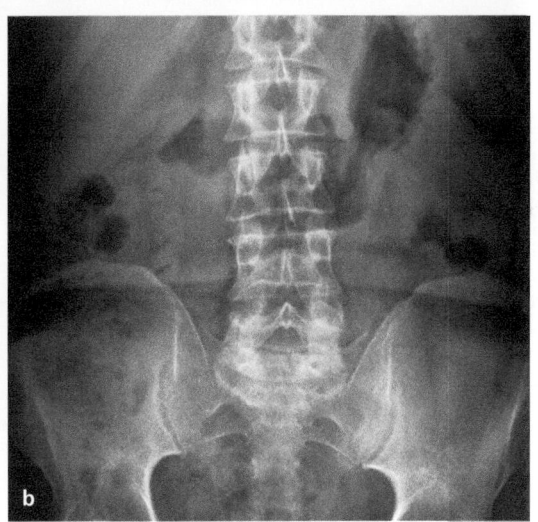

a, b Radiografia abdominal simples, visão anteroposterior.
Fig. 9.44a, tirada um dia após o incidente, exibe a broca odontológica rádio-opaca no abdome central, provavelmente no jejuno. Uma semana depois (**b**), a broca tinha sido naturalmente evacuada.

Índice Remissivo

A

abducente, nervo
  Gradenigo, na síndrome de, 164
  RM, 114
aberrante, artéria carótida, 43
abertura piriforme, malformação, 232-233
abscesso,
  cervical, 286
  etmoidite, 2
  intracraniano,
    foco nasossinusal, 182
    foco otológico, 181
  orbitário, 9, 239
  parafaríngeo, 287
  RM, apresentação na, 2, 7
  tonsilar, 278-279
acinares, carcinoma de células, na parótida, 322-323
acústico, canal/meato *veja* meato auditivo
adenoide, carcinoma cístico, 7, 319, 320-321
adenoide, hipertrofia, 206
adenoma,
  hipofisário/pituitário, 8, 117, 178
  orelha média, 47
  pleomórfico *veja* adenoma pleomórfico
    na glândula submandibular, 311
adenoma pleomórfico, 316-317, 318
  tumor de Warthin, apresentação na RM, 9
Albright, síndrome (displasia fibrosa poliostótica), 59, 168, 170, 224-225
alimento, obstrução esofágica por, 327
amiloidose, orbital, 248
anatomia vascular na base do crânio, RM, 96
aneurisma, 116
  apresentação na RM, 7
angiofibroma juvenil, 8, 259-261
anteroposterior, radiografia convencional dos transtornos da deglutição em incidência, 276-277
TC,
  base do crânio, 101
  região nasossinusal, 191-195
aqueduto vestibular alargado, 76-77
aracnoide, cisto, 7, 117, 132-133
  diagnóstico diferencial, 132
  schwannoma, 128, 139
arco zigomático, fraturas do, 249-250

artéria estapedial persistente, 42-43
arteriovenosa, malformação,
  ângulo pontocerebelar, 116
  dural, apresentação na RM, 7
aspiração, 324-325
astrocitoma, 116, 150-151
atresia,
  conduto auditivo externo, 23, 24
  coanal, 230-231
auditivo (acústico), meato/canal,
  externo,
    patologia, 23-31
    TC, 14
  interno, 13
    aumentado, 78-79
    schwannoma, 124-125
autoimune, doença, na paquimeningite, 154
axial, cortes,
  RM, base do crânio, 102-115
  TC,
    base do crânio, 97-100
    cervical, 265-270
    osso temporal, 14-19
    região nasossinusal, 196-198

B

bário, ingesto de, 324-325
  distúrbios na passagem esofágica, 326-327
  divertículo de Zenker, 328, 329, 330, 331
base do crânio, 95-185
  anatomia radiológica, 96-115
  patologia, 116-185
    base anterior do crânio, 170-179
    base média do crânio, 116-157
    fraturas, 34, 54-55
blow-out, fratura tipo, no assoalho orbitário, 251
bócio, 294
bulbo jugular alto, 25
bulbo olfatório, 202
bursa parafaríngea, (cisto de Thornwaldt), 235

C

cabeça e pescoço, patologia de,
  características na RM, *veja também*
  pescoço, 6-9
cadeia ossicular,
  fixação, 32-33
  luxação, 34-35
  malformações do orelha interna e, 74-75
cálculo, glândula submandibular
  (sialolito), 310
Caldwell, incidência de, 188
  osteoma, 228
sinusite frontal, 213
sinusite maxilar, 203, 204
câncer (malignidade),
  glândula parótida, 318-323
  laríngeo, 6, 301
  nasossinusal, 2, 7, 260-262
  orelha externa, 28, 30
  orofaríngeo/base da língua, 282
  RM, apresentação na, 7, 8, 9
  tireoide, 294, 304
  tonsilar, 280-281
  veja também metástase
carcinoma,
  adenoide cístico, 7, 319, 320-321
  células escamosas, meato externo, 30
  glândula parótida, 318, 319, 320-323
  laríngeo, radiologia intervencionista, 6
  nasofaríngeo, 260-261
  nasossinusal, 2, 260-261
    RM, apresentação na, 7
  tonsilar, 280-281
carcinoma de células escamosas, meato
  externo, 30
carcinoma adenoide cístico, 7, 319, 320-321
carcinoma mucoepidermoide,
  parótida, 319, 320
carotídeo, paraganglioma do corpo, 292-293
cavernoso, hemangioma, 116
  RM, apresentação na, 8
cavidade radical,
  infecção, 62, 181
  modificada, 62-63
cavidade torácica, 324-337
caxumba, 309
celulite orbitária, 9, 237-238
cerebral, infarto, apresentação na RM, 7
cerebral, linfoma, apresentação na RM, 8

fístula liquórica, 65
  veja também otorreia; rinorreia
cirurgia, complicações iatrogênicas, 183-185
cisticercose,
  cisto aracnoide *vs.*, 132
  cisto (epi)dermoide *vs.*, 134
cisto
  aracnoide *veja* aracnoide, cisto,
  colesterol *veja* colesterol, granuloma de,
  dermoide *veja* dermoide
  ducto tireoglosso, 302-303, 332
  epidermoide *veja* epidermoide, cisto
  fenda branquial, 7, 294-295, 332
  retenção, 9, 207-209
  Thornwaldt, 235
coanal, atresia, 230-231
cóclea, 13
  implante, 90-94
  malformações, 72, 74
cóclea vazia, 72
coclear (nervo), schwannoma, 127
colesteatoma, 48-53,136-138
  congênito, 52-53
  diagnóstico diferencial, 48, 50, 52,136
    linfangioma, 162
    pseudotumores do ápice petroso, 122
    tumor do saco endolinfático, 52, 136
  envolvimento intracraniano, 136-138
  glândula parótida, região da, 315
  mastoide, 48-53
  orelha média, 46
  RM, apresentação na, 7
colesteatoma congênito, 52-53
colesterol, granuloma/cisto de, 7,119
  diagnóstico deferencial,
    linfangioma, 162
    pseudotumor do ápice petroso, 122
condrossarcoma, 7,117
congênitas, malformações *veja*
  malformações, cortes coronais em TC,
  cervical, 271-273
  osso temporal, 19-22
  região nasossinusal, 191-195
cordoma, 7,117
corpo estranho, ingestão de, 326, 336-337
  alimento, 327
cranial, base *veja* base do crânio
craniana, fossa,
  média,

hemorragia intracraniana decorrente
 da abordagem via, 184
 RM, 102-115
 posterior, RM 102-115
crânio
 anterior, fraturas, 249-251
 incidência sagital na RM, 113
 craniocaudais, sequências,
 RM, base do crânio, 102-115
 TC
  base do crânio, 97-100
  cervical, 265-270
  região nasossinusal, 196-198

D

degeneração cística, schwannoma do
 ângulo pontocerebelar, 139-140
deglutição
 transtornos, 264, 274-277, 324-325
 veja corpo estranho
 veja também ingestno de bário
dermoide (cisto), 119, 134-135
 diagnóstico deferencial, 134
 linfangioma, 162
 RM, apresentação na, 7
descompressão orbitária na doença de
 Graves, 252-253
destruição óssea *veja* osso
desenvolvimento, malformações *veja*
 malformações
desmielinização, apresentação na RM, 7
diferenciação tecidual, TC vs. RM, 2-3
difusão, imagens ponderadas em, 135
displasia craniometafisária, 168
divertículo, Zenker, 328-331, 332
displasia fibrosa, 58-59, 88-89, 168-169,
 224-227
 base do crânio, 168-169, 170
 diagnóstico deferencial, 168
 exostose, 25
 meningioma, 58, 88, 170
 RM, apresentação na, 8
 monostótica, 88, 226-227
 poliostótica (síndrome de McCune-
  Albright), 59, 168, 170, 224-225
doença de Graves, descompressão orbitária
 na, 252-253
ducto tireoglosso, cisto, 302-303, 332
dura-máter (paquimeninge),
 malformação arteriovenosa,

defeito nasossinusal associado à
 cirurgia, 185
inflamação (paquimeningite), 116, 154
 RM, apresentação na, 7
prolapso, 65

E

efusão (serosa), 7
eletrodo, mau posicionamento, implante
 coclear, 93-94
embolização (técnica), 6
encefalomeningocele,
 veja meningo (encefalo)cele
endonasal, cirurgia nasossinusal, defeito
 dural após, 185
ependimoma, 118
epidermoide, cisto, 7, 117, 134-135
 diagnostico diferencial, 134
  cisto aracnoide, 132
  colesteatoma, 136
  pseudotumor do ápice petroso, 122
  schwannoma, 128
esôfago, 324-337
estapedectomia, 36-37
estenose, conduto auditivo externo, 27
estesioneuroblastoma, 176-177
 RM, apresentação na, 7
etmoidal, infundíbulo, 190
etmoidite, 2
exostose, conduto auditivo externo, 25-26
externa, orelha *veja* orelha externa

F

faríngeos, tumores, 298-301
faringocele, 332
faringoesofágico (Zenker), divertículo,
 328-331, 332
fenda branquial, cisto da, 7, 294-295, 332
fenestração, procedimento de, 60-61
fibrose cística, 218-219
fístula labiríntica, 50, 60
fixação da cadeia ossicular, 32-33
fraturas,
 blow-out no assoalho orbitário, 251
 crânio,
  anterior, 249-251
  base, 34,54-55
  osso nasal, 207-209
frontal, sinusite, 213-215

fúngica, sinusite, 220-221
  invasiva, 240-241
  não invasiva, 220-221
  RM, apresentação na, 9

G

gânglio geniculado, hemangioma, 66-67
glândula parótida,
  colesteatoma próximo à, 315
  lipoma, 314
glândula pituitária (hipófise), 178-179
  adenoma, 8, 117, 178
glândulas salivares, 307-323
glândula submandibular, cálculo na (sialolito), 310
glândula tireoide,
  câncer, 294.304
  hipertrofia, 304-305
glioblastoma, apresentação na RM, 8
granulações, apresentação na RM, 8
granuloma de colesterol *veja* colesterol, granuloma de
granulomatose, Wegener, 210, 218, 222-223,247
gusher, fenômeno de, 41

H

hemorragia, intracraniana, iatrogênica, 183-184
hemangioblastoma, 8, 118, 159
  schwannoma de ângulo pontocerebelar (com degeneração cística) vs., 139
hemangioma, 66-67
  cavernoso *veja* cavernoso, hemangioma
  diagnóstico deferencial, 66, 122, 162
  gânglio geniculado, 66-67
  RM, apresentação na, 8
hemangiopericitoma,
  RM, apresentação na, 8
hematoma,
  ângulo pontocerebelar, 120
  RM, apresentação na, 8
hemorragia intracraniana decorrente de uma via falsa, 183
higroma cístico, 8, 296-297
HIV, linfadenopatia do, 289
hipófise *veja* glândula pituitária

I

iatrogênica, lesão intracraniana, 183-185
imagem por ressonância magnética (RM),
  base do crânio, 96
  características da patologia de cabeça e pescoço, 6-9
  características diferenciadoras, 2-6
  osso temporal, 12, 96
  pescoço, 264
  região nasossinusal, 188
imunodeprimidos, paciente, sinusite fúngica em, 220
infarto, cerebral, apresentação na RM, 7
infecções,
  base do crânio, 164-165
  cavidade radical, 62, 181
  paquimeninge, 154
  veja também patógenos específicos e doenças infecciosas
infra-hióidea, patologia cervical, 298-306
infundíbulo (etmoidal), 190
interna, orelha *veja* orelha interna
intracraniano, envolvimento e complicações, 180-185
  colesteatoma, 136-138
  otossífilis, 154-157
intravagal, tumor glômico, 292

J

jugular, tumor glômico, 160-161
jugulotimpânica, região, tumor glômico na, 44, 160, 161
juvenile, angiofibroma 8, 259-261

L

labirinto,
  fístula, 50, 60
  hematoma, apresentação na RM, 8
  ossificação após meningite, 80-81
  veja também labirintite ossificante
labirintite, 119
  RM, apresentação na, 8
  meningite subclínica combinada com, 152-153
labirintite ossificante, 8
laringocele, 332-333
laringe,
  câncer, 6, 301
  trauma, 306

lateral a medial, sequências da região
    nasossinusal na TC, 199-200
lesão, craniana *veja* fraturas; trauma
língua, tumor da base da, 282-283
lipoma, 8, 119
    cisto aracnoide vs., 132
    cisto (epi)dermoide vs., 134
    parótida, 314
linfadenite
linfadenite cervical, 288
    RM, apresentação na, 8
linfadenopatia, HIV 289
linfangioma, 162-163
    cístico (higroma cístico), 8, 296-297
linfoma (não Hodgkin ou inespecificado),
    290-291
    base do crânio, 118
    cerebral, apresentação na RM, 8
    cervical, 282, 284, 290-291, 298
linfonodo, metástase, radiologia
    intervencionista, 6
luxação da cadeia ossicular, 34-35

M

malformações e déficits estruturais,
    (congênitas/de desenvolvimento),
    mastoide, 56-57
    orelha interna, 72-73
        e cadeia ossicular, 74-75
    região nasossinusal 230-236
maligna, otite externa, 28, 164
malignidade, *veja* câncer
mastoide, osso/processo,
    patologia, 48-65
    TC na região do, 13
mastoidectomia intracraniana,
    hemorragia, 183
mastoidite, implante coclear na, 92
maxilar, sinusite, 203-205
    fúngica, 220
    odontogânica, 216
McCune-Albright, síndrome (displasia
    fibrosa poliostótica), 59,168,170, 224-225
medula óssea, características na RM da, 7
meduloblastoma, 118
melanoma, 119
meningioma,
    base do crânio/ângulo pontocerebelar,
        120, 146-147

diagnóstico diferencial, 146
    displasia fibrosa, 58, 88, 170
    schwannoma, 124. 128
    destruição óssea, 170-171
    RM, apresentação na, 8
meningite,
    implante coclear e história da, 91
    linfangioma se apresentando com, 162
    ossificação labiríntica após, 80-81
    RM, apresentação na 8
    subclínica, labirintite combinada
        com,152-153
meningo (encefalo)cele, 174-175
    diagnóstico diferencial, 174
    colesteatoma, 136
    mucocele, 172
metástase,
    base do crânio, 118
    linfonodo, radiologia intervencionista, 6
    RM, apresentação na, 9
mucocele, 172-173, 244-246
    diagnóstico deferencial, 172
    schwannoma (com degeneração cística)
        do ângulo pontocerebelar, 139
    glândula sublingual (= rânula), 312-313
    nasolacrimal, 234
    recesso frontal, 172-173
    RM, apresentação na, 9
múltiplas malignidades síncronas,
    cervical, 284-285
mixoma, paranasal, 236

N

Não Hodgkin, linfoma *veja* linfoma nasal
    veja cavidade nasal
nasal, cavidade, 187-262
    anatomia radiológica, 188-202
    carcinoma nasofaríngeo, 260-261
    mucocele nasolacrimal, 234
    patologia 203-262
necrose óssea causada por radiação, 64
necrotizante (maligna), otite externa, 28, 164
neoplasias *veja* neurinomas *veja*
    schwannoma
nervo facial, envolvimento/patologia do, 68-71
    otite externa, 29
    déficits sensoriais faciais, schwannoma
        de nervo trigêmeo, 148
nervo laríngeo recorrente, paralisia do, 335

nervo trigêmeo,
  RM, 114
  schwannoma/neurinoma, 148-149
  schwannoma do ângulo
      pontocerebelar vs., 128
neurofibromatose II (NF II), 142-145
neuroma do acústico (Schwannoma
    vestibular), 124, 126, 128, 141
neurosarcoidose, 9, 120

O

obstrução,
  esofágica, após o jantar, 327
  nasal,
    angiofibroma juvenil, 257
    pólipos, 210, 212
    veja também atresia; estenose
odontogênica, sinusite, 216-217
órbita, 237-253
  abscesso, *veja* celulite abscesso, 9,
    237-238
orofaringe, tumor, 282-283
ossificação do labirinto *veja* labirinto;
    labirintite ossificante
osso,
  destruição,
    base anterior do crânio com
        meningioma, 170-171
    osso temporal, 148-169
    Paget, doença de, 168
    radiação, necrose óssea por, 64
  osso nasal, fratura, 207-209
  osso petroso (incl. ápice),
    inflamação (petrosite), 118, 166-167
    implante coclear no, 92
    RM, apresentação na, 9
    pseudotumores, 120-122, 162
    TC, 13-14
  osso temporal, 12-94
    anatomia radiológica, 12-22, 96
    patologia, 23-94
      destruição óssea, 148-169
    petroso *veja* osso petroso
    processo mastoide *veja* osso mastoide
  osteogenesis imperfecta, 40-41, 86-87, 92
    implante coclear, 92
    otosclerose vs., 38
  osteoma nasossinusal, 228-229, 242-243
  osteomielite, apresentação na RM, 9
  osteorradionecrose, 64

otite externa, maligna/necrotizante, 28,164
otite média crônica, 27, 136-138
  colesteatoma vs., 46
  purulenta, 136, 166
otorreia purulenta, 180
otosclerose, 38-39, 42, 84-85
  procedimento de fenestração, 60-61
  retrofenestral, 84-85
otossífilis, 82, 154-157
orelha, etiologia no abscesso
    intracraniano, 181
  veja também orelha interna;orelha
      média, orelha externa e as entradas
      que iniciam por ot-
orelha externa,
  patologia, 23-32
  TC, 13
orelha interna,
  patologia, 72-94
  RM, sagital, 115
  TC, 13
orelha média,
  patologia, 23-47
  TC, 13
oval, nicho da janela, otosclerose, 38

P

Paget, doença, 168
papilar, carcinoma tireoidiano 294
papiloma,
  da base do crânio, 118
  dos seios paranasais, invertido, 254-256
paquimeninge *veja* dura-máter
paraganglioma *veja* tumor glômico
parafaríngeo, abscesso, 287
paralisia do nervo laríngeo recorrente, 335
paranasais, seios *veja* região nasossinusal;
    seios; sinusite
parotidite
  bilateral aguda, 309
  crônica, apresentação na RM, 9
perda auditiva (surdez), 92
  condutiva *veja* perda auditiva
    sensorioneural, 124
  inexplicada, 70
  súbita, 82, 127, 146, 152, 155
  unilateral, 82, 146, 152
perda auditiva condutiva, 32, 33, 35, 36, 38,
  39, 41

osteogenesis imperfecta, 38, 40
síndrome de Treacher Collins, 57
perda auditiva sensorioneural, 124
pescoço, 263-337
   anatomia radiológica, 264-277
   patologia, 278-377
      infra-hióideo, 298-306
   RM, características, 6-9
   supra-hióideo, 278-297
pistão, estapedectomia com, 36-37
pleomórfico, adenoma,
   glândula parótida, 316-317, 318
   glândula submandibular,311
   RM, apresentação na, 9
pneumatização,
   seios frontais, 213
   turbinados, 201
pneumotórax, 334
poliostótica, displasia fibrosa (síndrome de McCune-Albright), 59, 168, 170, 224-225
pólipo(s) nasal, 210-212
polipose, apresentação na RM, 9
pontocerebelar, lestes no ângulo, 116-157
   diagnóstico diferencial, 116-120
pré-septal, celulite orbitária, 237
prolapso dural, 65
pseudotumores, ápice petroso, 120-122, 162
pterigopalatina, malignidade da fossa, 262

R

rabdomiossarcoma, apresentação na RM, 9
radiografia convencional *veja* radiografias simples
radiografias simples (radiografia convencional),
   broca odontológica, 337
   compressão do nervo laríngeo recorrente pelo coração, 335
   corpos estranhos ingeridos, 336, 337
   divertículo de Zenker, 331
   fraturas da base anterior do crânio, 250
   osso temporal, 12
   pneumotórax, 334
   região nasossinusal, 188, 189, 204
      fratura da base anterior do crânio, 250
      fratura do osso nasal e cistos de retenção, 207
      hipertrofia da adenoide, 206
      osteoma, 228
      sinusite frontal, 213

sinusite maxilar, 203. 204, 205
sinusite odontogênica, 216
transtornos da deglutição, 264, 274-277
radiologia intervencionista, 6
radioterapia, efeitos, schwannoma de ângulo pontocerebelar, 141
raio-X *veja* radiografias simples
rânula, glândula sublingual, 312-313
recesso frontal, mucocele, 172-173
região nasossinusal, 187-262
   anatomia radiológica, 188-202
   patologia, 203-262
      carcinoma *veja* carcinoma dural após cirurgia endonasal, 185
      na etiologia do abscesso intracraniano, 182
retenção, cisto de, 9, 207-209
rinorreia, 210
rinossinusite crônica, 210

S

saco endolinfático, tumor do, 70-71, 119, 158-159
   diagnóstico deferencial, 70, 158
      colesteatomas, 52, 136
   RM, apresentação na, 7
saco lacrimal dilatado, 234
sagital, incidência,
   RM,
      orelha interna,115
      visão geral do crânio, 113
   TC da região nasossinusal, 199-200
sarcoidose, 9, 120, 307
schwannoma (neurinoma), 124-131, 139-141
   ângulo pontocerebelar, 117, 124, 128-131,139-141
      degeneração cística, 139-140
      efeitos radioterápicos, 141
   conduto auditivo interno, 124-125
   coclear, 127
   nervo facial, 68-69
   RM, apresentação na, 9
   trigêmeo *veja* nervo trigêmeo vestibular, 124, 126, 128, 141
seio dural, trombose, 180
seio esfenoide, 191
seio etmoidal, TC, 190
seio frontal,
   mucocele, 244, 245

na fibrose cística, 218
TC, 190
seio maxilar, 190
  na fibrose cística, 219
seios paranasais, 187-262
  anatomia radiológica, 188-202
  variações normais, 201-202
  patologia, 203-262
  veja também região nasossinusal; sinusite
sela vazia, 179
sequências de pulso, RM, 3
serosa, efusão, 7
Shrapnell, retração da membrana de, 48, 49, 52
sialadenite, 307
sialadenose, apresentação na RM, 9
sialolito submandibular, 310
siderose, 120
sífilis otológica, 82, 154-157
síncronas, malignidades cervicais, 284-285
síndrome de Gardner, osteoma
  associado à, 242
síndrome de Gradenigo, 164
sinusite, 203-205, 213-217, 220-221, 240-241
  frontal, 213-215
  fúngica *veja* sinusite fúngica
  maxilar *veja* sinusite maxilar
  odontogênica, 216-217
  RM, apresentação na, 9
  veja também rinossinusite
Sjögren, síndrome de, 9, 307
Stenvers, projeção de, 12
sublingual, glândula (rânula), 312-313
submandibular, glândula
  adenoma pleomórfico, 311
  sialolito, 310
subperiosteal, abscesso orbitário, 239
supraglótico, tumores, 298-301
supra-hióide, patologia cervical, 278-297
surdez *veja* perda auditiva

T

teratoma, 119
Thornwaldt, cisto de, 235
timpânica, membrana, tumor glômico, 44, 160
tímpano (membrana timpânica), tumor
  glômico, 44, 160
tinito,
  cistos aracnoides, 132
  pseudotumor do ápice petroso, 120
  tumor glômico jugular, 160

tomografia computadorizada (TC),
  base do crânio 96, 97-101
características de diferenciação, 2-6
  cervical, 264,265-273
  osso temporal, 12,13-20
  região nasossinusal, 188,190-202
  pontos de análise, 190-191
tonsilar, abscesso, 278-279
tonsilar, carcinoma, 280-281
torácica, cavidade, 324-337
Tornwaldt (Thornwaldt), cisto de, 235
trauma,
  cabeça *veja* traumatismo craniano
  iatrogênico intracraniano, 183-185
  laríngeo, 306
  veja também fratura
traumatismo craniano
  disfunção após implante coclear, 90
  fratura da base do crânio, 54-55
Treacher Collins, síndrome de, 24, 56-57
tromboflebite, apresentação na RM, 9
trombose,
  RM, apresentação na, 9
  seio dural, 180
tuberculoma, apresentação na RM, 9
tumor glômico (paraganglioma),
  ângulo pontocerebelar, 118
  corpo carotídeo, 292-293
  intravagal, 292
  jugular, 160-161
  membrana timpânica, 44, 160
  região jugulotimpânica, 44, 160, 161
  RM, apresentação na, 9
tumor glótico, 301
tumores,
  ângulo pontocerebelar /base do crânio,
    116-120, 124-131, 146-151, 176-178
  cervical, 280-285,298-301
  faríngeo e supraglótica, 298-301
  glândula salivar, 9, 311, 316-323
  malignos *veja* câncer
  nasossinusal, 228-229, 236, 242-243, 245-262
  nervo facial, 68-69
  orelha média, 47
  saco endolinfático *veja* saco endolinfático,
    tumor do
  RM, apresentação na, 7, 8, 9
  região da glândula salivar, 314
turbinados pneumatizados, 201

V

vagal, tumor glômico, 292
vazia, sela, 179
vertigem, fístula labiríntica decorrente do colesteatoma, 50
vestibular (nerve), schwannoma de, 124, 126, 128. 141
via falsa, hemorragia intracraniana decorrente de uma, 183
von Hippel-Lindau, doença de, 70. 142, 158, 159

W

Warthin, tumor de, apresentação na RM, 9
Waters, incidência de, 189
  sinusite maxilar, 203, 205
Wegener, granulomatose de, 210, 218, 222, 223, 247

Z

Zenker, divertículo de, 328-331, 332